ハート先生の
心電図レクチャー
応用編

市田 聡

照林社

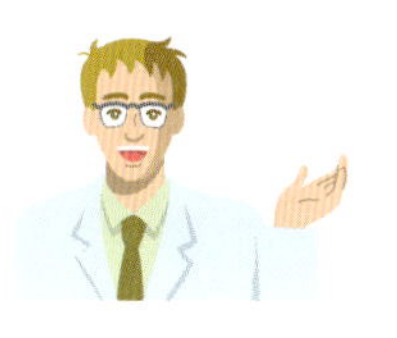

はじめに

このたび、先の『ハート先生の心電図レクチャー 基礎編』に続き、第二弾として『ハート先生の心電図レクチャー 応用編』を出版することになりました。この書籍も「基礎編」と同様に、2005年に発行された『ハート先生の心電図教室 Part 2 心筋虚血編』が原典となっています。

基礎編では、心電図の基本を理解するために必要な刺激伝導路系や波形の成り立ち、それに不整脈を中心とした内容について詳しく説明しました。一方、この応用編では、特に12誘導心電図による心筋虚血のとらえ方や、それに関連する話題について詳しく解説しています。

なかでも、狭心症や心筋梗塞によって起こる心電図特有の変化であるST変化や異常Q波出現機序について、この本の特徴であるコミック漫画風のストーリーで、わかりやすく説明しています。

一般の心電図教科書では、ST変化や異常Q波の出現機序について、あまり詳しく説明されていないことが多いのです。そのため、それらの本を読んで学習しても、何となく、もやもやとした気持ちが残ってしまうことがあり、「でも、とりあえず覚えておこう」となります。

これはすべてのことにおいて言えることですが、単に現象を覚えるだけの知識では、相手にうまく説明ができなかったり、あるいは意味を誤解することがあります。しかし、その現象の意味を正しく理解すると、波形の判読力が高まり、また、さらに心電図の波形をよく眺めてみようという気持ちも生まれます。そうすることで、判読する技量がさらに向上していきます。

特に、急性心筋梗塞は入院中の患者さんにも発症することがあり、容態が急変し、ただちに救命処置が必要となる場合があります。そのようなときに12誘導心電図を撮り、ただちに変化を確認し、素早く担当医師らスタッフに伝えることで、必要な処置が迅速に開始できることにつながります。

さらに、この本は心電図の解説書ではありますが、心筋梗塞についてはカテーテル治療(PCI)概要や関連するSwan-Ganzカテーテルによる心機能評価の考え方、IABP、PCPSといった補助循環法についても述べています。

本書が、苦手意識が強い12誘導心電図のとらえ方、なかでも心筋虚血変化について、病態の理解を深める一助となることを願っています。

2024年10月

一般社団法人 心臓病検診推進センター
センター長 **市田 聡**

CONTENTS

1 12誘導心電図のとらえ方①:四肢誘導 …… 10

2 12誘導心電図のとらえ方②:胸部誘導 …… 18

3 標準モニター誘導(双極肢誘導) …… 23

4 電気軸のとらえ方 …… 26

5 体位変換に伴う心臓の位置偏位と心電図の変化 …… 40

6 ホルター心電図 …… 42

7 冠動脈の走行と心臓の支配領域 …… 46

8 局所壁運動異常(asynergy)の評価 …… 51

9 心臓周期と冠血流量 …… 52

10 冠動脈狭窄の評価 …… 53

11 心筋細胞の電気的活動 …… 59

12 T波の陰性化 …… 65

13 貫壁性に発生した虚血 …… 69

14 心筋の酸素消費と冠血流量の関係 …… 70

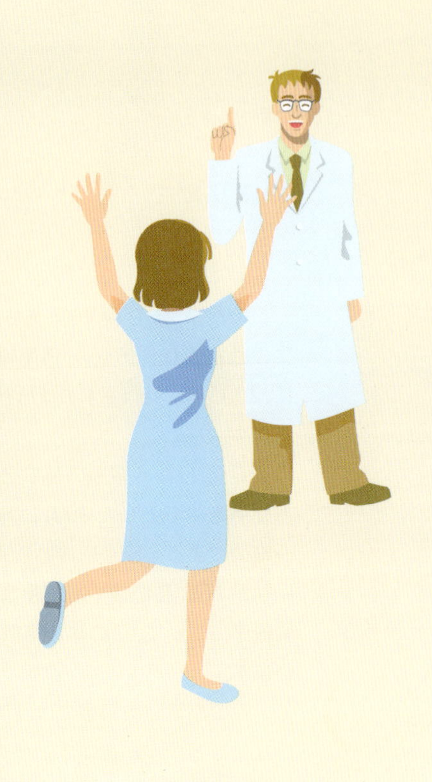

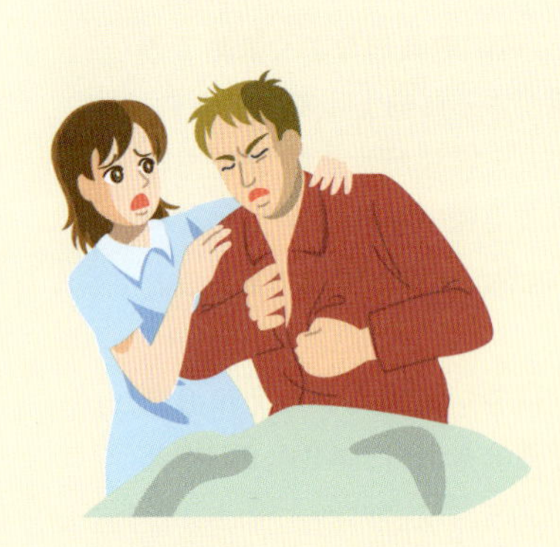

15 冠動脈の形態変化と狭心症・心筋梗塞の発症 …… 71

- 労作性狭心症(EAP)と安定狭心症(SAP) …… 71
- 不安定狭心症(UAP)と急性心筋梗塞(AMI) …… 71
- 冠攣縮型狭心症(異型狭心症) …… 72
- 無症候性心筋虚血(SMI) …… 73

16 ST偏位の計測 …… 80

17 心筋虚血の誘発試験 …… 82

18 狭心症診断・治療のプロセス …… 89

19 狭心症の治療 …… 90

20 心臓カテーテル治療 …… 94

21 梗塞による異常Q波の出現とR波の減高 …… 97

22 心筋梗塞における心電図変化 …… 98

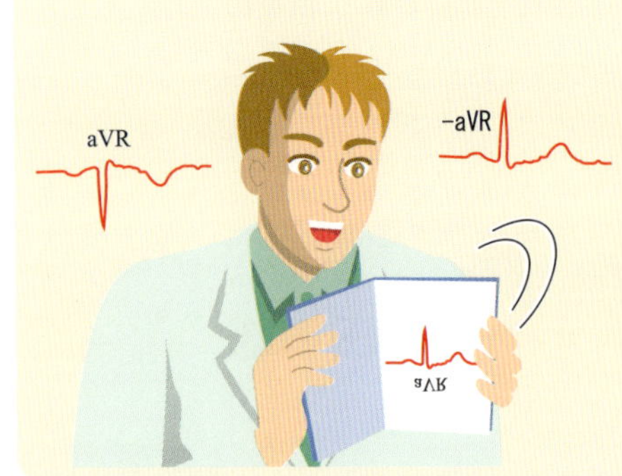

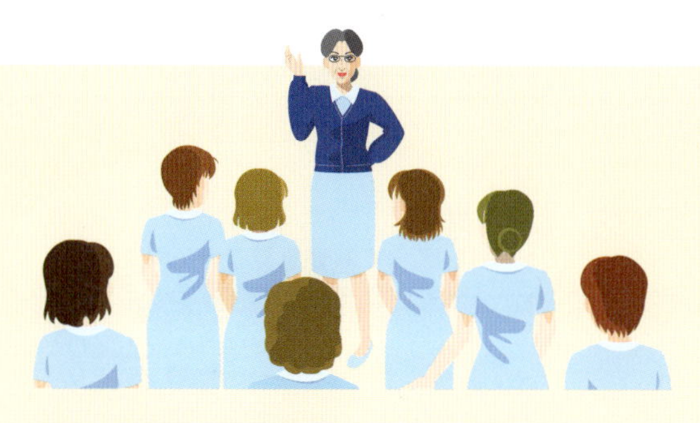

23 冠動脈の灌流領域と梗塞部位 …… 99

- 前壁中隔梗塞 …… 100
- 前壁側壁梗塞 …… 102
- 側壁梗塞 …… 104
- 高位側壁梗塞 …… 106
- 下壁梗塞 …… 108
- 後壁梗塞 …… 110
- 心室瘤 …… 110
- 心内膜下梗塞 …… 111
- 右室梗塞 …… 111

24 スワン・ガンツカテーテルによる心機能評価 …… 114

25 右心と左心の内圧関係 …… 115

26 肺動脈圧（PAP）と肺動脈楔入圧（PCWP）の評価 …… 116

27 大動脈内バルーンパンピング（IABP） …… 120

28 経皮的心肺補助（PCPS） …… 122

資料①：心筋梗塞と思われる、そのときの対応と心構え …… 124

資料②：急性心筋梗塞と不整脈発生の関係 …… 125

資料③：本書に登場する心電図・循環器の略語 …… 132

索引 …… 133

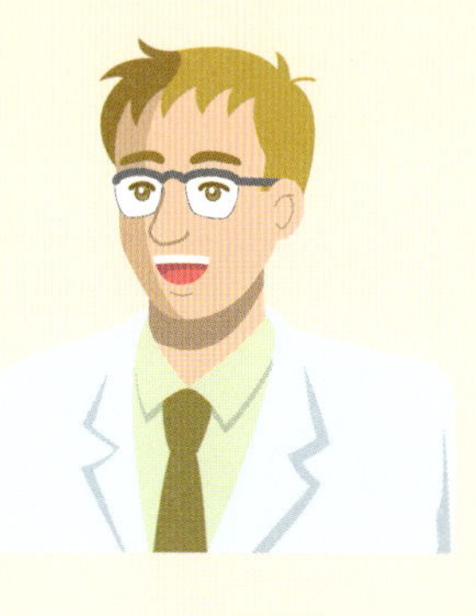

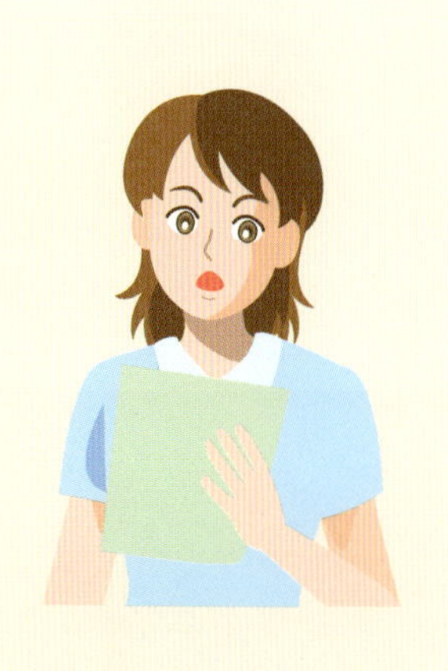

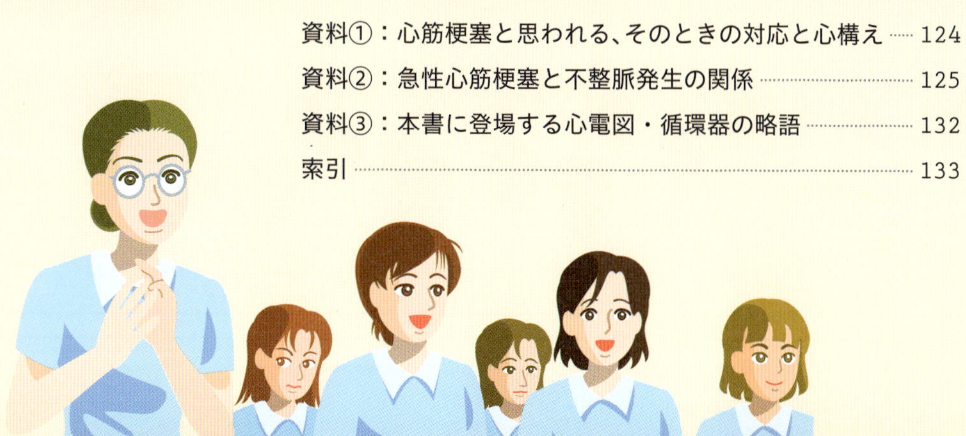

装丁・本文デザイン・図版制作：熊アート　DTP・編集制作：エイド出版　イラスト・図版制作：心臓病看護教育研究会

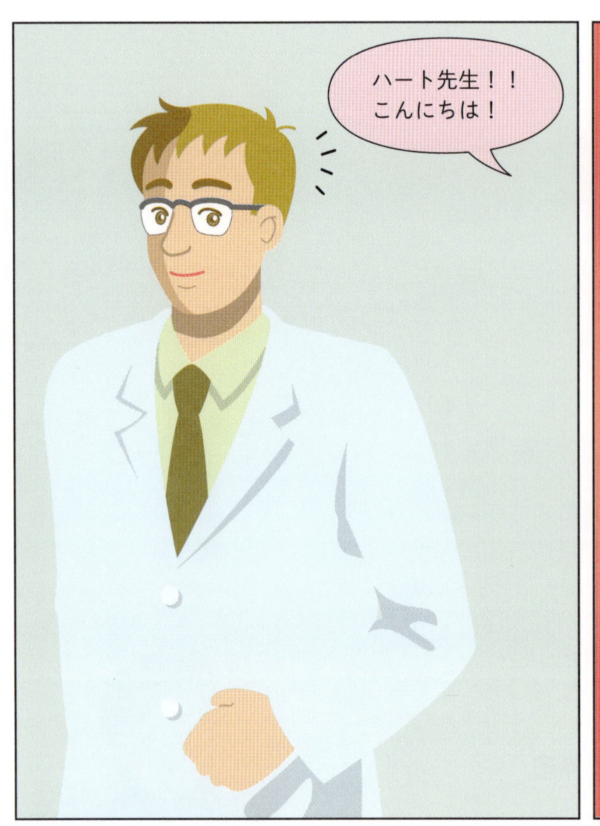
ハート先生！！
こんにちは！

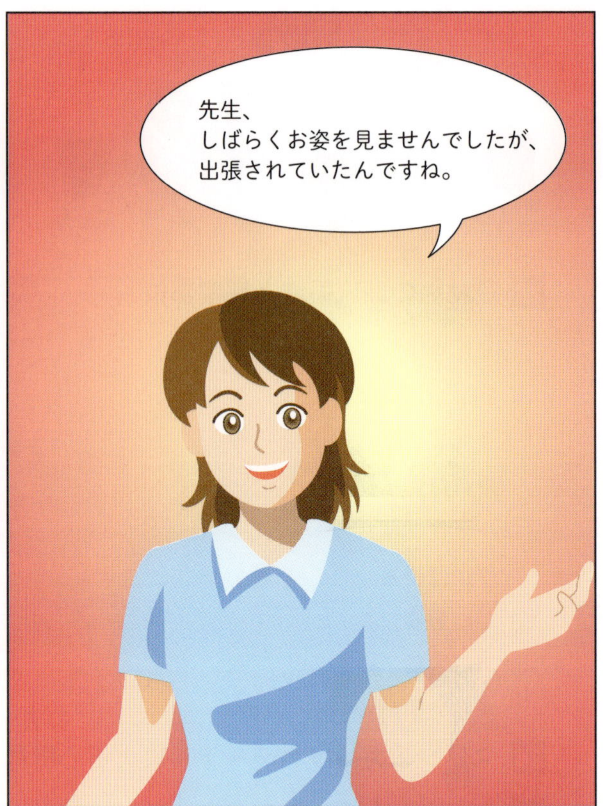
先生、
しばらくお姿を見ませんでしたが、
出張されていたんですね。

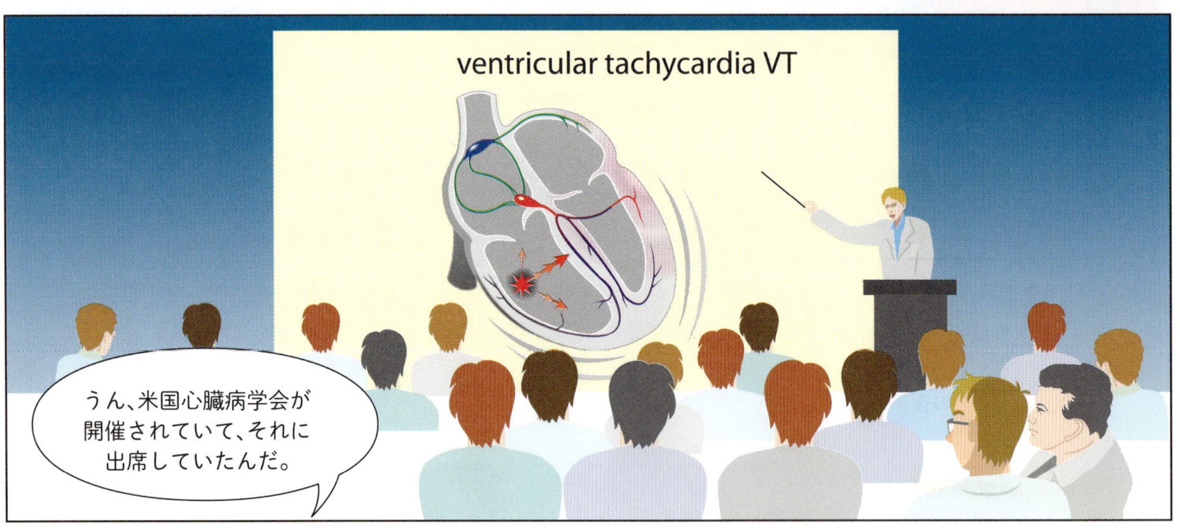
ventricular tachycardia VT
うん、米国心臓病学会が
開催されていて、それに
出席していたんだ。

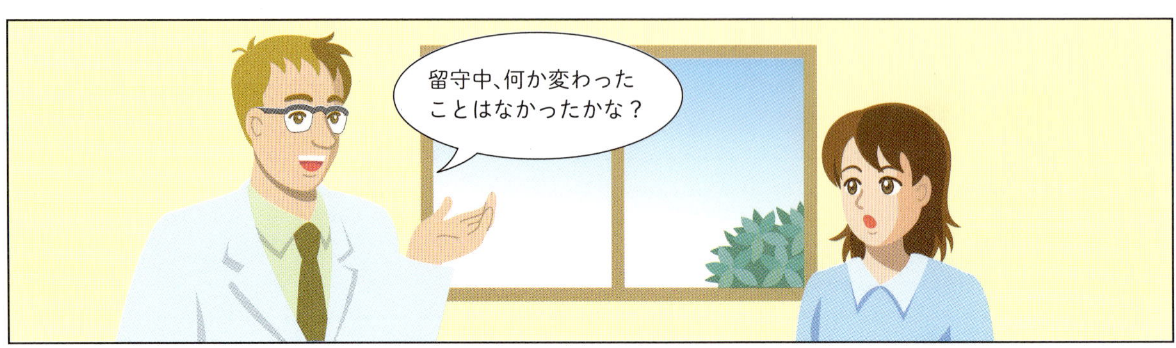
留守中、何か変わった
ことはなかったかな？

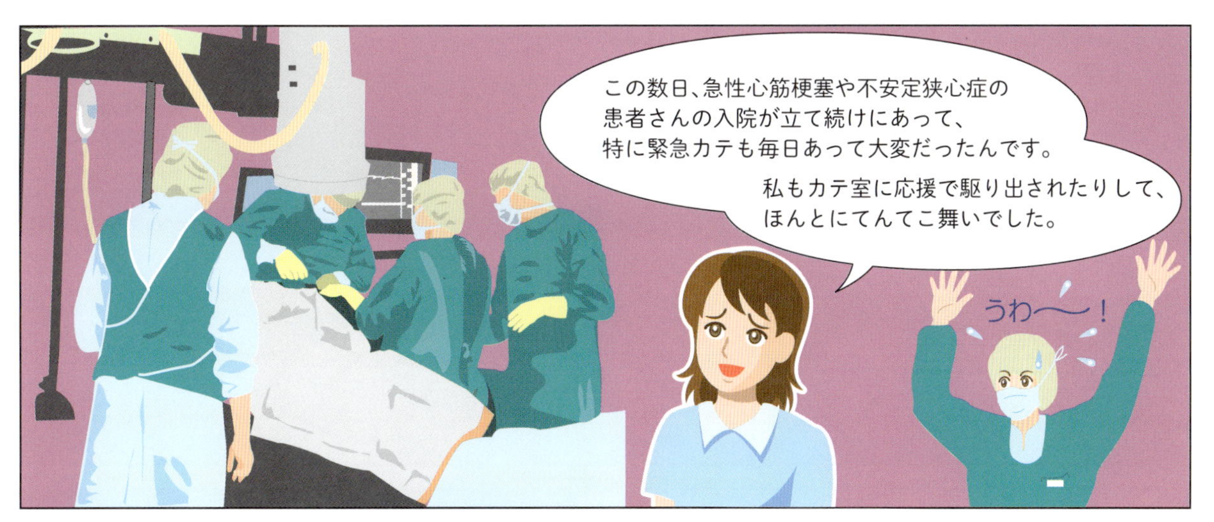
この数日、急性心筋梗塞や不安定狭心症の
患者さんの入院が立て続けにあって、
特に緊急カテも毎日あって大変だったんです。
私もカテ室に応援で駆り出されたりして、
ほんとにてんてこ舞いでした。
うわ〜〜!

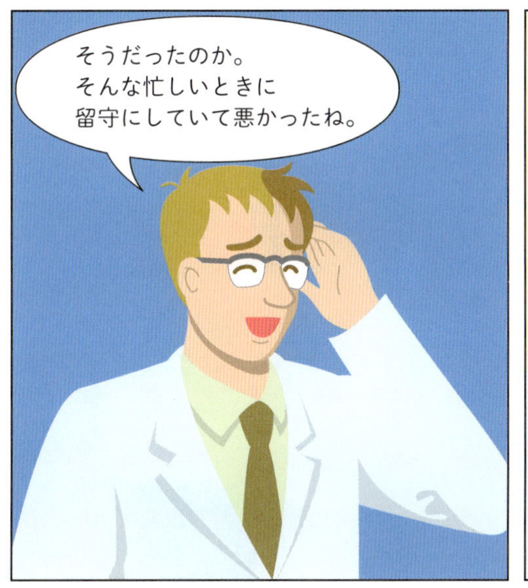
そうだったのか。
そんな忙しいときに
留守にしていて悪かったね。

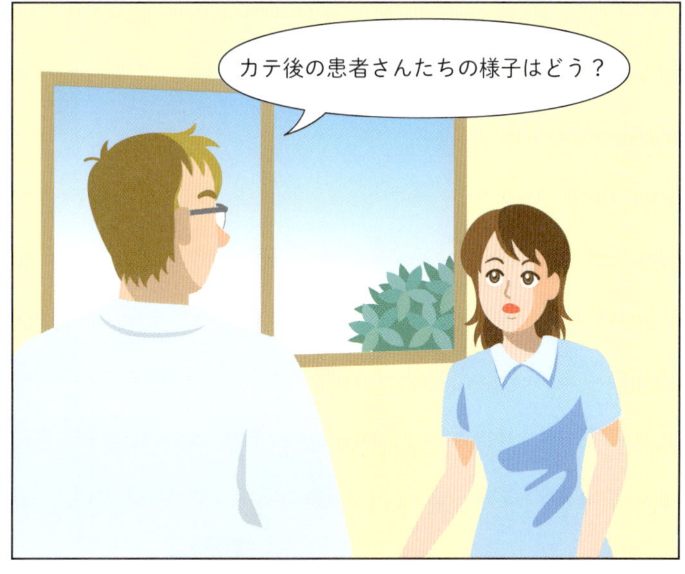
カテ後の患者さんたちの様子はどう？

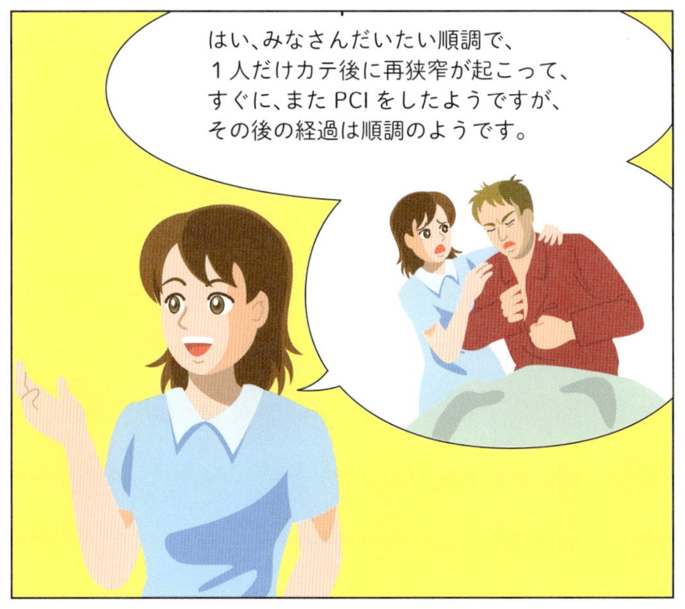
はい、みなさんだいたい順調で、
１人だけカテ後に再狭窄が起こって、
すぐに、またPCIをしたようですが、
その後の経過は順調のようです。

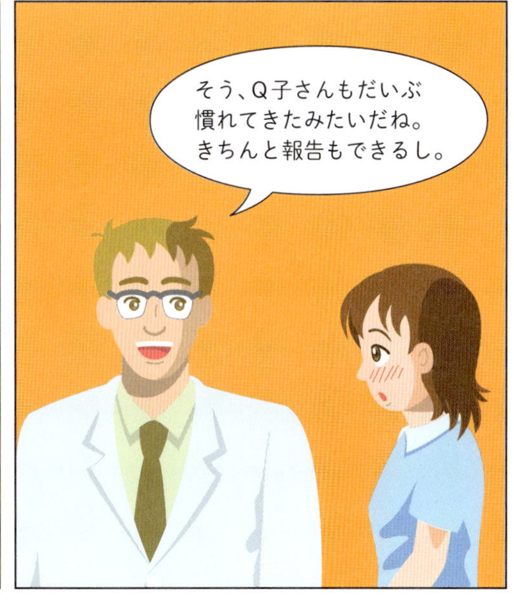
そう、Q子さんもだいぶ
慣れてきたみたいだね。
きちんと報告もできるし。

それが…
言葉が何となくわかってきて、みんなの動きもつかめてきたのですが、

でもいまだに12誘導心電図の見かたがよくわからないんです。

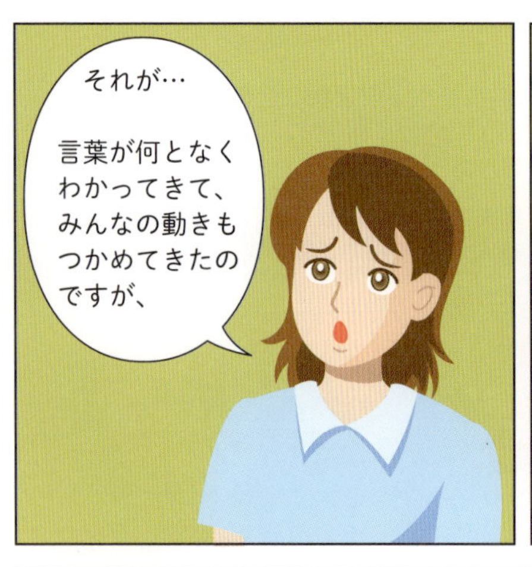

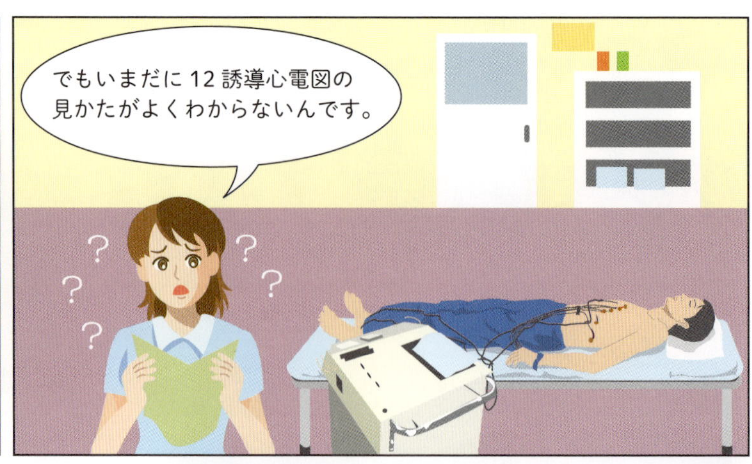

病棟で申し送りするときも
「STがⅡ、Ⅲ、aVFで2mm低下して…」
などと、よく聞くのですが、

5

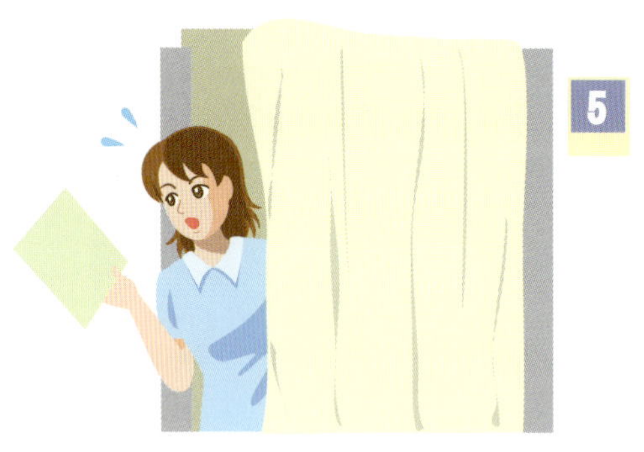

はじめのころは何でも、
「それは何ですか？」と
聞けたのですが、
半年も経つとなかなか
聞けなくて、

知らないということを
素直に言えなくなって
います。

ですから、日常の作業が難しく、本を開く時間もなくて、以前よりわからないことが増えたような気がして、ちょっとあせっているんです。

うーん、確かにそうかもしれないね。
そういう時期なんだ、今が。

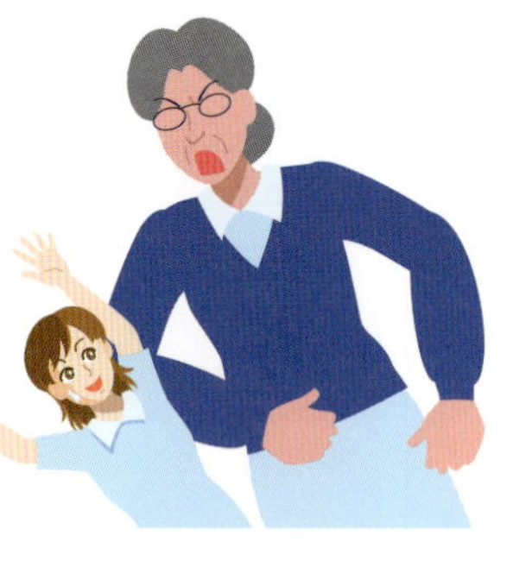

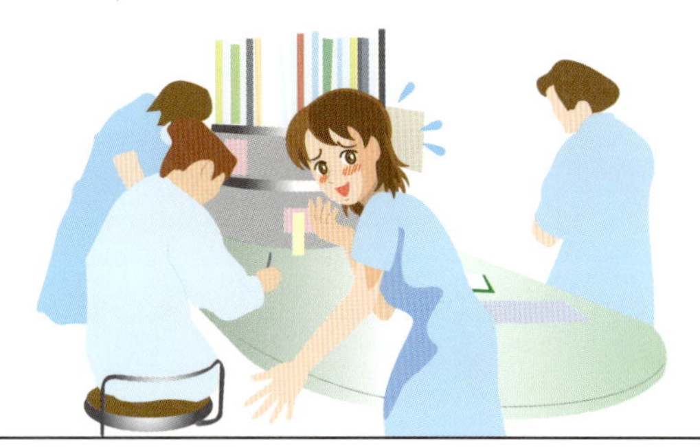

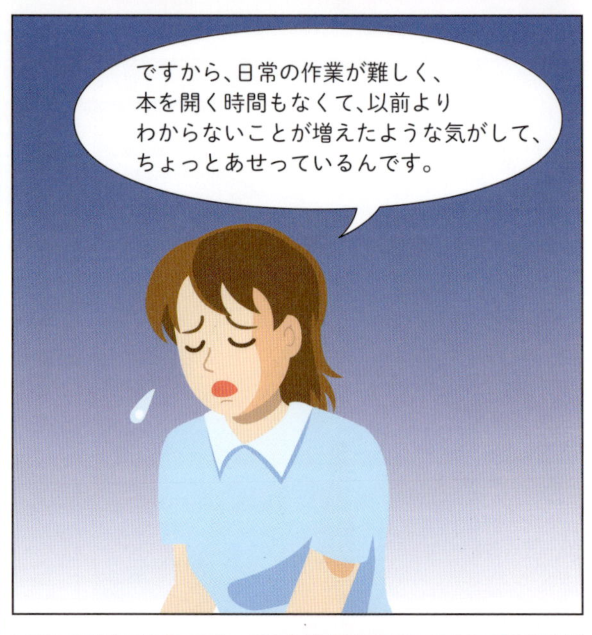

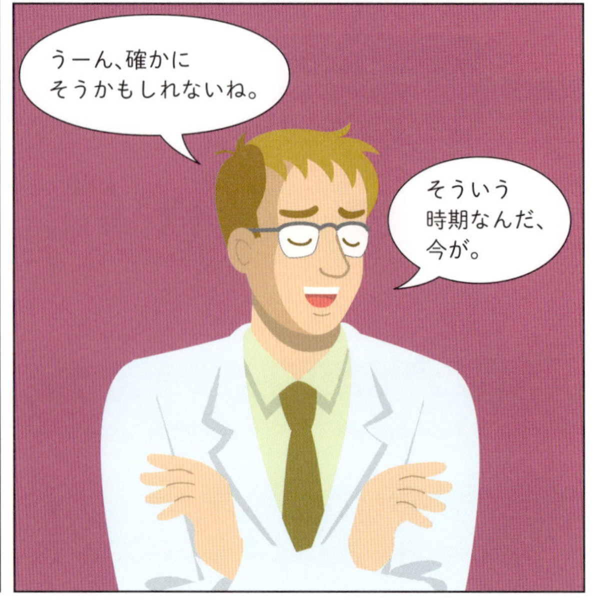

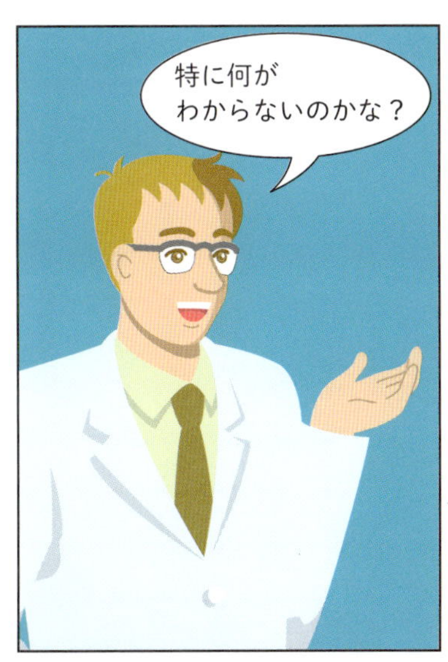
特に何が
わからないのかな？

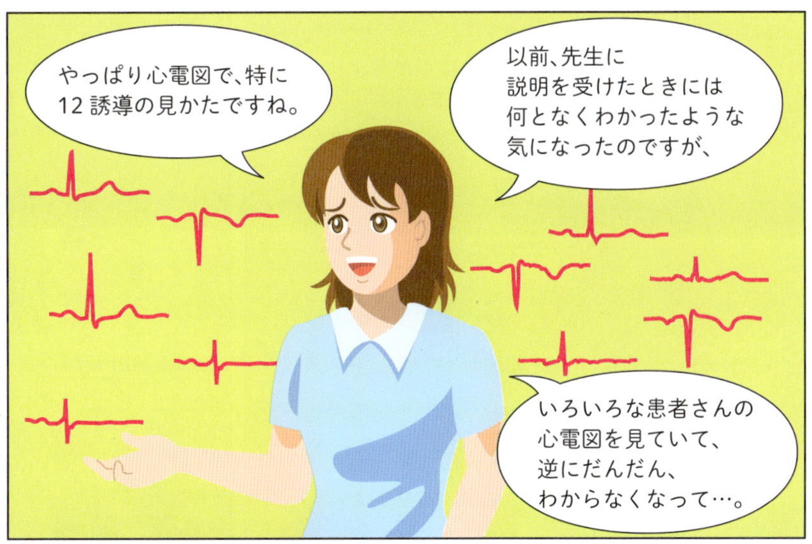
やっぱり心電図で、特に
12 誘導の見かたですね。
以前、先生に
説明を受けたときには
何となくわかったような
気になったのですが、
いろいろな患者さんの
心電図を見ていて、
逆にだんだん、
わからなくなって…。

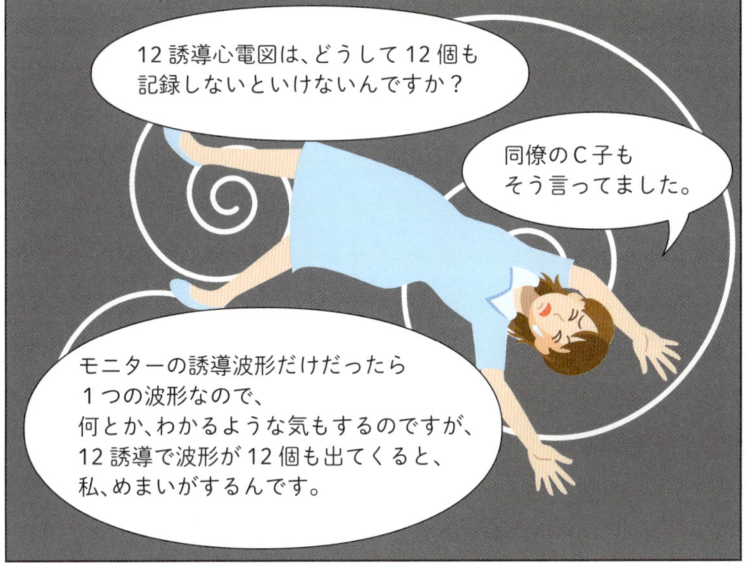
12 誘導心電図は、どうして 12 個も
記録しないといけないんですか？
同僚のＣ子も
そう言ってました。
モニターの誘導波形だけだったら
１つの波形なので、
何とか、わかるような気もするのですが、
12 誘導で波形が 12 個も出てくると、
私、めまいがするんです。

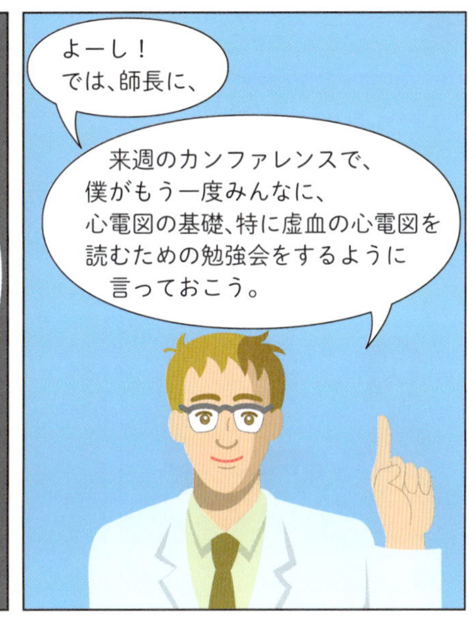
よーし！
では、師長に、
来週のカンファレンスで、
僕がもう一度みんなに、
心電図の基礎、特に虚血の心電図を
読むための勉強会をするように
言っておこう。

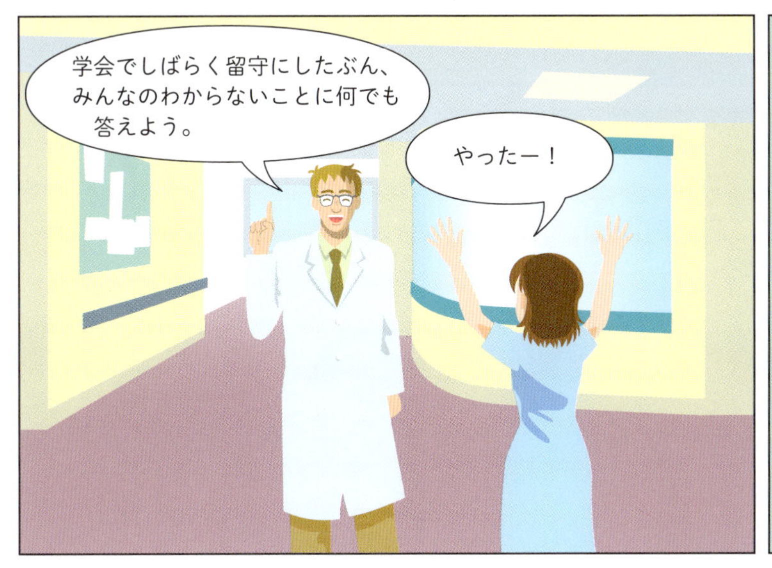
学会でしばらく留守にしたぶん、
みんなのわからないことに何でも
答えよう。
やったー！

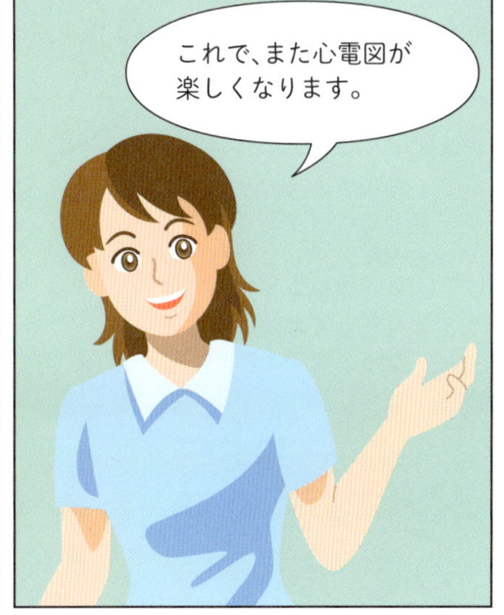
これで、また心電図が
楽しくなります。

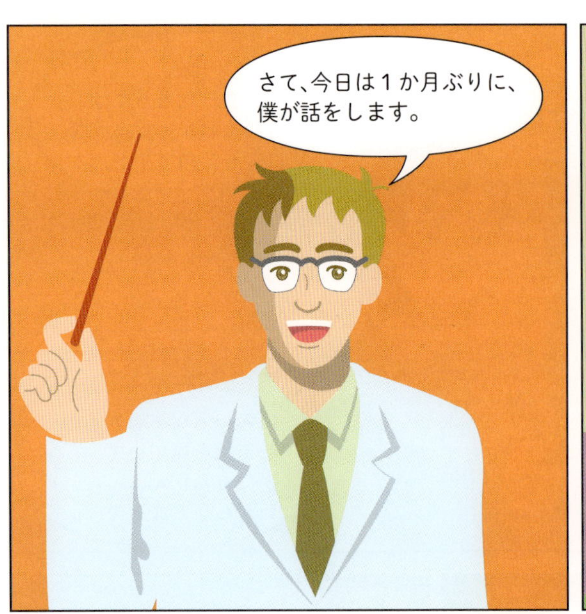
さて、今日は１か月ぶりに、
僕が話をします。

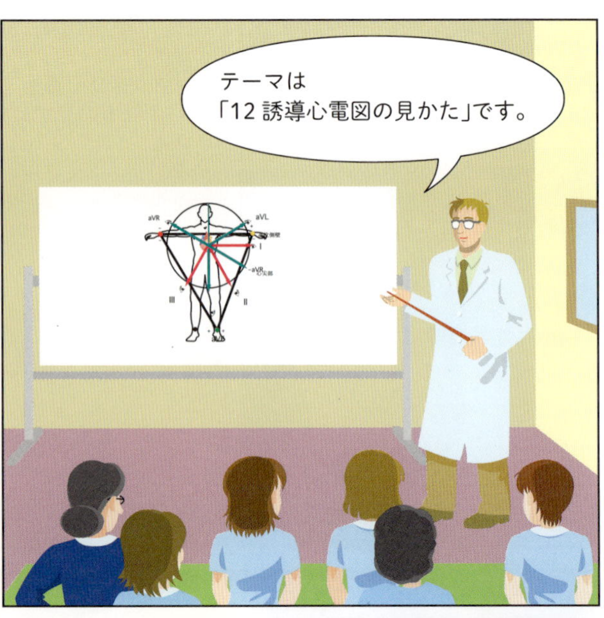
テーマは
「12 誘導心電図の見かた」です。

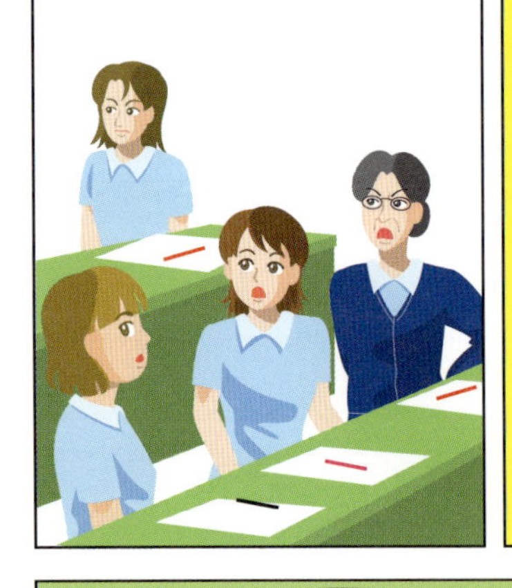
えー？　先生、
12 誘導はすでに
みんな知っていますよ。

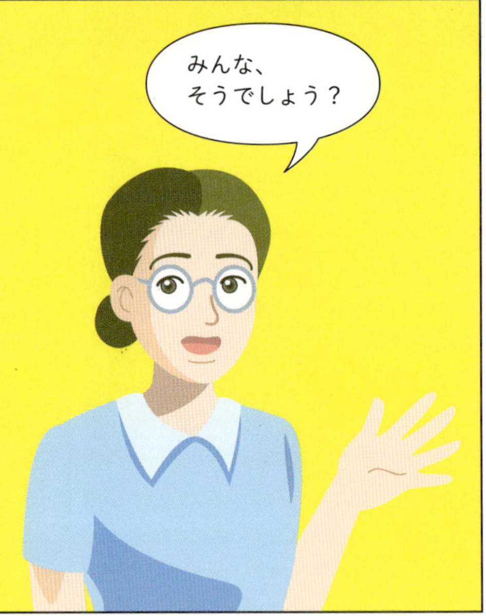
みんな、
そうでしょう？

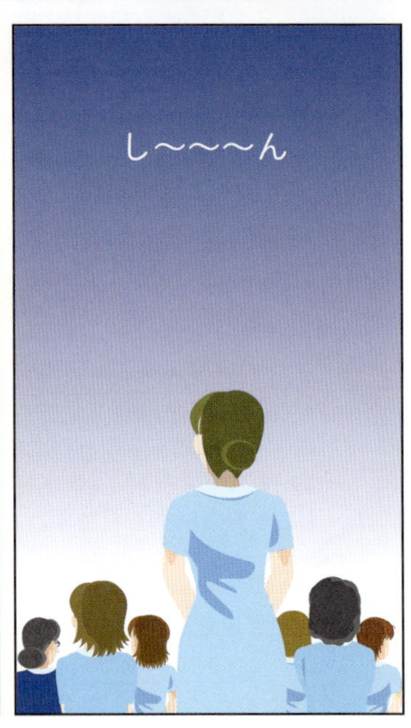
し〜〜〜ん

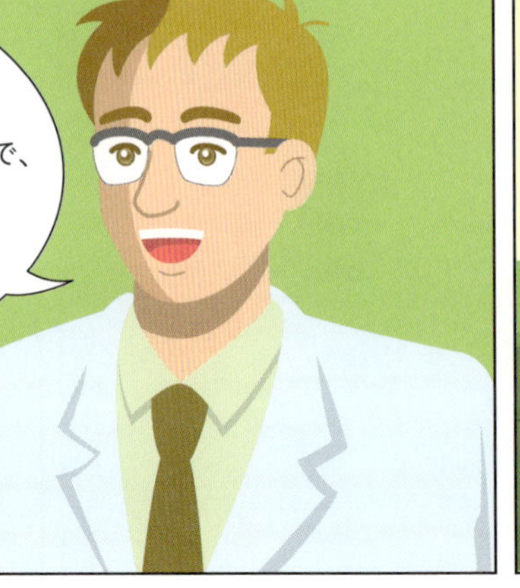
N 子さん、確かに以前も
話したことがありますが、
みんなが少しわかってきたところで、
もう一度話をすることで、
より正しく理解できるように
なるんですよ。

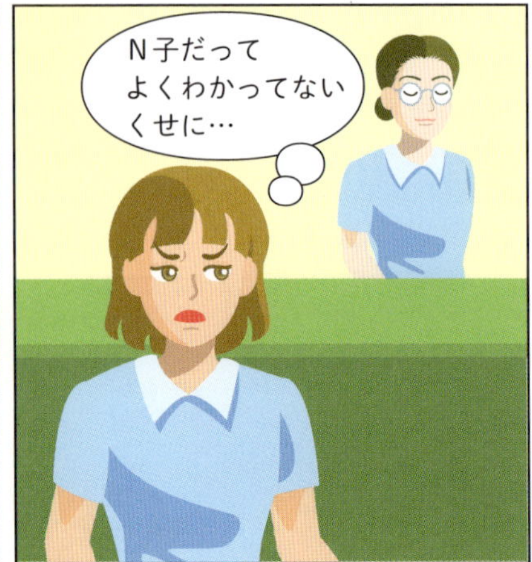
N 子だって
よくわかってない
くせに…

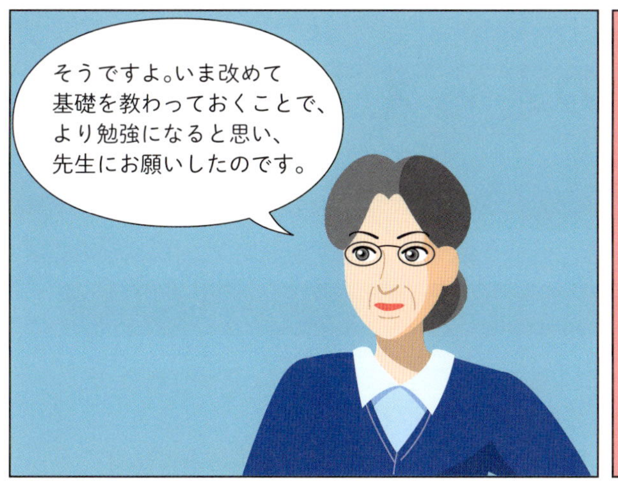
そうですよ。いま改めて
基礎を教わっておくことで、
より勉強になると思い、
先生にお願いしたのです。

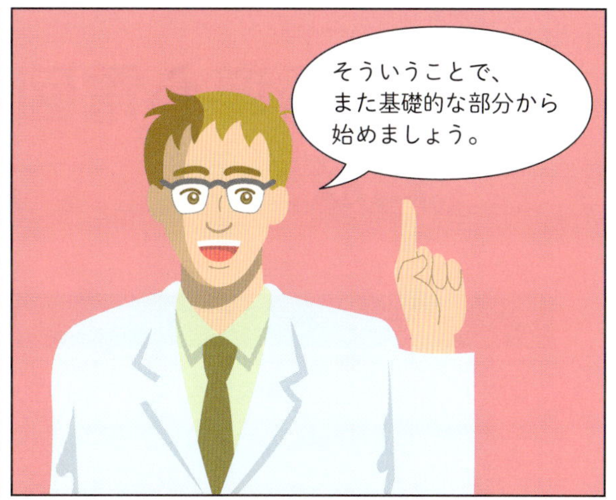
そういうことで、
また基礎的な部分から
始めましょう。

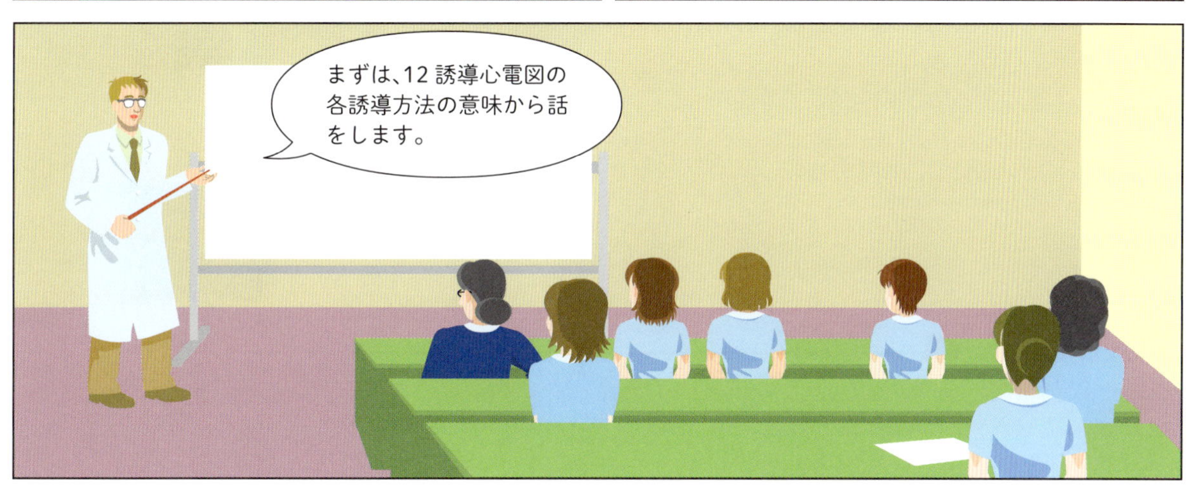
まずは、12 誘導心電図の
各誘導方法の意味から話
をします。

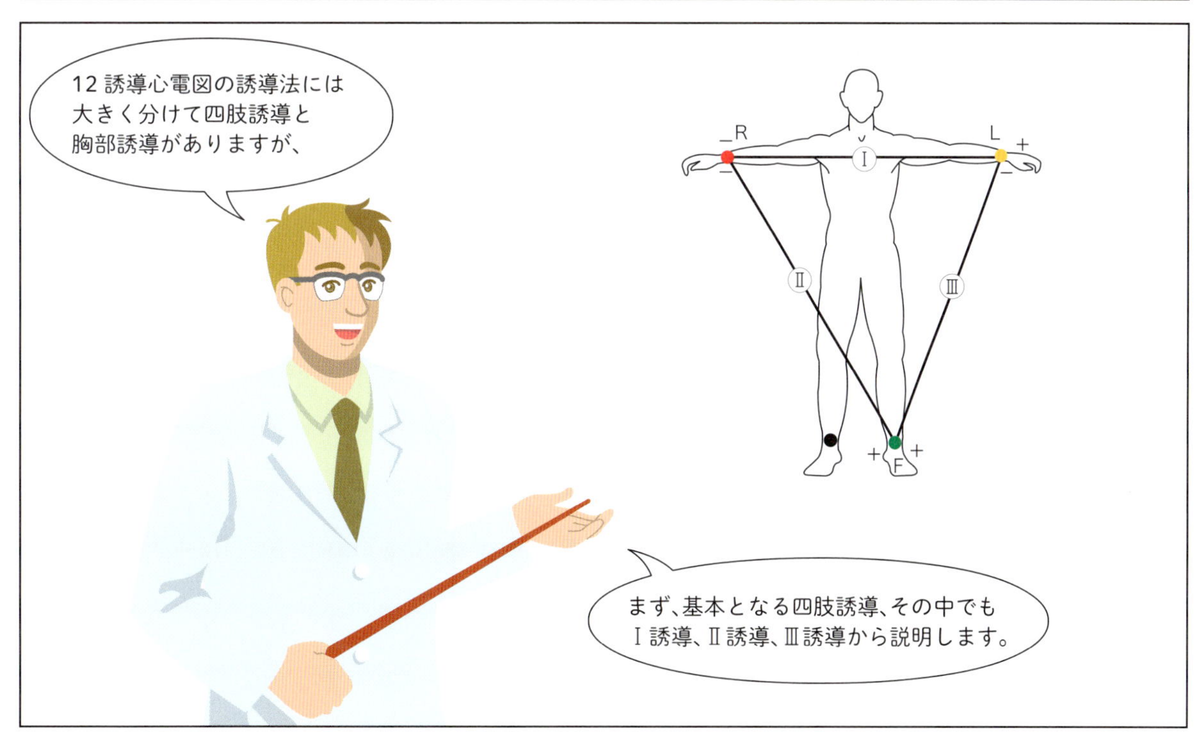
12 誘導心電図の誘導法には
大きく分けて四肢誘導と
胸部誘導がありますが、
R
L
Ⅰ
Ⅱ
Ⅲ
F
まず、基本となる四肢誘導、その中でも
Ⅰ誘導、Ⅱ誘導、Ⅲ誘導から説明します。

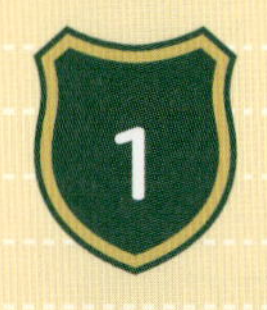

12誘導心電図のとらえ方①：四肢誘導

標準肢誘導（双極肢誘導）

右手、左手、左足に電極を置き、それぞれの2点間の電位差を誘導する方法です。右手は赤色、左手は黄色、左足は緑色、アースとして用いられる右足は黒色に識別されています。

この図で示しているⅠ、Ⅱ、Ⅲの位置は、それぞれ右手、左手、左足の組み合わせの関係となっています。これは、投影面という表現方法でもあります。

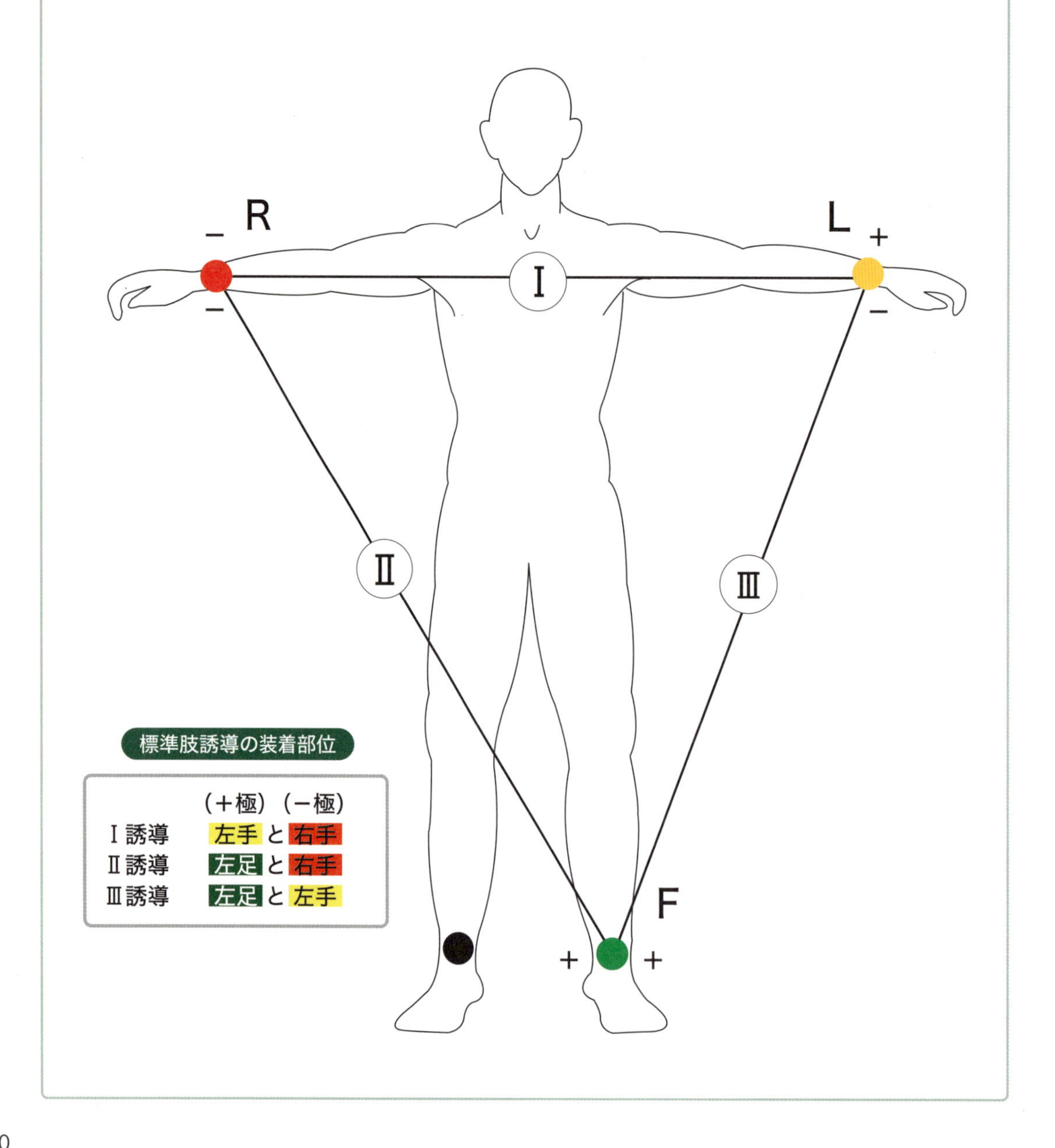

標準肢誘導の装着部位

	（＋極）	（−極）
Ⅰ誘導	左手 と	右手
Ⅱ誘導	左足 と	右手
Ⅲ誘導	左足 と	左手

単極肢誘導

右手、左手、左足（関電極）を一点に結合し、その電位（０電位）を基準として、それぞれの右手、左手、左足との電位差を測定したものです。この場合、測定される誘導、例えばaVRの場合は右手との結線を外すことで、元の波形を1.5倍に増幅できるため、一般にこの方法が用いられています（増高単極誘導）。

なお、Vは単極誘導を示す記号で、aは増高した（augmented）という意味です（p.13参照）。

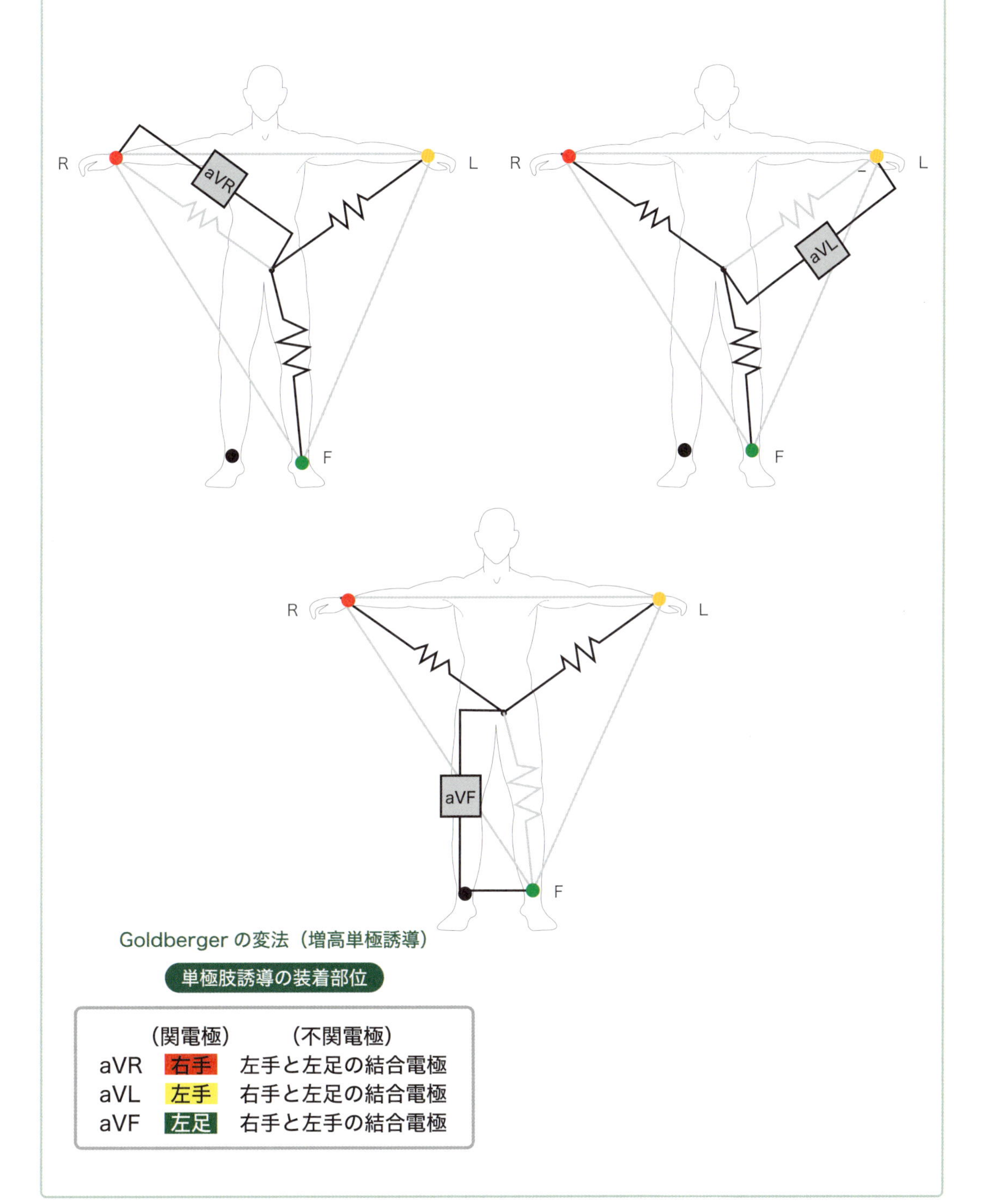

Goldberger の変法（増高単極誘導）

単極肢誘導の装着部位

	（関電極）	（不関電極）
aVR	右手	左手と左足の結合電極
aVL	左手	右手と左足の結合電極
aVF	左足	右手と左手の結合電極

四肢誘導のとらえ方

四肢誘導波形(Ⅰ、Ⅱ、Ⅲ誘導)のとらえ方をわかりやすく理解する方法は、まず、プラス(+)側の電極の位置に「目の位置」があり、そこから心臓を眺めていると考えます。

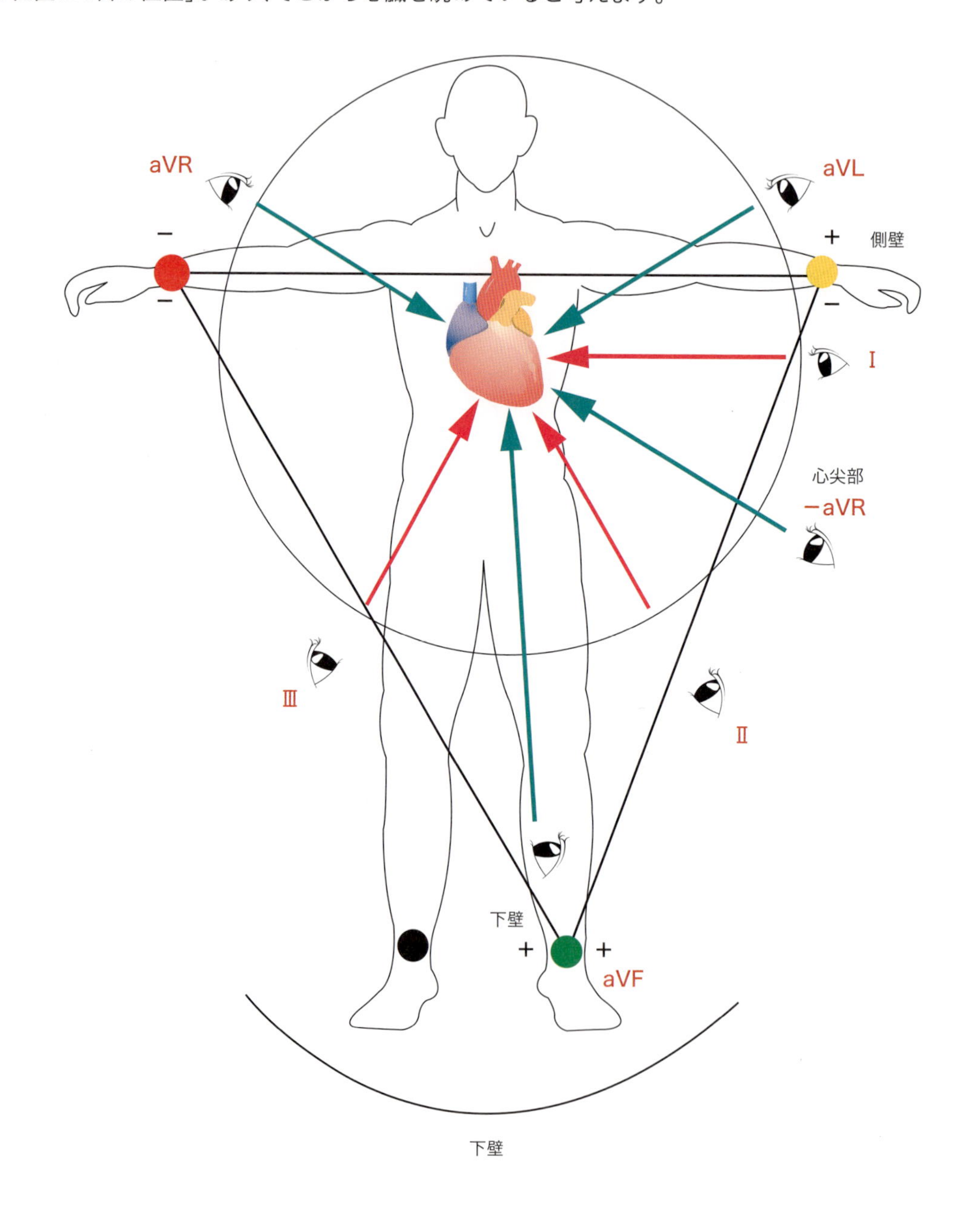

ここで示している、Ⅰ、Ⅱ、Ⅲ、およびaVR、aVL、aVFの記号の位置は、それぞれの場所から眺めている「目の位置」を示しています。すなわち、Ⅰ、Ⅱ、Ⅲでは+の電極の位置を示し、aVR、aVL、aVFでは電極そのものの位置で、いずれも、そこから心臓を眺めていると考えます。

四肢誘導で見ている心臓の壁の関係

Ⅰ誘導は左の手首あたりから心臓を眺めるような関係となり、これは心臓の横(左室側壁)を見ていることになります。

第Ⅱ誘導では左足方向から右手方向を見ることになり、第Ⅲ誘導は右足側から左手方向を眺めることとなり、どちらも心臓の下の壁(左室下壁)あたりを見ることとなります。

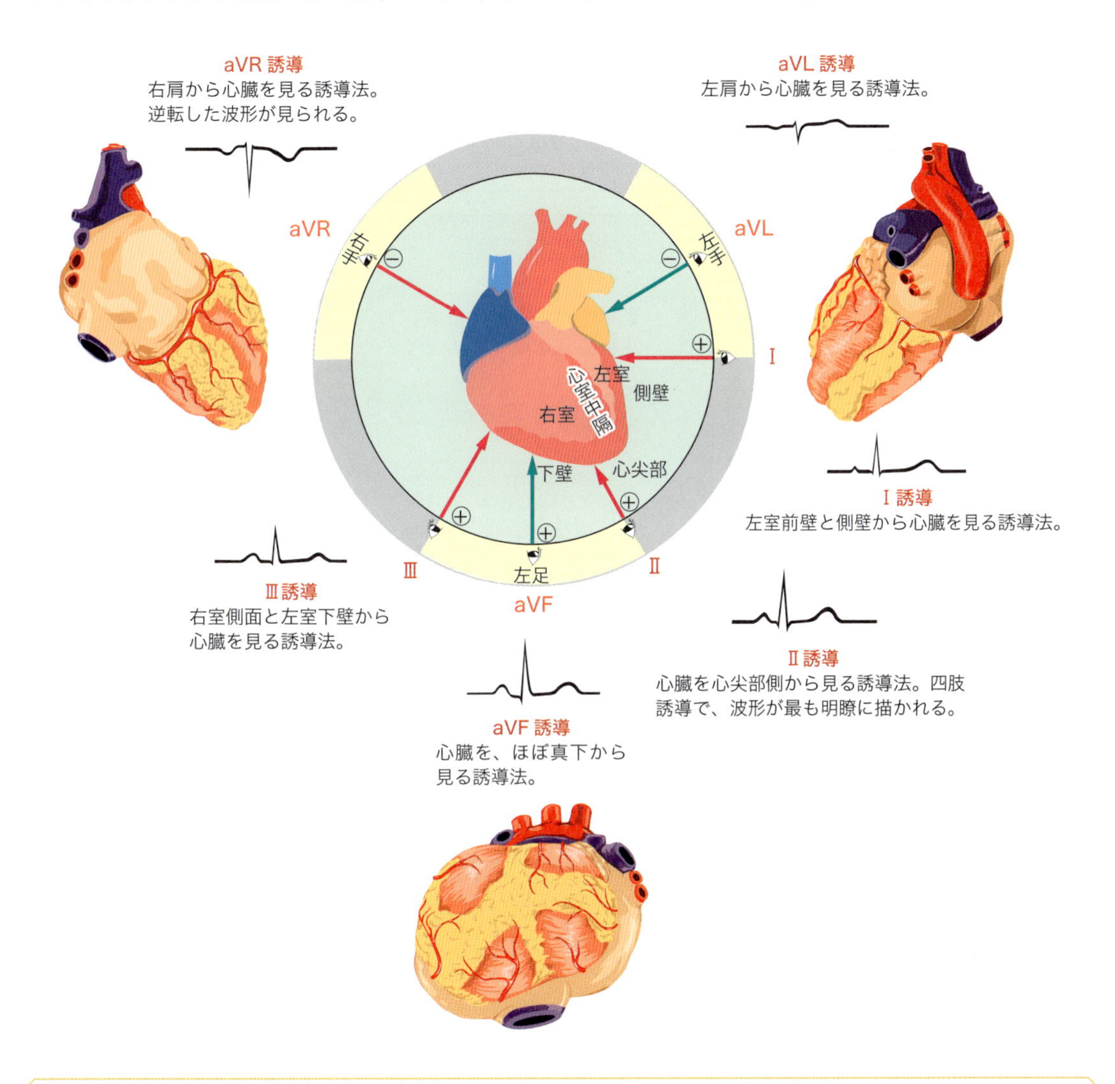

aV●という誘導

四肢誘導にはaVRやaVL、aVFという波形があります。これらはすべてaVという記号から始まります。

まずVという記号ですが、これは単極誘導という意味です。単極誘導の電気的な接続を変化させると、波高の大きさが元の心電図波形の1.5倍の大きさに大きくなります。波高が大きくなること(増高)を英語でaugmentedといい、この頭文字のaとVを示しています。

これらの誘導は電極の位置から心臓の中心付近を眺めていると考えます。

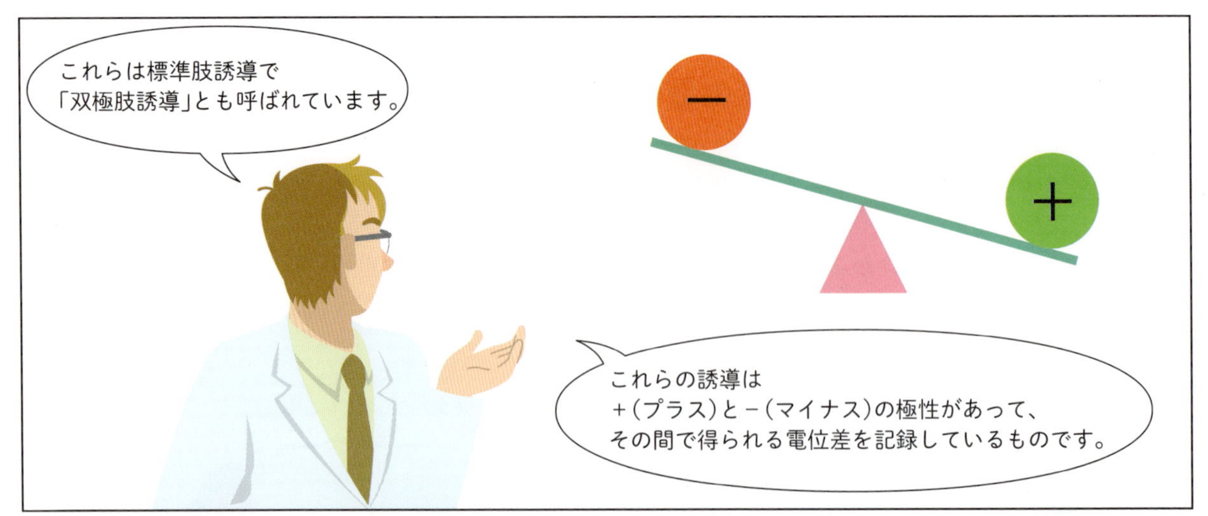
これらは標準肢誘導で
「双極肢誘導」とも呼ばれています。
−
＋
これらの誘導は
＋（プラス）と－（マイナス）の極性があって、
その間で得られる電位差を記録しているものです。

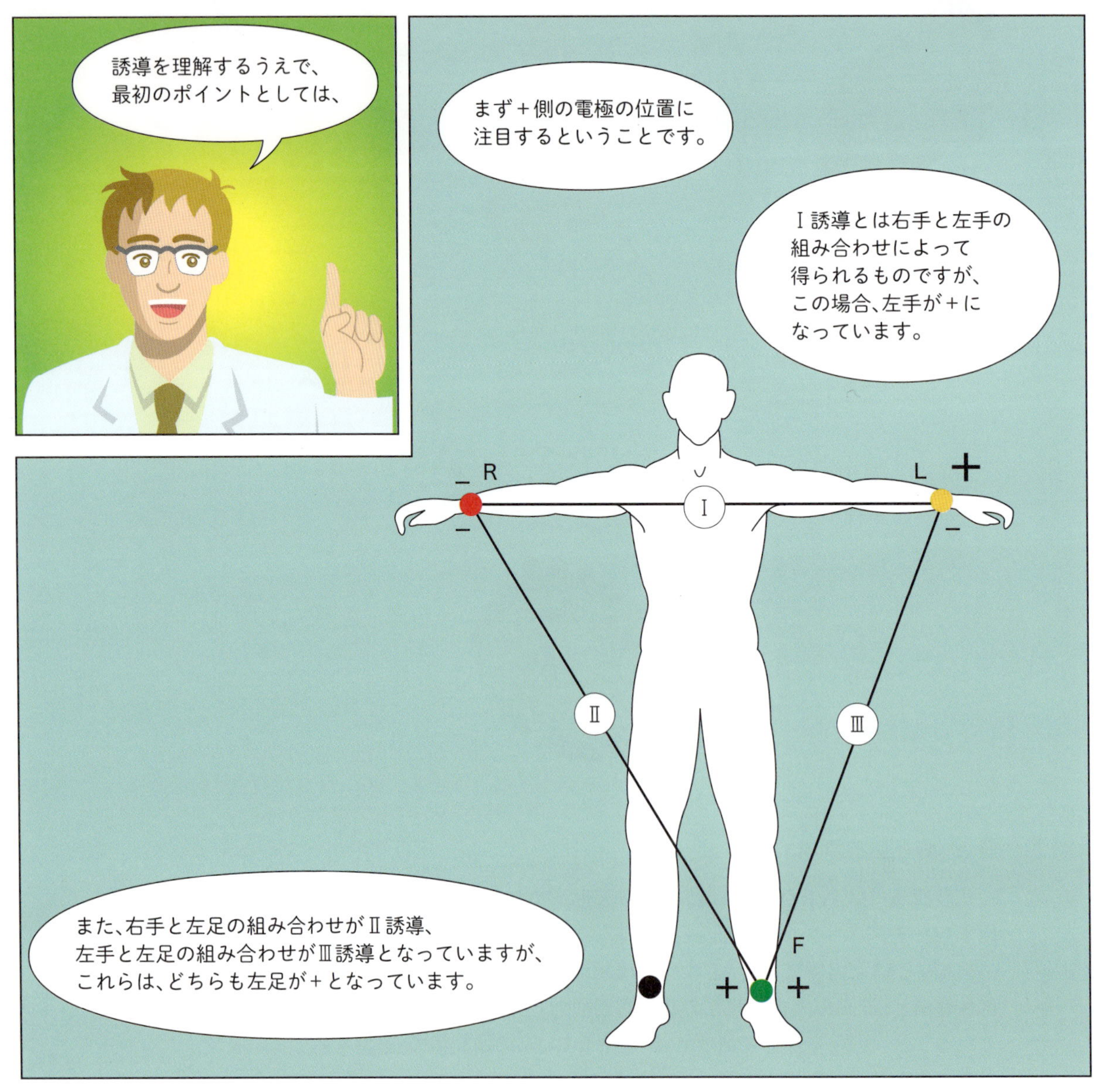
誘導を理解するうえで、
最初のポイントとしては、
まず＋側の電極の位置に
注目するということです。
Ⅰ誘導とは右手と左手の
組み合わせによって
得られるものですが、
この場合、左手が＋に
なっています。
R
L
Ⅰ
Ⅱ
Ⅲ
F
また、右手と左足の組み合わせがⅡ誘導、
左手と左足の組み合わせがⅢ誘導となっていますが、
これらは、どちらも左足が＋となっています。

さて、ここからは
こんなふうに考えてみます。
今、私が注目してほしいと言った
＋側の電極の位置、その場所に
自分の目の位置があって、
そこから心臓を眺めていると
考えるのです。

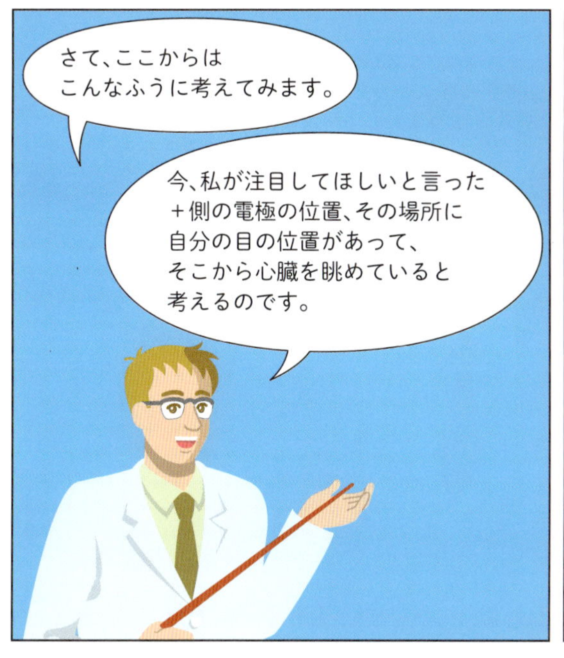

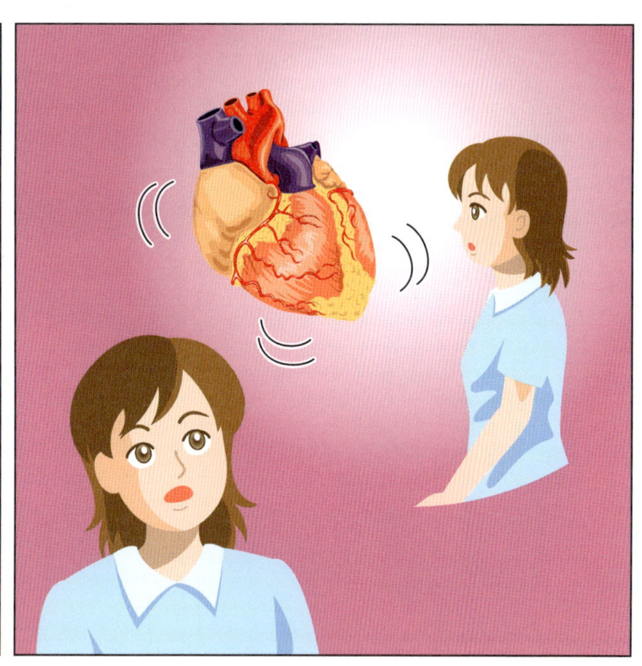

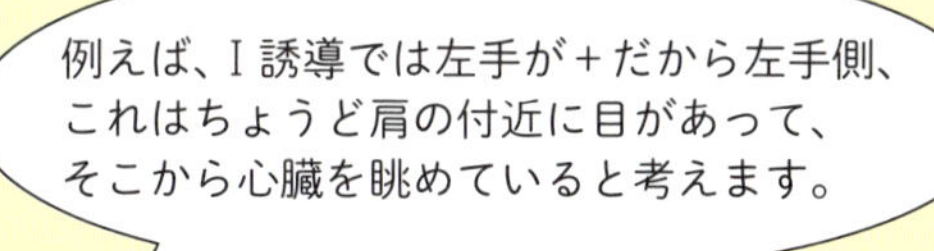

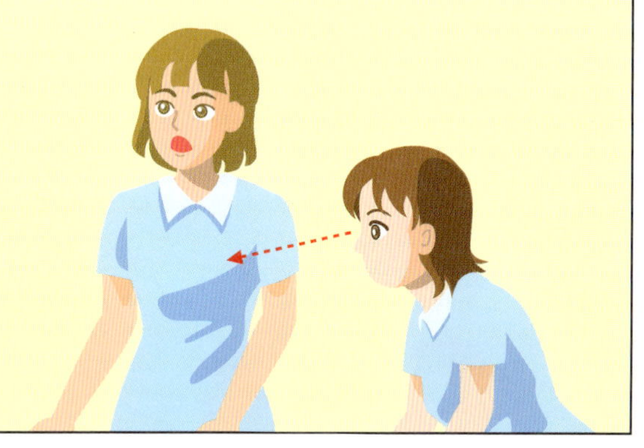

そうすると、心臓のどこが見えるか、
これは心臓の横の壁、左室の壁が
よく見えることになります。

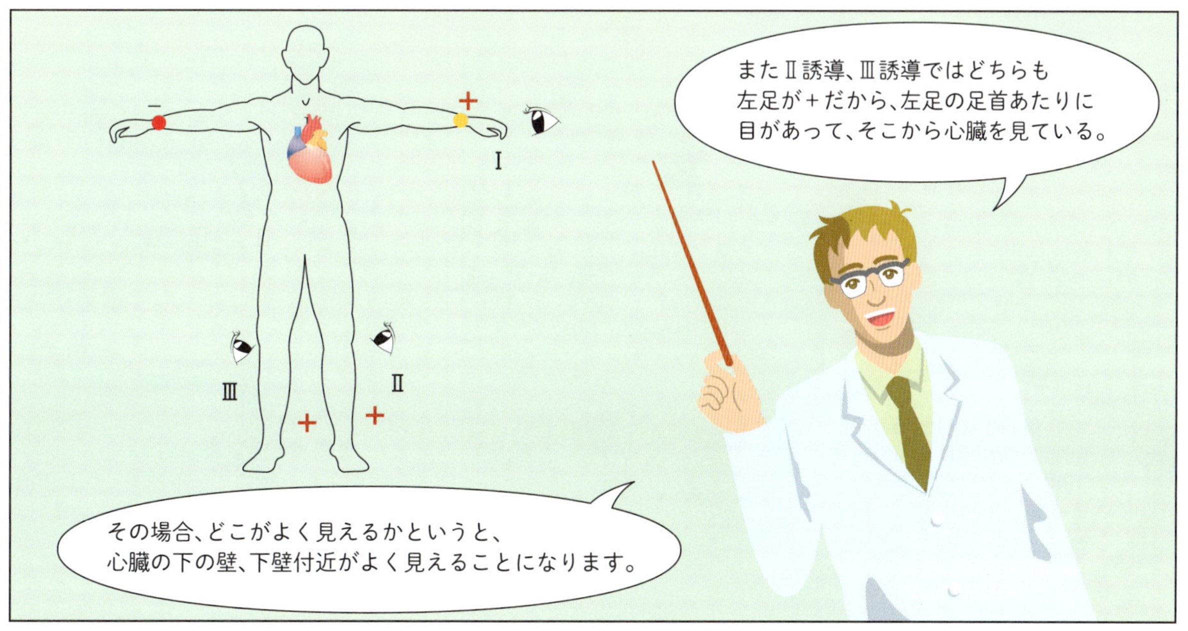

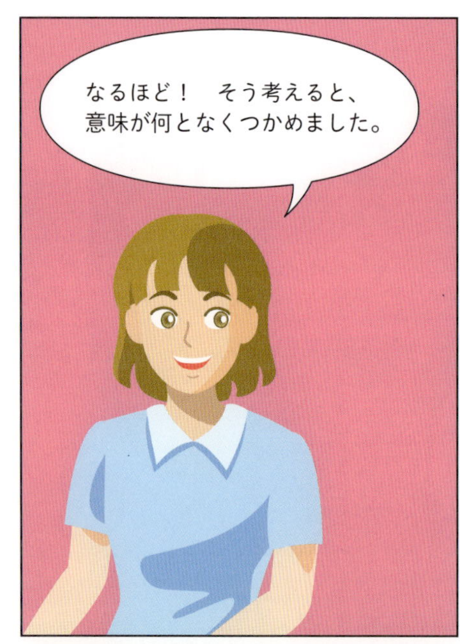
なるほど！　そう考えると、
意味が何となくつかめました。

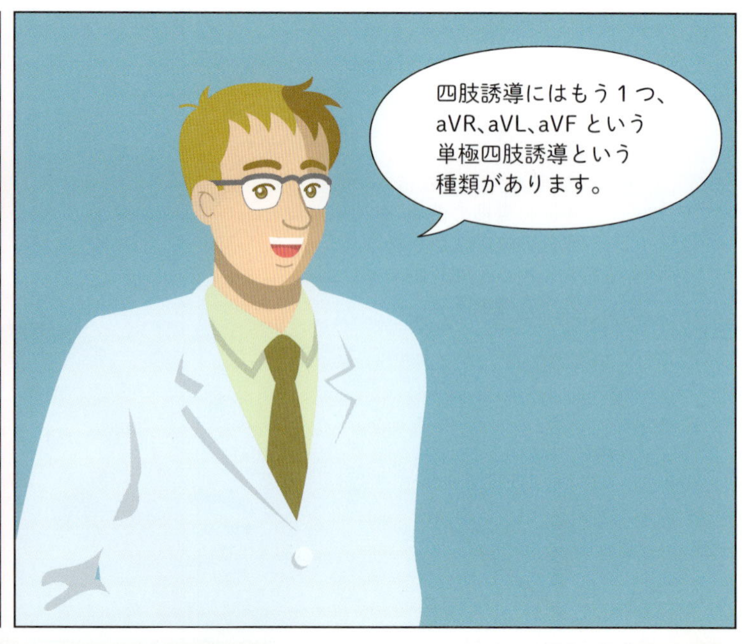
四肢誘導にはもう１つ、
aVR、aVL、aVF という
単極四肢誘導という
種類があります。

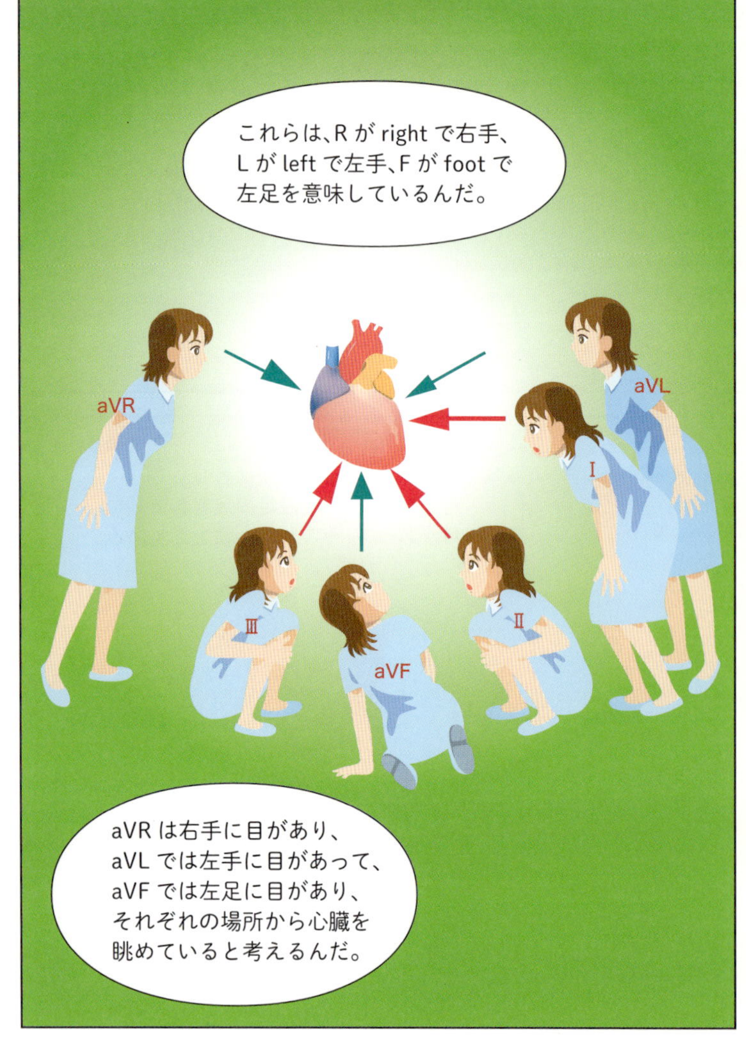
これらは、R が right で右手、
L が left で左手、F が foot で
左足を意味しているんだ。
aVR
aVL
Ⅰ
Ⅲ
aVF
Ⅱ
aVR は右手に目があり、
aVL では左手に目があって、
aVF では左足に目があり、
それぞれの場所から心臓を
眺めていると考えるんだ。

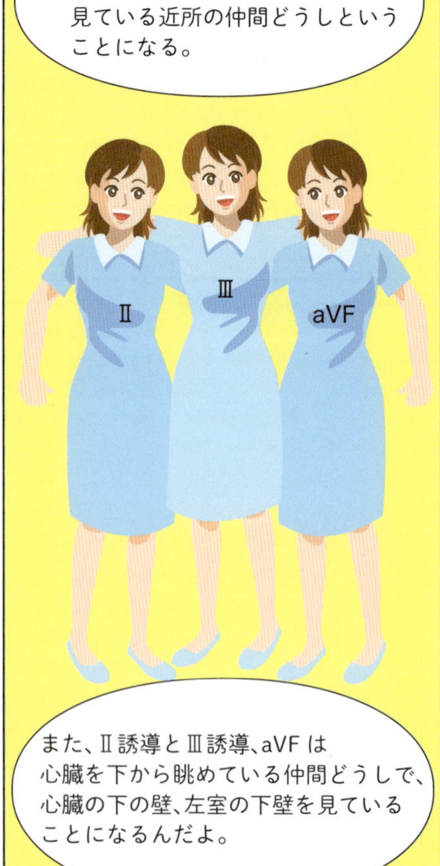
例えば、aVL とⅠ誘導は
共に心臓の左の壁、左室の側壁を
見ている近所の仲間どうしという
ことになる。
Ⅱ
Ⅲ
aVF
また、Ⅱ誘導とⅢ誘導、aVF は
心臓を下から眺めている仲間どうしで、
心臓の下の壁、左室の下壁を見ている
ことになるんだよ。

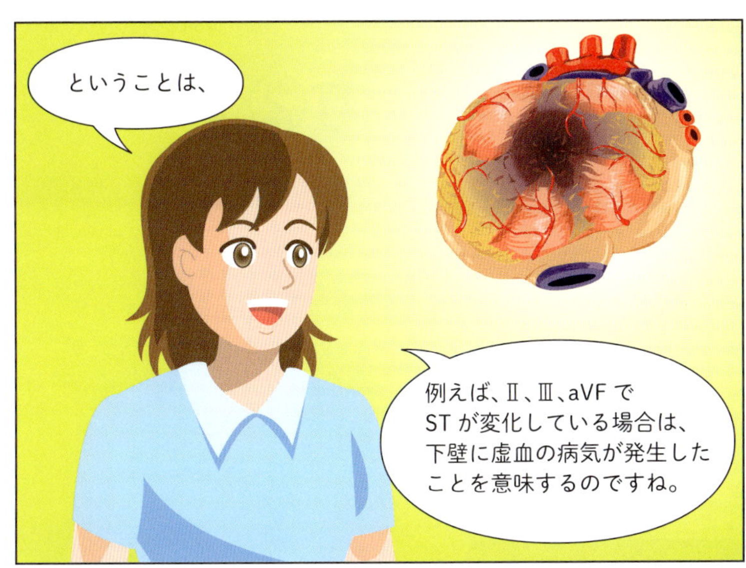
ということは、
例えば、Ⅱ、Ⅲ、aVF で
ST が変化している場合は、
下壁に虚血の病気が発生した
ことを意味するのですね。

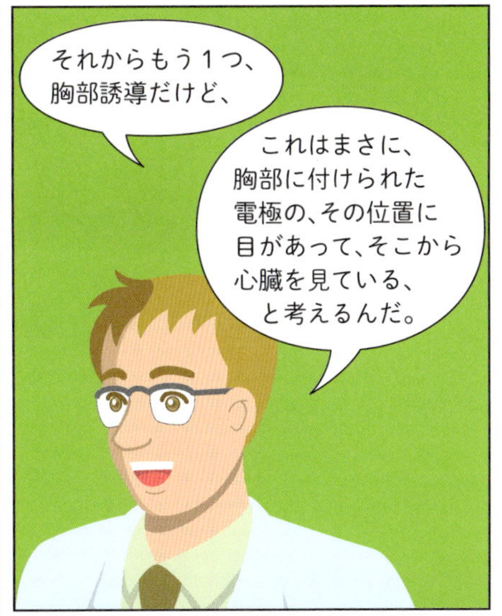
それからもう 1 つ、
胸部誘導だけど、
これはまさに、
胸部に付けられた
電極の、その位置に
目があって、そこから
心臓を見ている、
と考えるんだ。

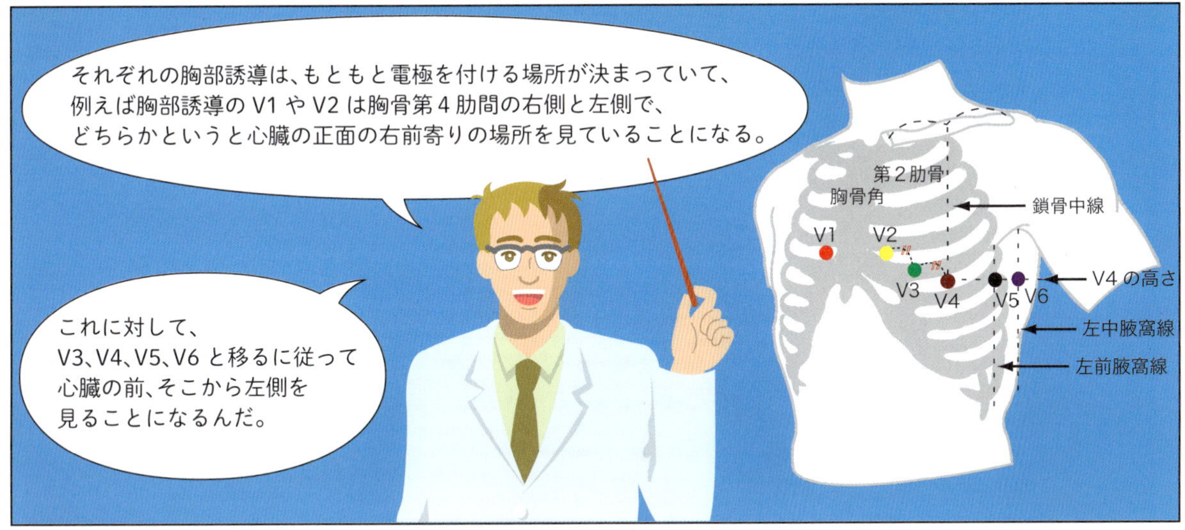
それぞれの胸部誘導は、もともと電極を付ける場所が決まっていて、
例えば胸部誘導の V1 や V2 は胸骨第 4 肋間の右側と左側で、
どちらかというと心臓の正面の右前寄りの場所を見ていることになる。
これに対して、
V3、V4、V5、V6 と移るに従って
心臓の前、そこから左側を
見ることになるんだ。
第 2 肋骨
胸骨角
鎖骨中線
V1
V2
V3
V4
V5
V6
V4 の高さ
左中腋窩線
左前腋窩線

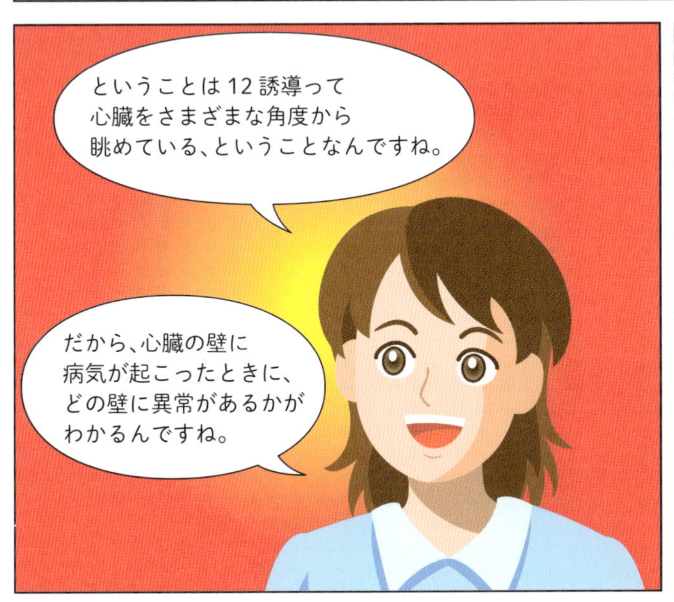
ということは 12 誘導って
心臓をさまざまな角度から
眺めている、ということなんですね。
だから、心臓の壁に
病気が起こったときに、
どの壁に異常があるかが
わかるんですね。

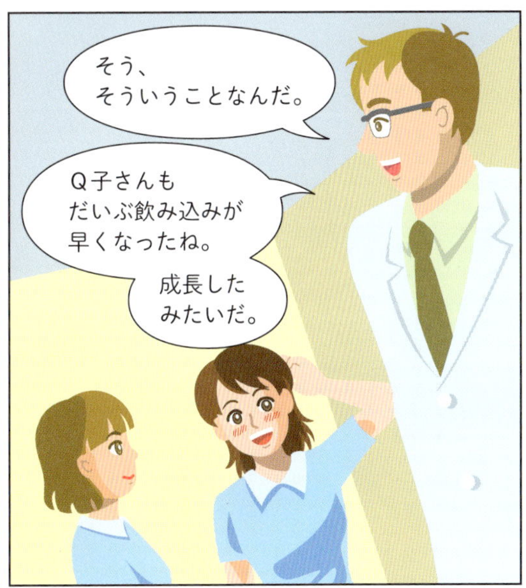
そう、
そういうことなんだ。
Q 子さんも
だいぶ飲み込みが
早くなったね。
成長した
みたいだ。

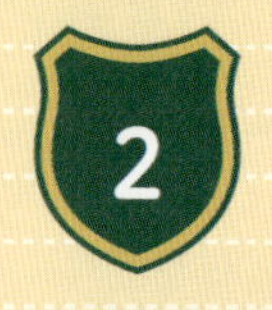

12誘導心電図のとらえ方②：胸部誘導

胸部誘導の波形のとらえ方は、胸部のそれぞれの電極の位置が「目の位置」で、そこから心臓を眺めているものと考えます。V1、V2、V3、V4では心臓の前の壁（前壁）、V5、V6では横の壁（側壁）付近を見ていることになります。

胸部誘導の電極装着部位

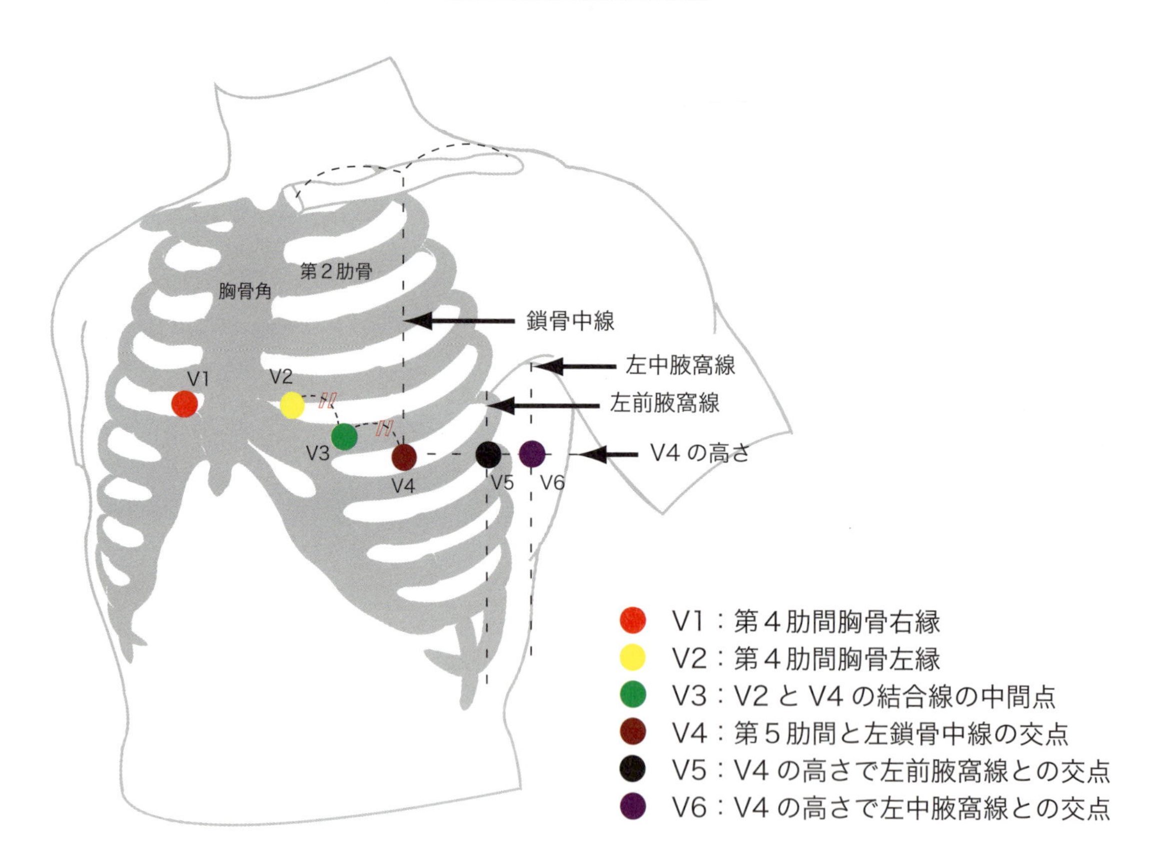

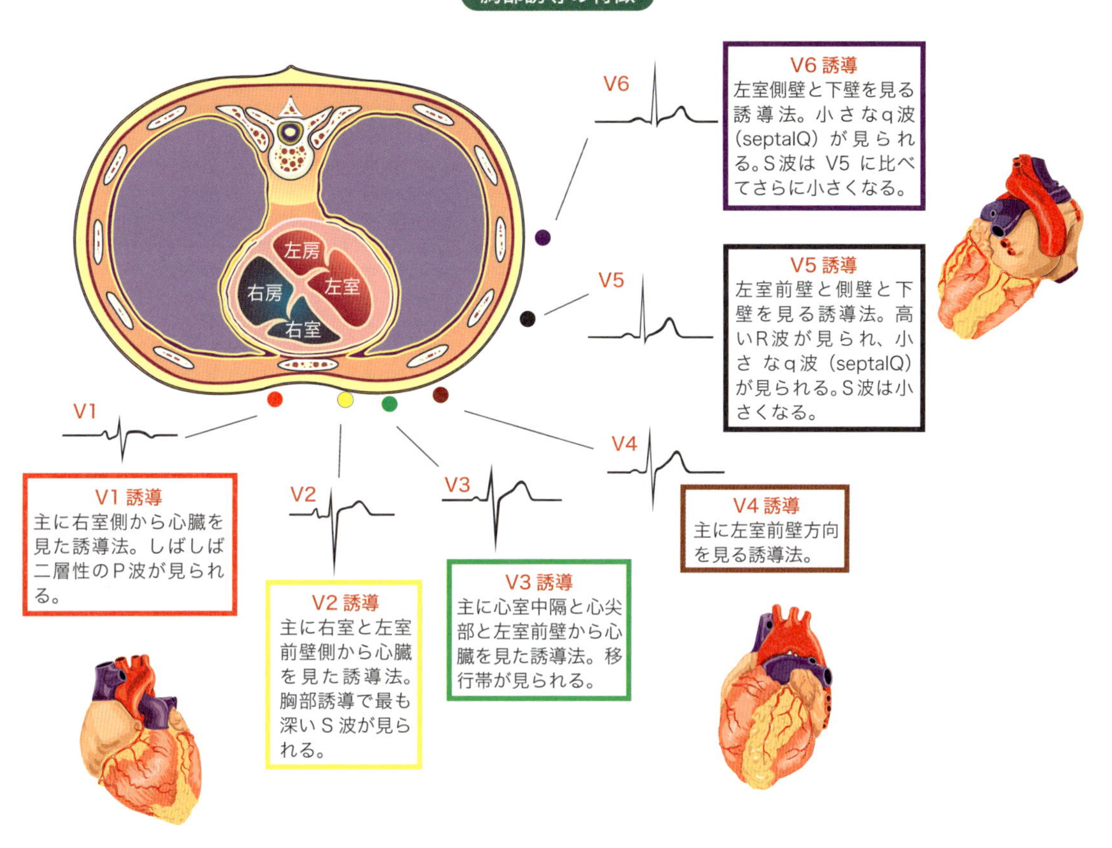

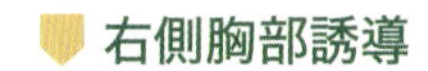

右側胸部誘導

胸部誘導には右側の誘導もあり、特に右室梗塞が疑われる場合に用いられます。
右胸心のような先天性心奇形でも右側胸部誘導を記録します。

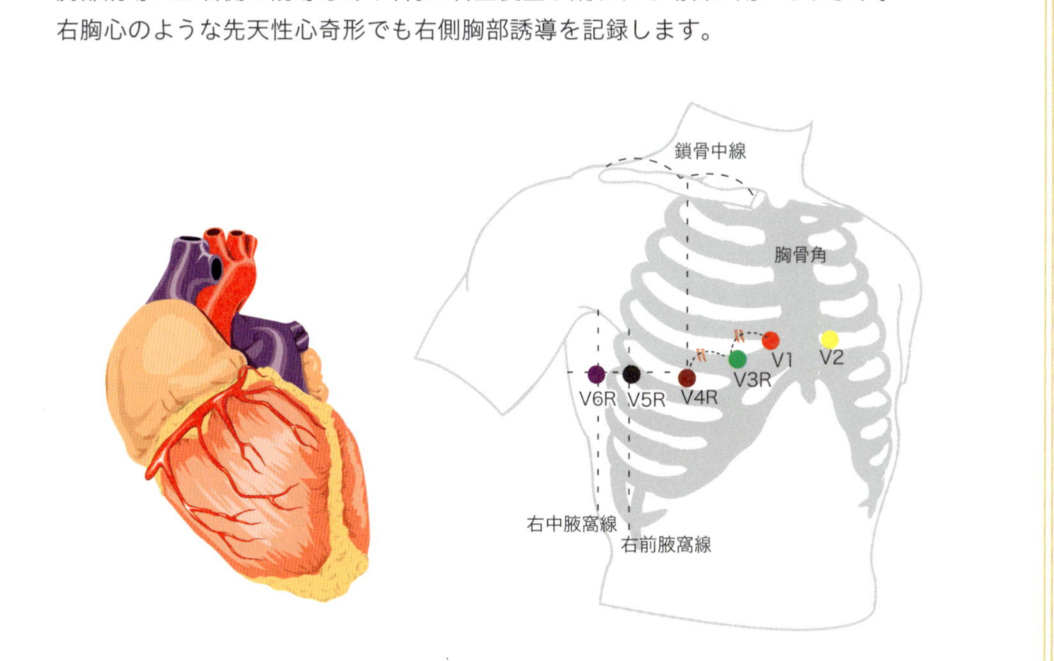

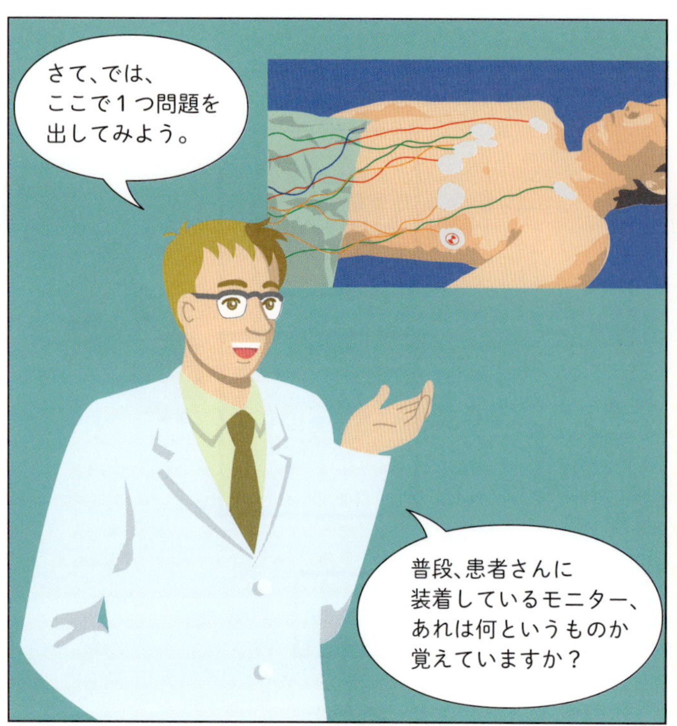
さて、では、
ここで１つ問題を
出してみよう。
普段、患者さんに
装着しているモニター、
あれは何というものか
覚えていますか？

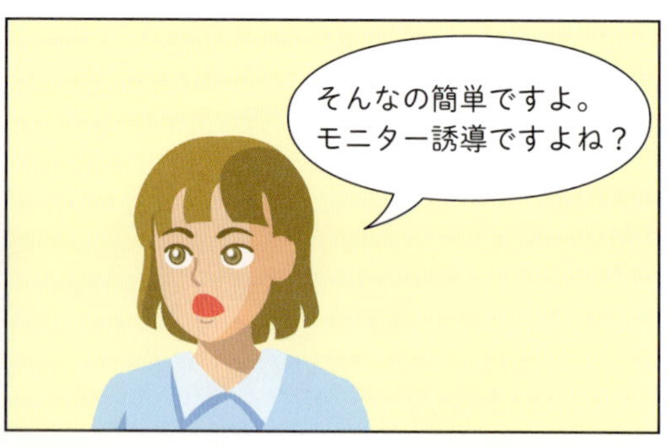
そんなの簡単ですよ。
モニター誘導ですよね？

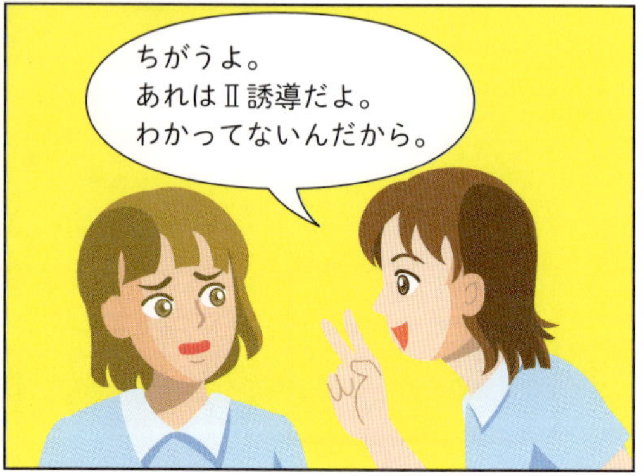
ちがうよ。
あれはⅡ誘導だよ。
わかってないんだから。

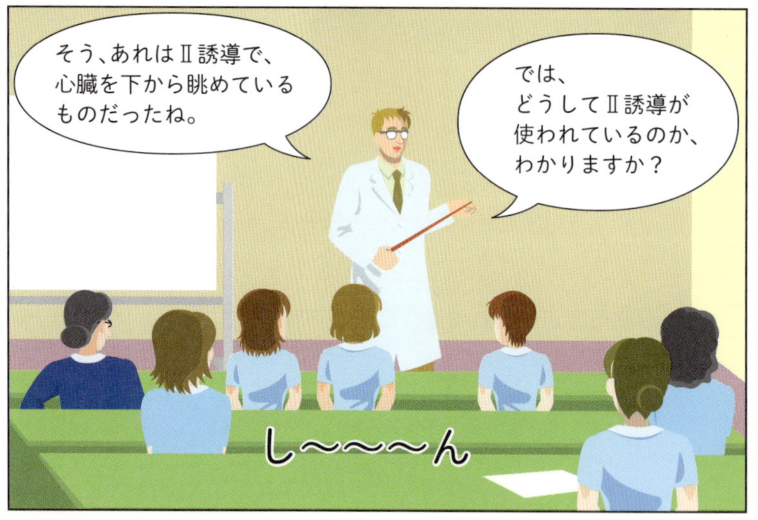
そう、あれはⅡ誘導で、
心臓を下から眺めている
ものだったね。
では、
どうしてⅡ誘導が
使われているのか、
わかりますか？
し〜〜〜ん

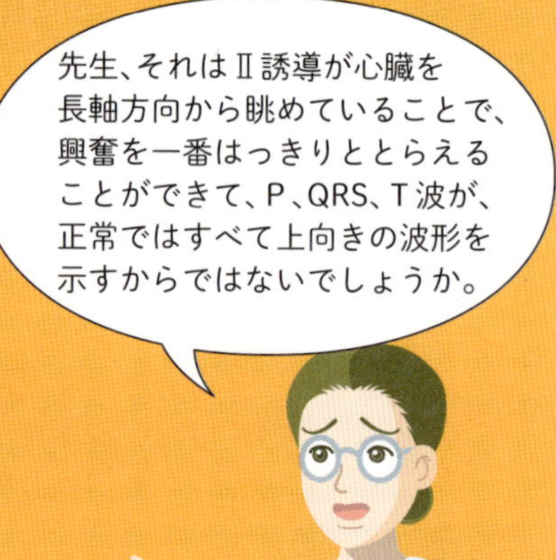
先生、それはⅡ誘導が心臓を
長軸方向から眺めていることで、
興奮を一番はっきりととらえる
ことができて、P、QRS、T波が、
正常ではすべて上向きの波形を
示すからではないでしょうか。

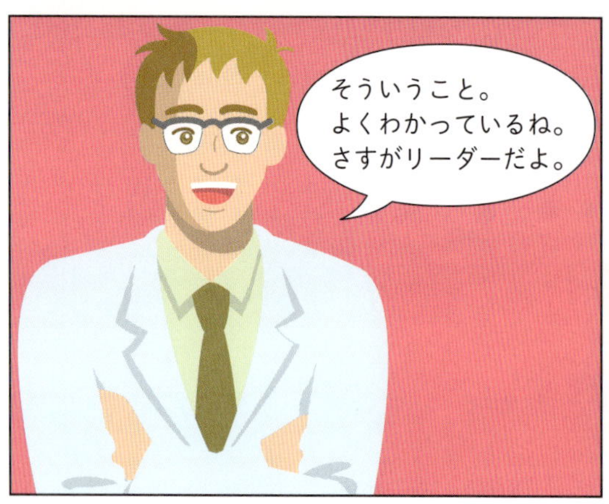
そういうこと。
よくわかっているね。
さすがリーダーだよ。

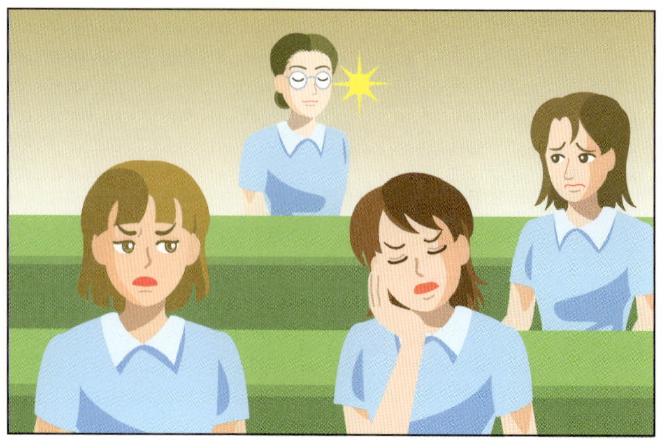

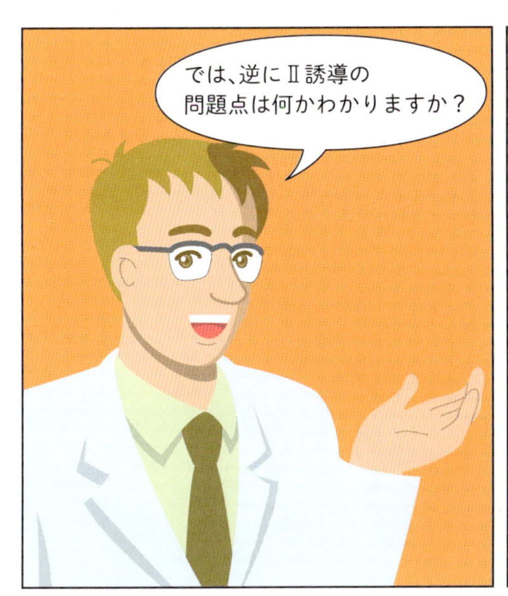
では、逆にⅡ誘導の
問題点は何かわかりますか？

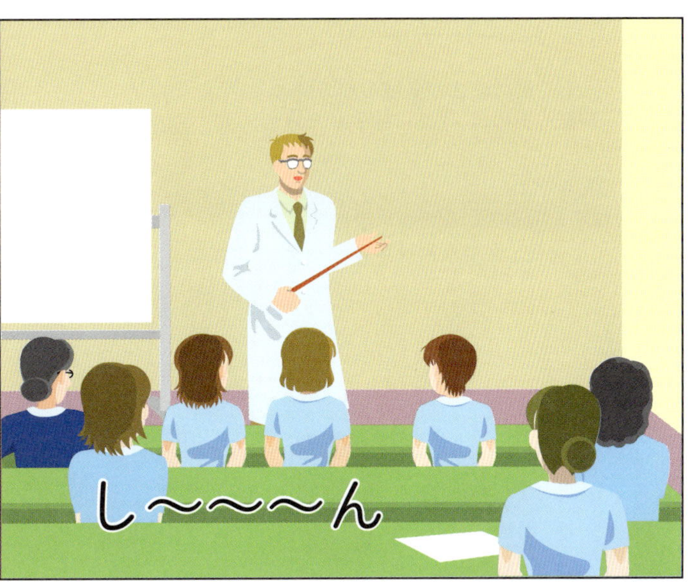
し〜〜〜ん

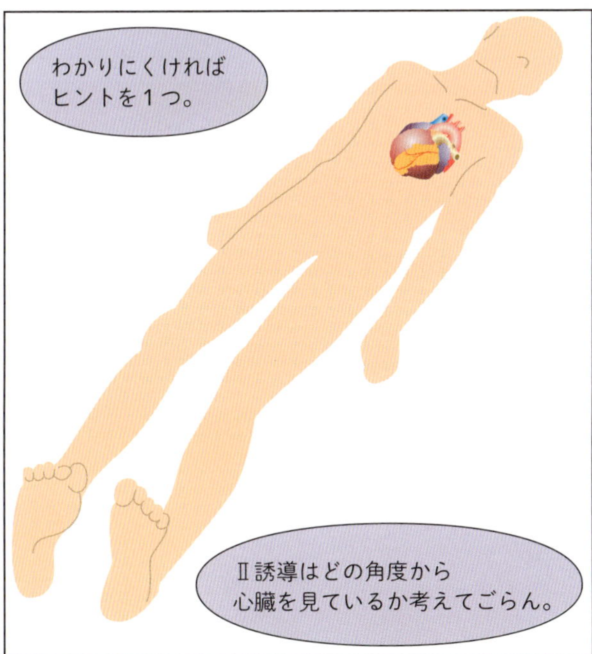
わかりにくければ
ヒントを１つ。
Ⅱ誘導はどの角度から
心臓を見ているか考えてごらん。

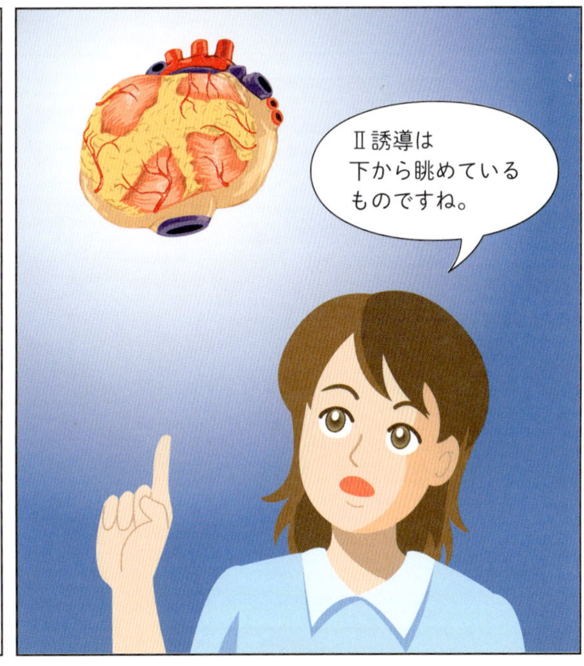
Ⅱ誘導は
下から眺めている
ものですね。

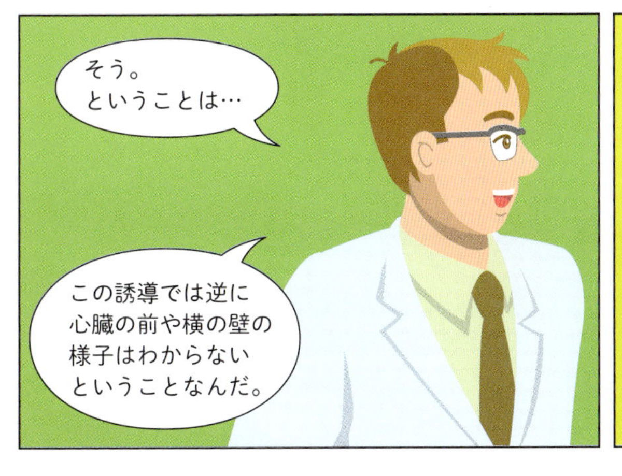
そう。
ということは…
この誘導では逆に
心臓の前や横の壁の
様子はわからない
ということなんだ。

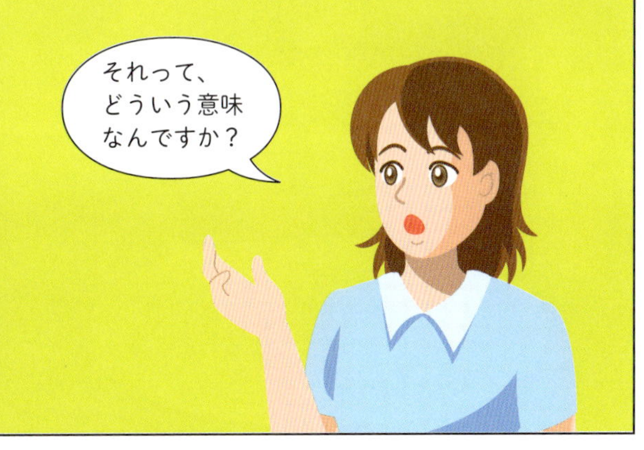
それって、
どういう意味
なんですか？

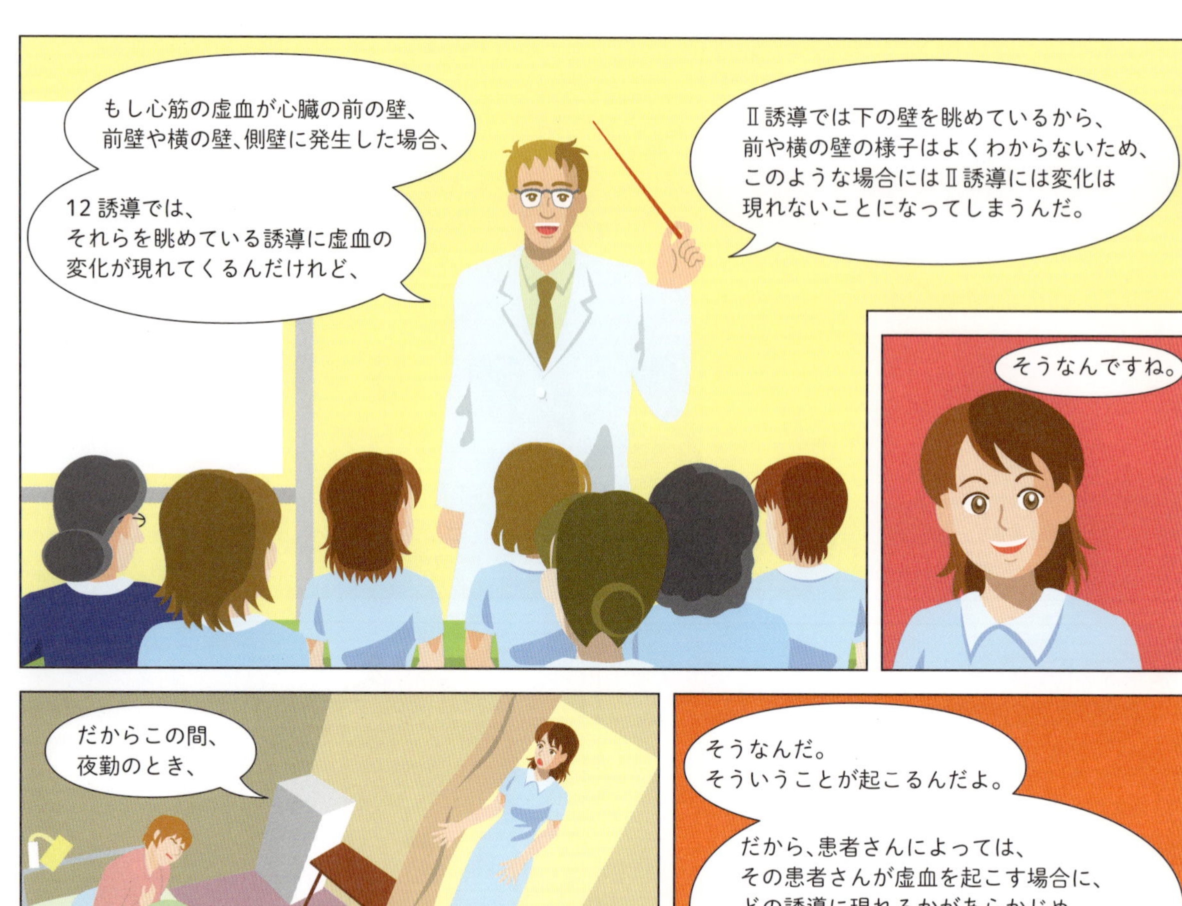
もし心筋の虚血が心臓の前の壁、
前壁や横の壁、側壁に発生した場合、
12誘導では、
それらを眺めている誘導に虚血の
変化が現れてくるんだけれど、
Ⅱ誘導では下の壁を眺めているから、
前や横の壁の様子はよくわからないため、
このような場合にはⅡ誘導には変化は
現れないことになってしまうんだ。
そうなんですね。

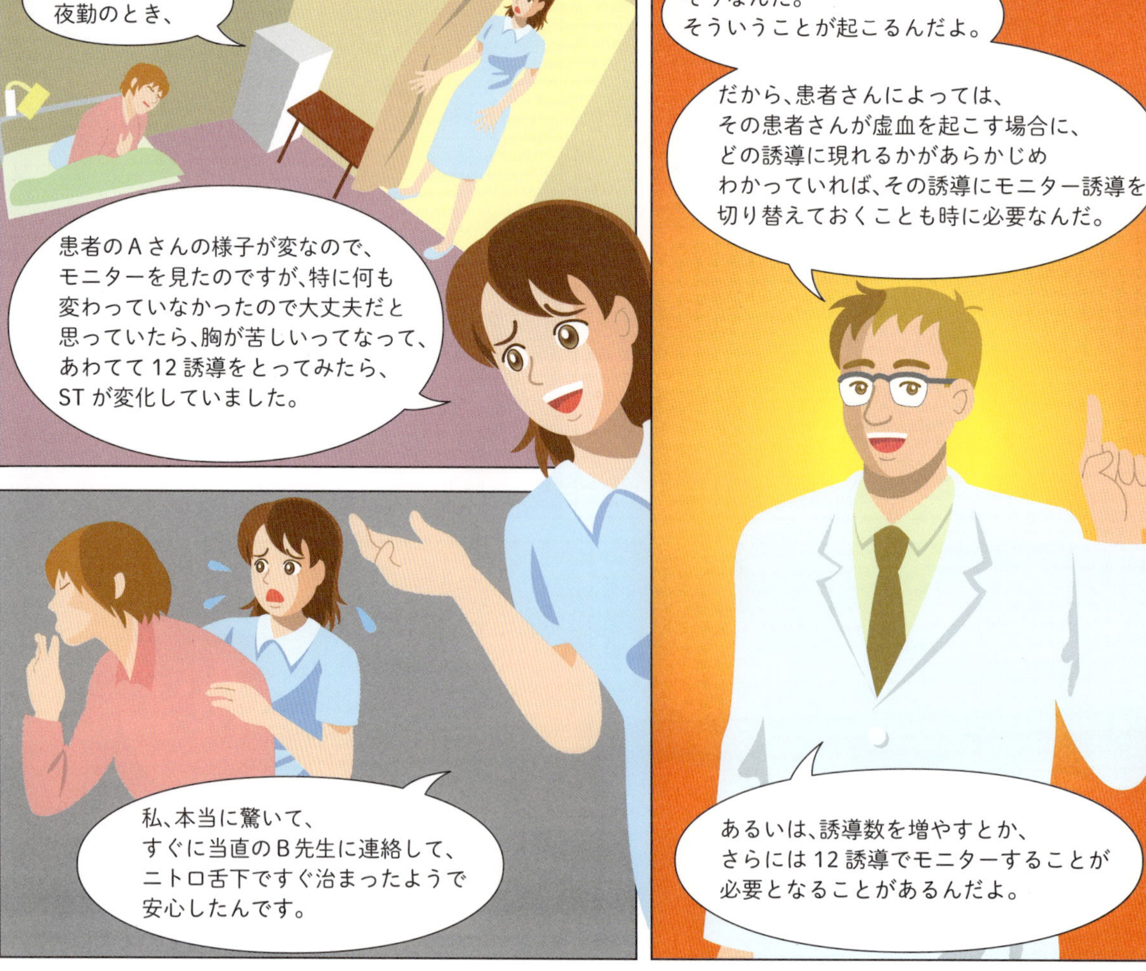
だからこの間、
夜勤のとき、
患者のAさんの様子が変なので、
モニターを見たのですが、特に何も
変わっていなかったので大丈夫だと
思っていたら、胸が苦しいってなって、
あわてて12誘導をとってみたら、
STが変化していました。
私、本当に驚いて、
すぐに当直のB先生に連絡して、
ニトロ舌下ですぐ治まったようで
安心したんです。
そうなんだ。
そういうことが起こるんだよ。
だから、患者さんによっては、
その患者さんが虚血を起こす場合に、
どの誘導に現れるかがあらかじめ
わかっていれば、その誘導にモニター誘導を
切り替えておくことも時に必要なんだ。
あるいは、誘導数を増やすとか、
さらには12誘導でモニターすることが
必要となることがあるんだよ。

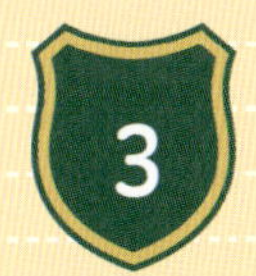

3 標準モニター誘導（双極肢誘導）

標準の誘導では、左腰に付けている電極が＋の電極です。ここに目の位置があり、そこから心臓を眺めています。これは、四肢誘導のⅡ誘導に相当します。

５点誘導法では、標準の四肢誘導と同じ関係で、Ⅰ、Ⅱ、Ⅲ、aVR、aVL、aVFの波形が得られます。併せて白の電極を、任意の胸部誘導部位に貼付することで、１つの胸部誘導波形もモニターできます。

この場合、胸部誘導部位の選択は、不整脈の観察が主目的の場合はV1を選び、心筋虚血の判定が目的の場合には、V5ないしV6が適当です。

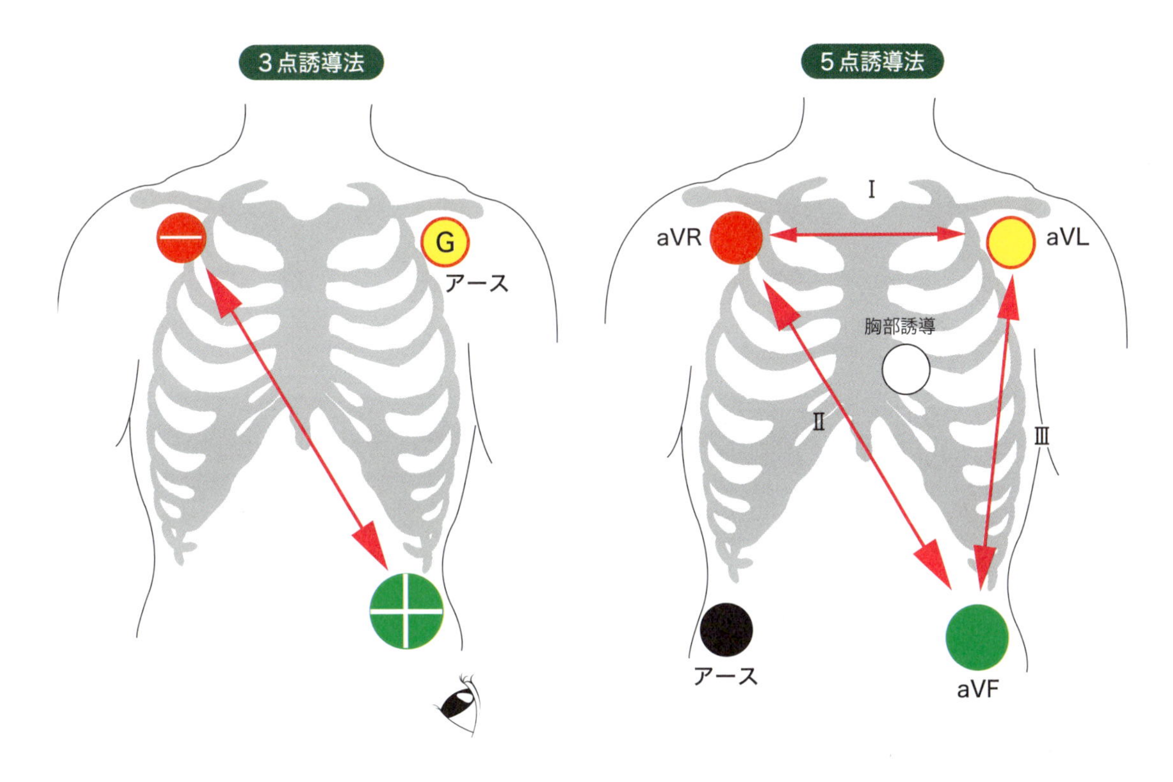

■モニター電極を装着するうえでのルール

＋（緑）と－（赤）の電極は心臓を挟むような関係で装着します。

■アースの役割

余分な溢れ出た電気を外に逃がすことを目的に接続するもので、これによって、心電図の波形が安定した状態で記録できます。

■モニターの限界

モニターは、あくまでも１つの方向から心臓を眺めているもので、全体を評価することはできません。例えば、Ⅱ誘導は心臓の下壁を眺めているもののため、前壁や側壁の虚血は判定できません。

注　現在使用しているモニター装置に、Ⅰ、Ⅱ、Ⅲの誘導切り替えスイッチが付いている場合、普段は、それがⅡの設定にあるもので、Ⅱ誘導波形がモニターできています（左図「３点誘導法」の関係）。仮に、その設定をⅠに変えた場合には、Ⅰ誘導波形でモニターすることとなり、赤（右肩）が－、黄色（左肩）が＋で、緑（左腰）がアースとなります。また、Ⅲに切り替えた場合には、Ⅲ誘導波形でモニターすることとなり、黄色（左肩）が－で、緑（左腰）が＋、赤（右肩）がアースという関係になります。

モニター誘導と胸部誘導の関係

モニター誘導法には、標準のⅡ誘導以外にさまざまな方法があります。そのとらえ方のポイントは、まずプラスの電極を「目の位置」と考えて、それをどの場所に置くかということです。心臓を挟む位置関係でマイナスの電極を置くことによって、さまざまな角度から心臓をとらえる誘導に変えることができます。

Ⅱ誘導

G

標準の誘導で、最も一般的に用いられている。心臓を下から眺めている誘導であるため、前壁や側壁に虚血を有する場合には、この誘導では変化がとらえにくい。

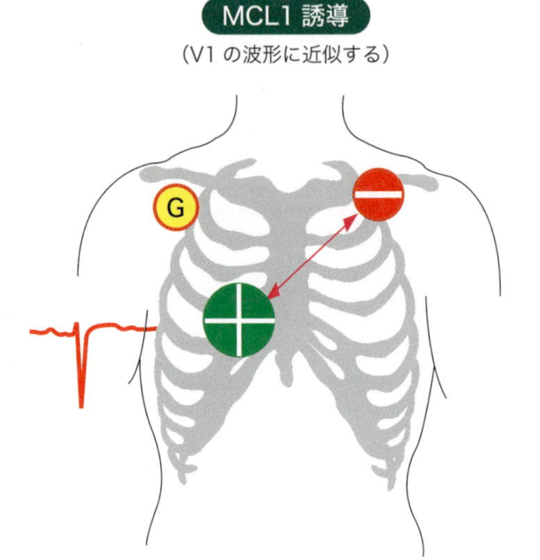

胸部誘導のV1波形は、P波の波形が観察しやすいことや、不整脈の判定で、特に脚ブロックや心室期外収縮の起源の判定などが容易となる。V1波形に近似することから、R波よりS波が大となるため、通常のQRS波形とは、上下が逆のような形を示す。

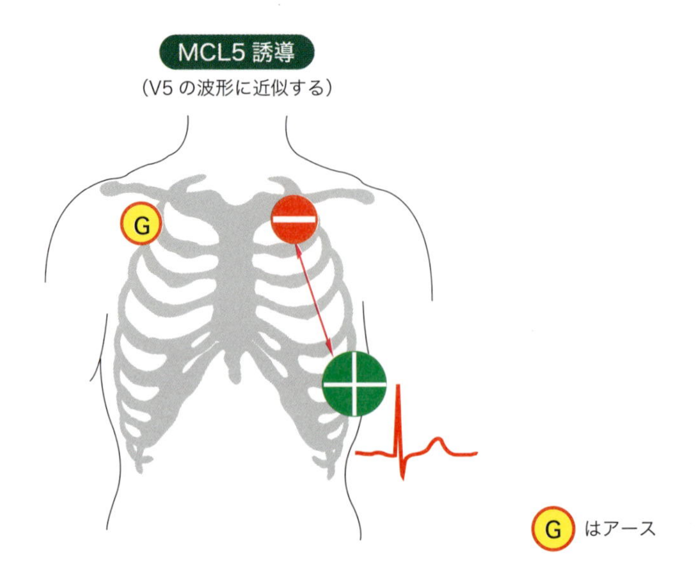

心筋虚血に伴うSTやT波の変化をとらえたい場合には、この誘導が適している。

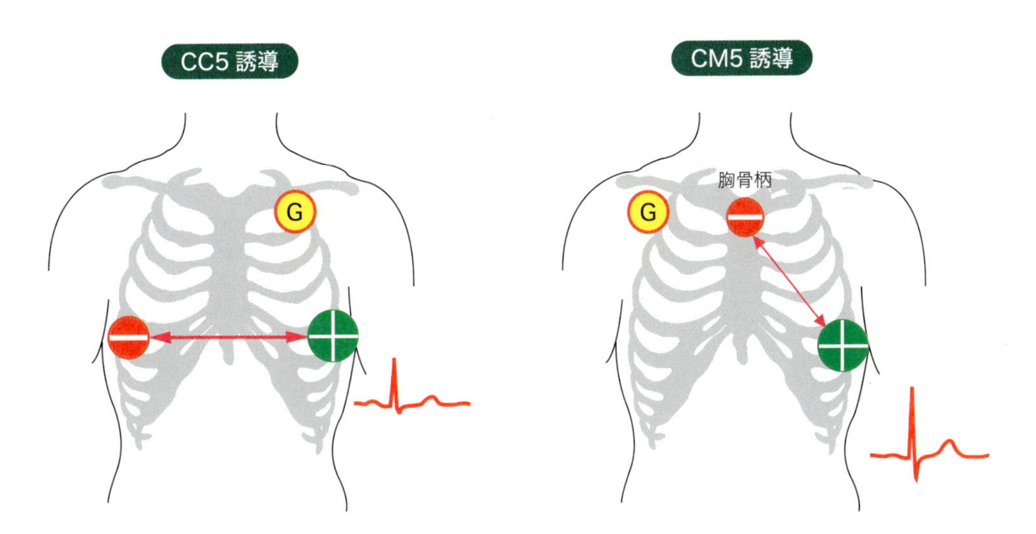

CC5誘導やCM5誘導は、ホルター心電図検査の際にしばしば使われるもので、いずれも胸部誘導のV5に近い波形が得られる。

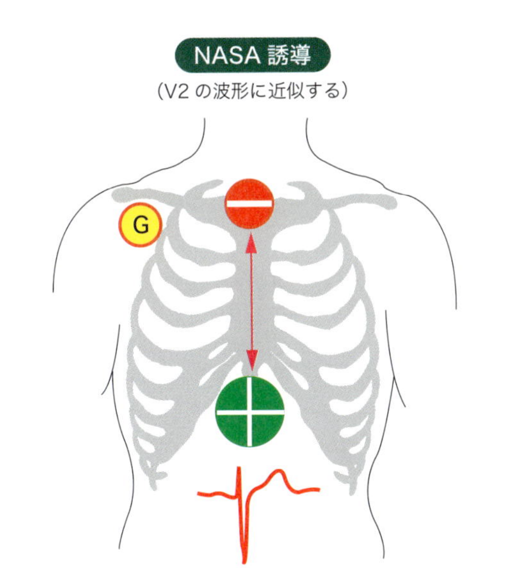

筋電図の混入が最も少ない誘導法である。波形はV2に近似し、MCL1と同様に不整脈判定に役立つ。

普段のモニター電極装着時においても、さまざまなアーチファクトの混入が起こりやすい場合には、マイナスの電極を胸骨柄に付けることで、それらの発生を少なくすることができます。特に、CM5、あるいはNASA誘導はマイナスの電極を胸骨柄に付けることで筋電図や体動に伴うアーチファクトの混入が少ないという特徴があります。

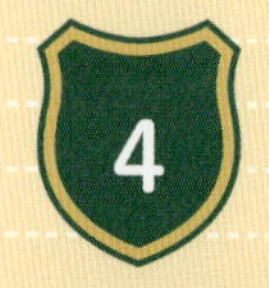

4 電気軸のとらえ方

電気軸とは、心室に伝わる電気的な興奮が全体として向かう方向を意味し、これを角度で示します。正常では、0°から90°の範囲内に収まります。

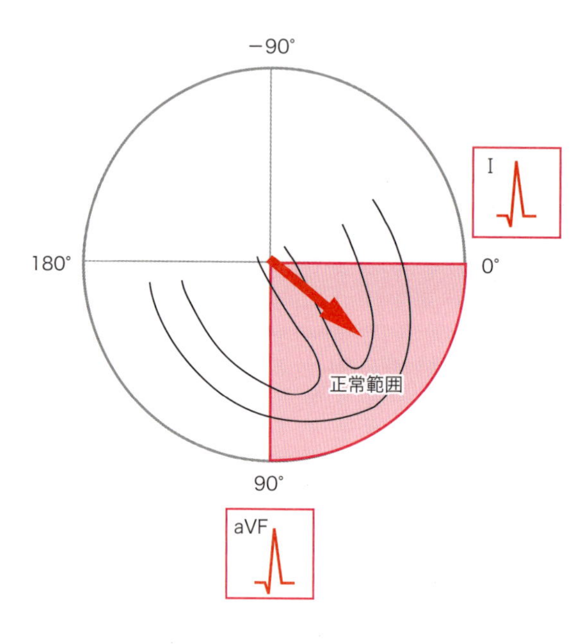

電気的な興奮が心室内に向かう方向（角度）が0°〜−90°の範囲に変化した場合（病的な意味としては−30°を超えた場合）、これを左軸偏位といいます。一方、興奮の向かう方向が90°〜180°の範囲を向いた場合（病的な意味としては110°を超えた場合）を右軸偏位といいます。

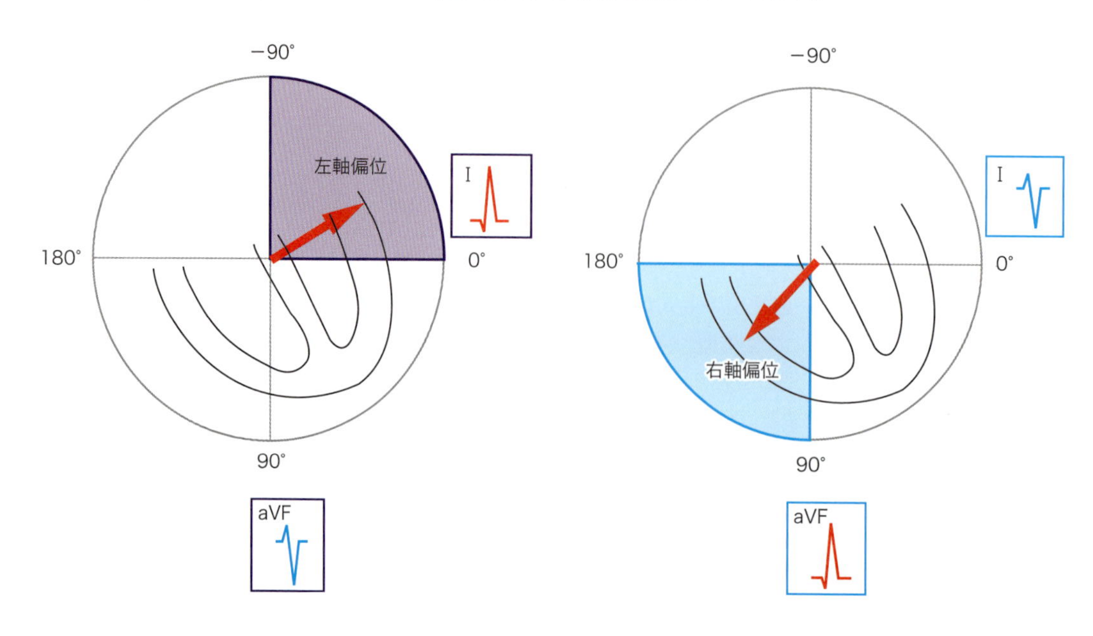

電気軸をとらえるには、まずⅠ誘導とaVFの誘導に着目します。Ⅰ誘導が上向き(+)となるには電気軸が−90°から+90°の範囲となります。同様にaVFが上向きになる場合、軸は0°から180°の範囲になります。

この関係を理解しておくと、Ⅰ誘導とaVFの波形が上向きか下向きかの関係によって、電気軸が右軸偏位および左軸偏位であるかが判定できます。

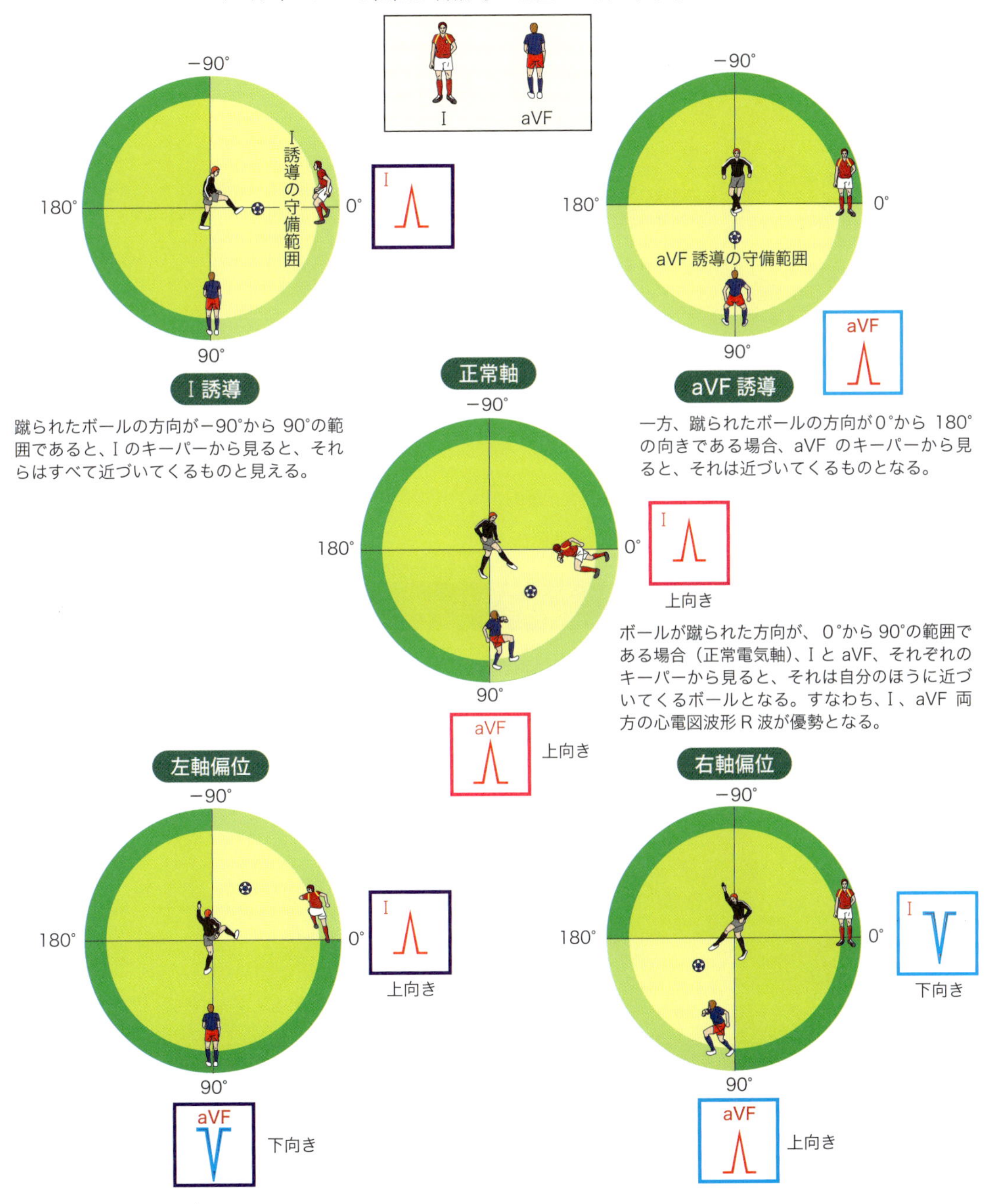

電気軸が変化する場合

左脚前枝ブロック

左脚の前枝がブロックされると、左室の興奮は左脚前枝を通れないため、左脚後枝を通って伝わることとなります。そのために、左室内を広がる興奮は左室の後方へと広がることになり、左軸偏位を示します。これは、前壁梗塞で起こることがあります。

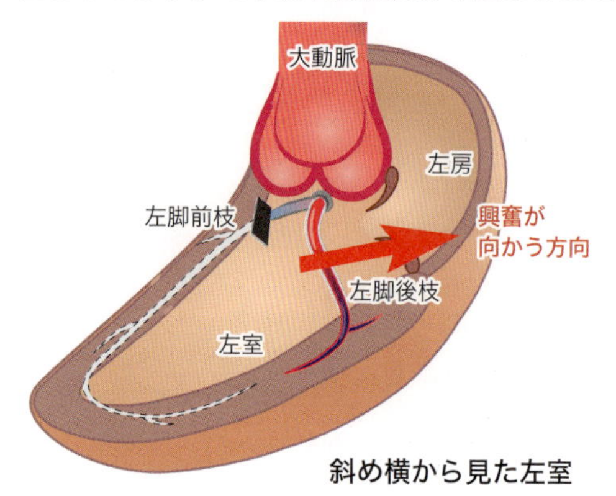

左脚の前枝がブロックされると、左室の興奮は左脚後枝を通って伝わり、左後方に向かって広がる。そのため電気軸は左軸偏位を示す。

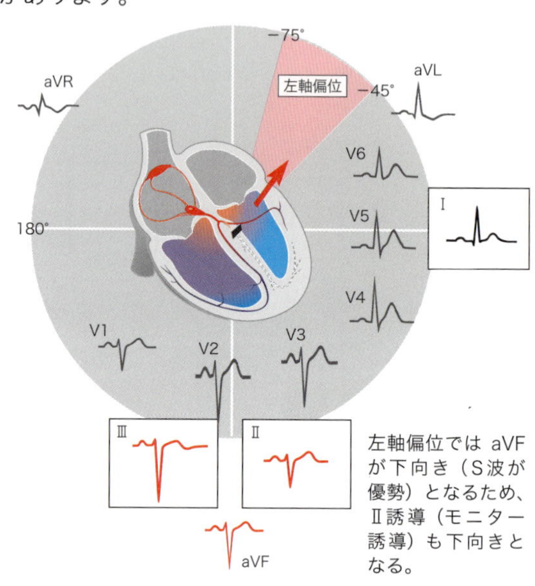

左軸偏位では aVF が下向き（S波が優勢）となるため、Ⅱ誘導（モニター誘導）も下向きとなる。

左脚後枝ブロック

左脚の後枝がブロックされると、刺激は左脚後枝を通れないため、左脚前枝を伝わります。そのため、左室内を広がる興奮は、右上方に進むことになり、結果として右軸偏位を示します。これは、側壁梗塞や後壁梗塞で発生することがあります。

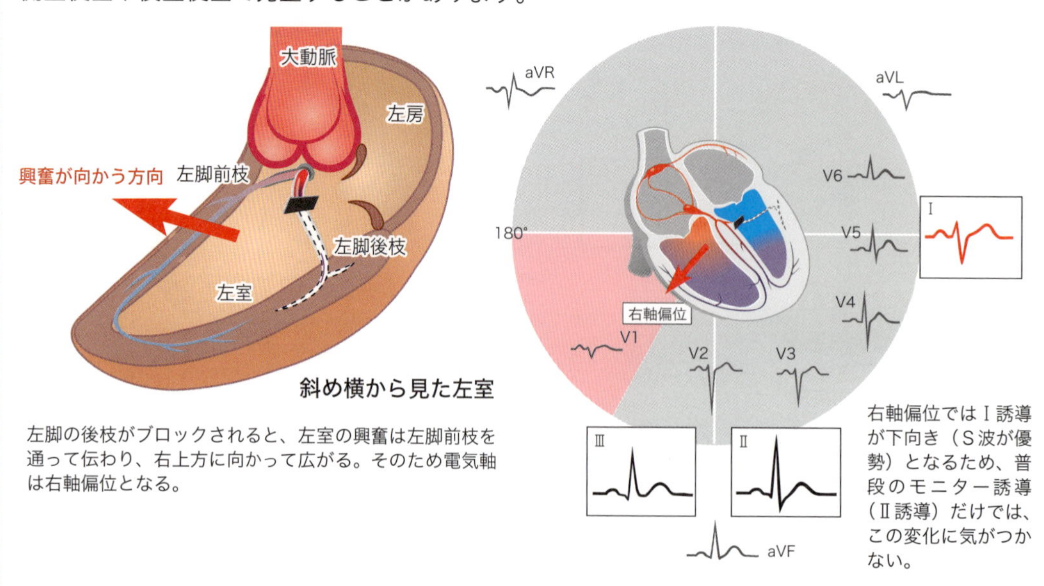

左脚の後枝がブロックされると、左室の興奮は左脚前枝を通って伝わり、右上方に向かって広がる。そのため電気軸は右軸偏位となる。

右軸偏位ではⅠ誘導が下向き（S波が優勢）となるため、普段のモニター誘導（Ⅱ誘導）だけでは、この変化に気がつかない。

心筋虚血と伝導路障害

心筋虚血の発生によって、心筋への血液供給に障害が発生すると、刺激伝導路への影響が現れます。心筋の虚血は前壁側に発生しますが、比較的多くみられ、そのため前壁側を通る左脚前枝に傷害が発生しやすくなります。それによって左脚前枝ブロックとなり、心電図では電気軸変化として現れます。ただ、この段階を見逃してしまうと、後枝も通れなくなり、左脚ブロック（２枝ブロック）に陥ってしまいます。

心筋虚血が発生すると

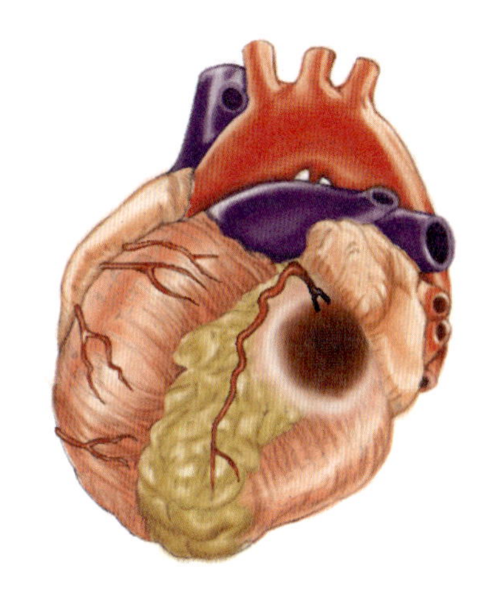

刺激伝導路にも傷害が発生する

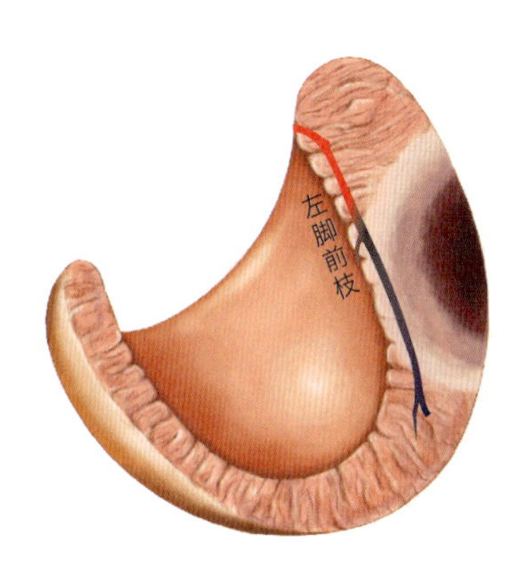

左脚の伝導路障害によって、まず左脚前枝ブロックが発生しやすい

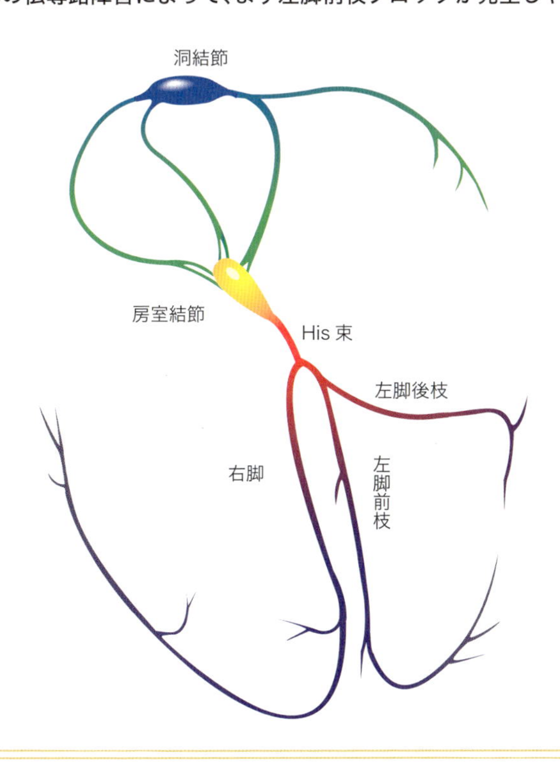

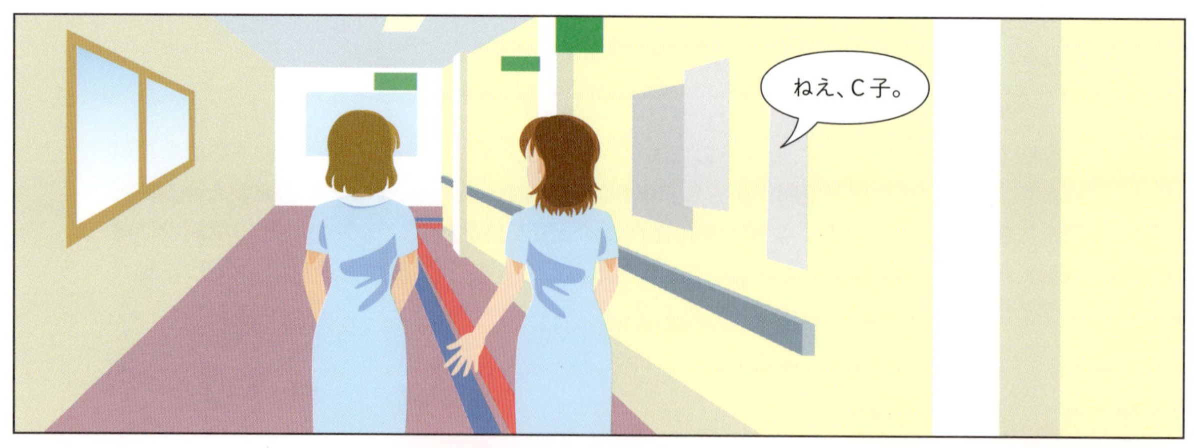
ねえ、C子。

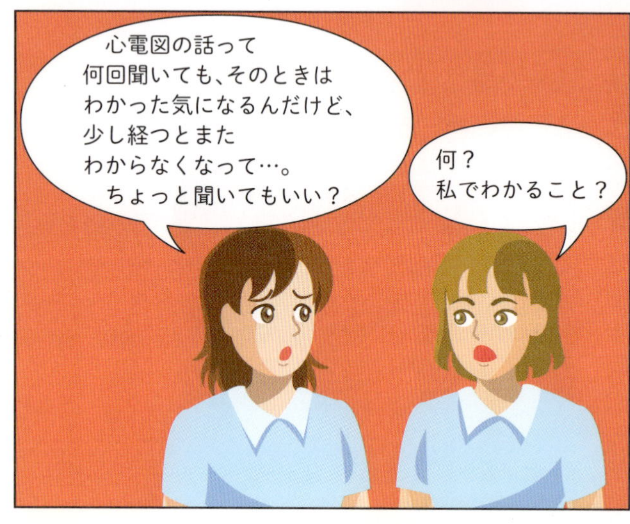
心電図の話って
何回聞いても、そのときは
わかった気になるんだけど、
少し経つとまた
わからなくなって…。
ちょっと聞いてもいい？
何？
私でわかること？

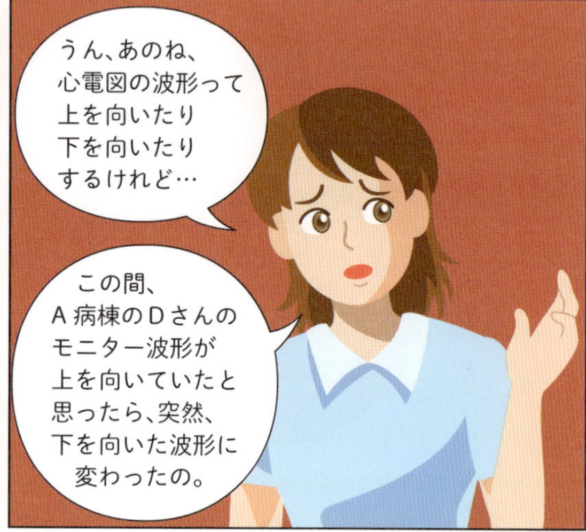
うん、あのね、
心電図の波形って
上を向いたり
下を向いたり
するけれど…
この間、
A病棟のDさんの
モニター波形が
上を向いていたと
思ったら、突然、
下を向いた波形に
変わったの。

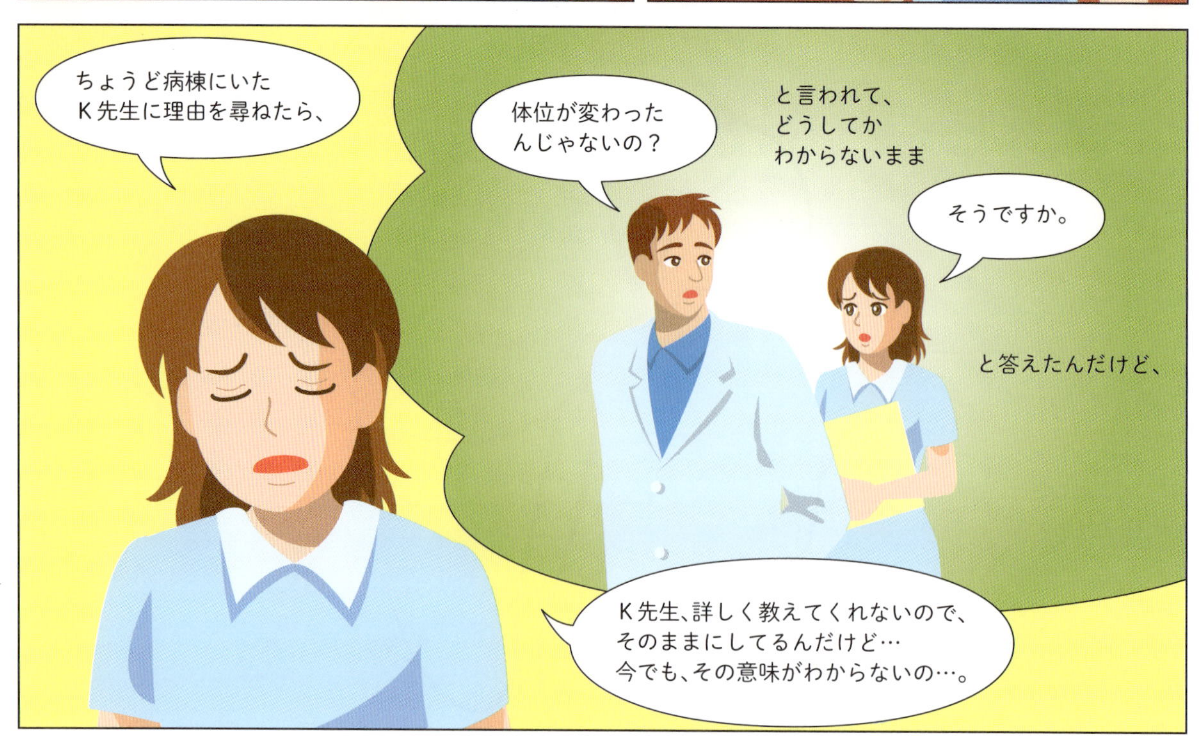
ちょうど病棟にいた
K先生に理由を尋ねたら、
体位が変わった
んじゃないの？
と言われて、
どうしてか
わからないまま
そうですか。
と答えたんだけど、
K先生、詳しく教えてくれないので、
そのままにしてるんだけど…
今でも、その意味がわからないの…。

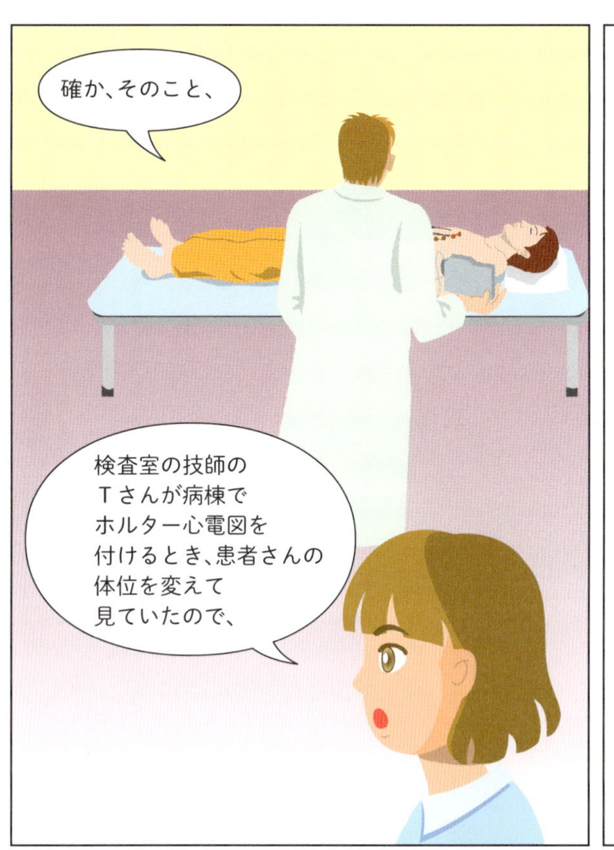
確か、そのこと、
検査室の技師の
Tさんが病棟で
ホルター心電図を
付けるとき、患者さんの
体位を変えて
見ていたので、

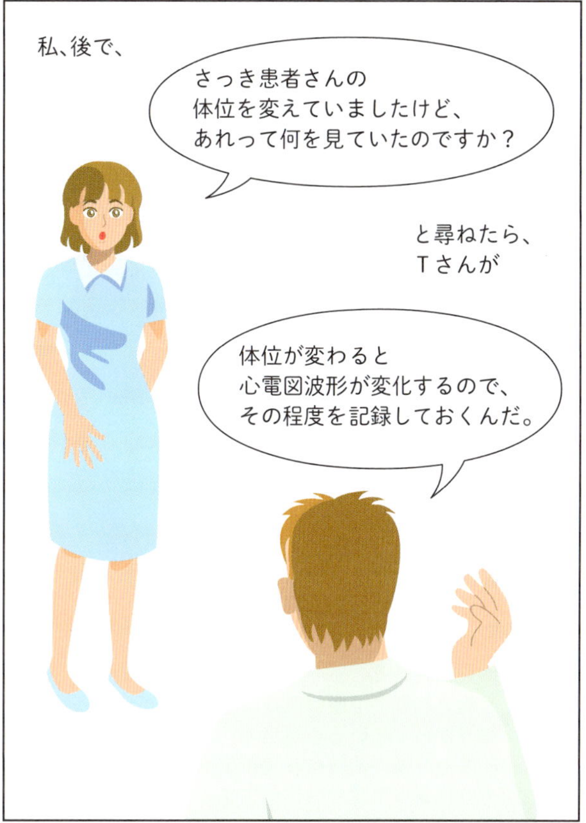
私、後で、
さっき患者さんの
体位を変えていましたけど、
あれって何を見ていたのですか？
と尋ねたら、
Tさんが
体位が変わると
心電図波形が変化するので、
その程度を記録しておくんだ。

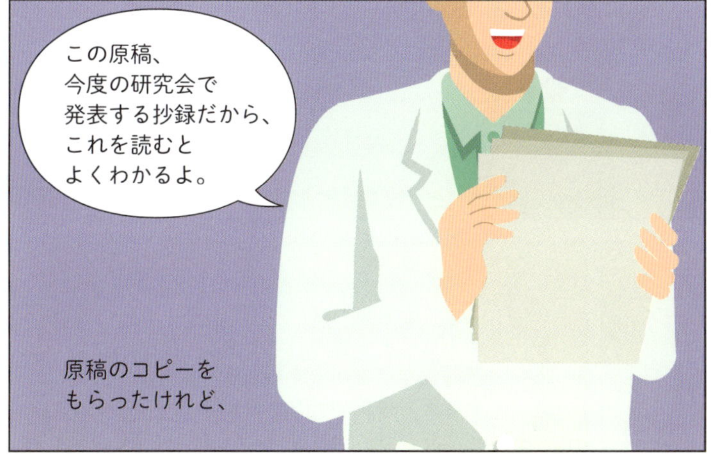
この原稿、
今度の研究会で
発表する抄録だから、
これを読むと
よくわかるよ。
原稿のコピーを
もらったけれど、

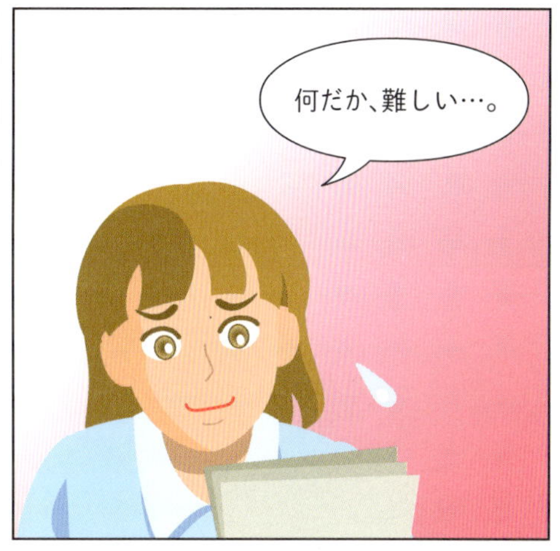
何だか、難しい…。

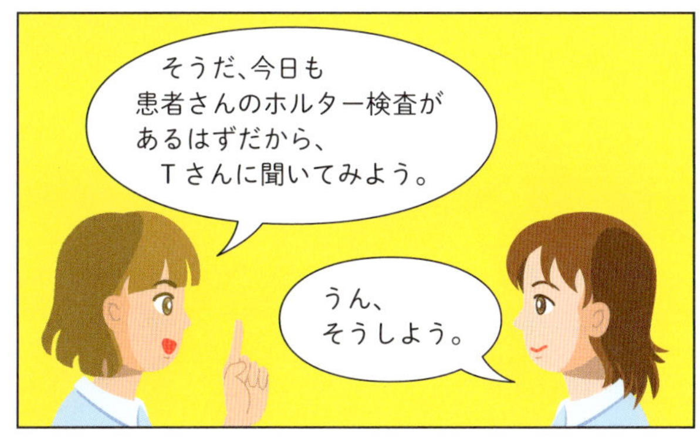
そうだ、今日も
患者さんのホルター検査が
あるはずだから、
Tさんに聞いてみよう。
うん、
そうしよう。

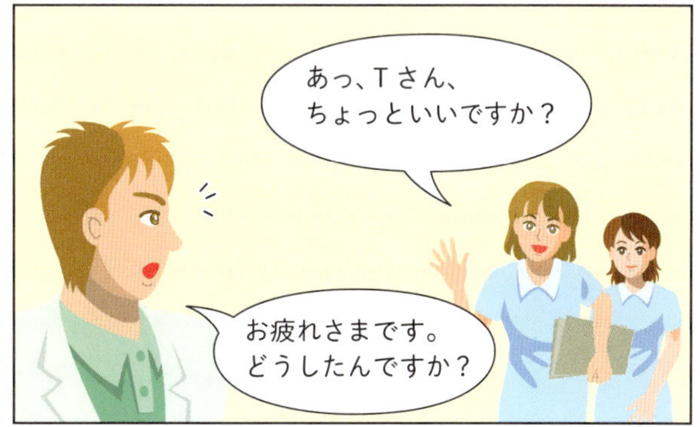
あっ、Tさん、
ちょっといいですか？
お疲れさまです。
どうしたんですか？

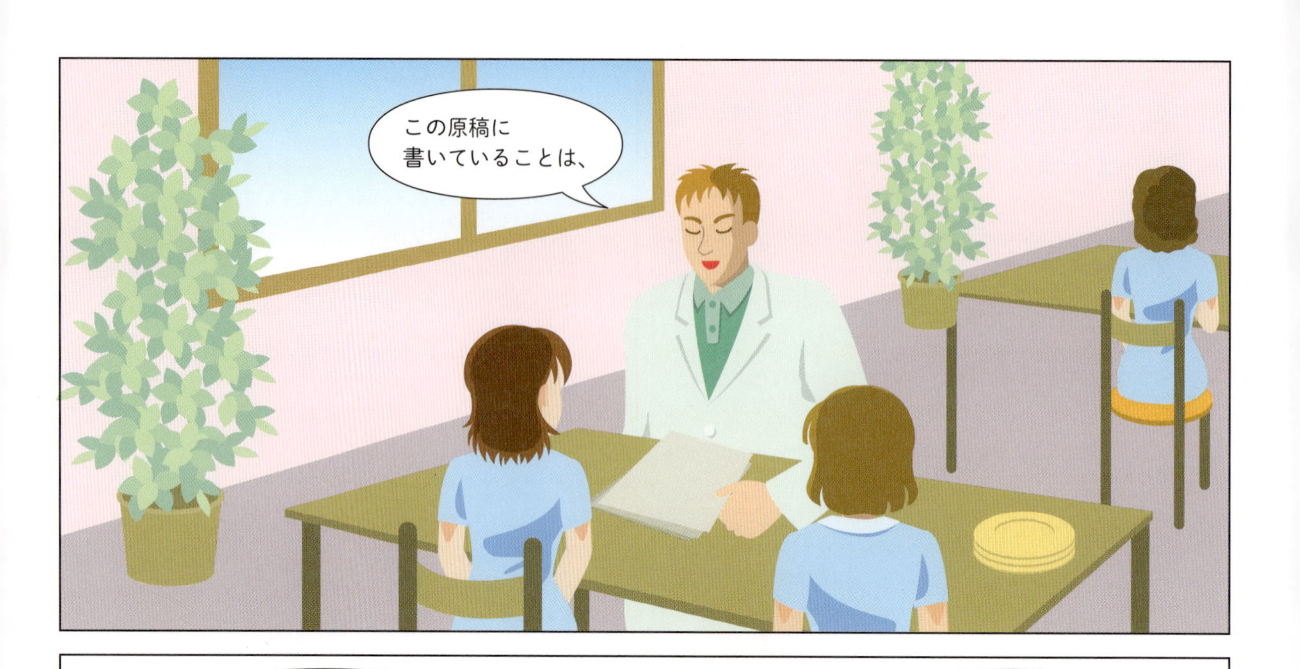
この原稿に
書いていることは、

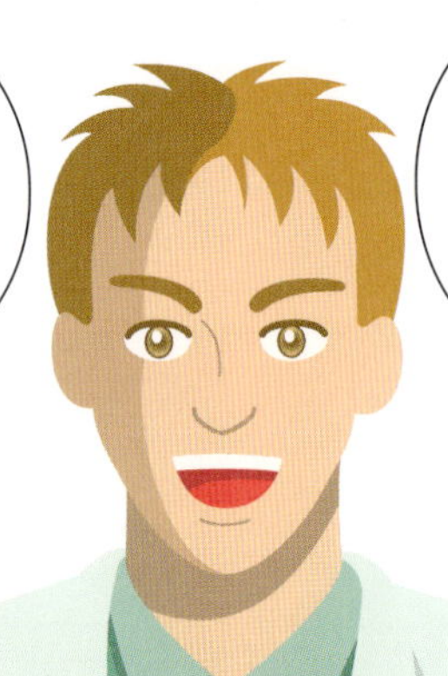
体位が変わると、
心臓と胸郭の位置が微妙に変化するため、
体表から見ている心電図の
R 波と S 波の関係に変化が生じて、
それによって虚血時に発生する
ST 変化の診断がまぎらわしくなる、
ということなんです。
このこと自体は以前から
知られていたことなんですが、
今回はさらに、
年齢や性別、体格などで、
さらにその違いがあるかどうかを
調べてみたんです。
そうすると…

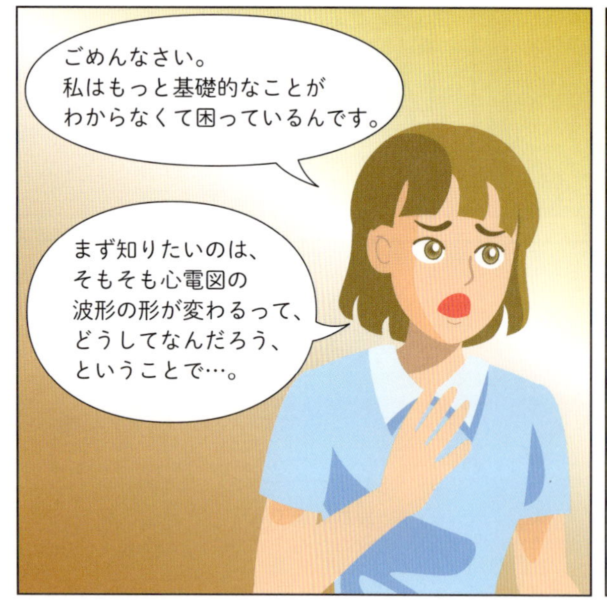
ごめんなさい。
私はもっと基礎的なことが
わからなくて困っているんです。
まず知りたいのは、
そもそも心電図の
波形の形が変わるって、
どうしてなんだろう、
ということで…。

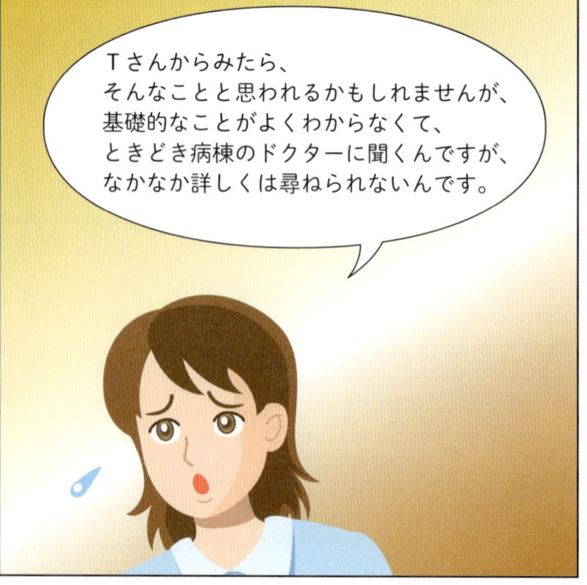
T さんからみたら、
そんなことと思われるかもしれませんが、
基礎的なことがよくわからなくて、
ときどき病棟のドクターに聞くんですが、
なかなか詳しくは尋ねられないんです。

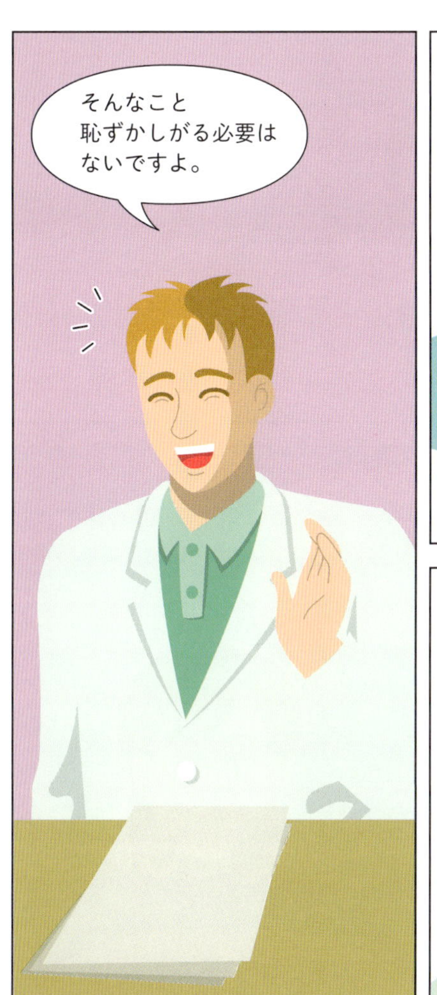
そんなこと
恥ずかしがる必要は
ないですよ。

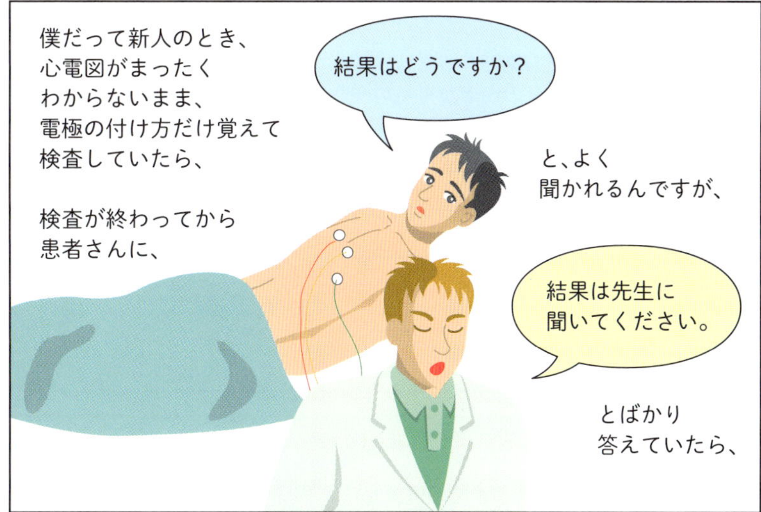
僕だって新人のとき、
心電図がまったく
わからないまま、
電極の付け方だけ覚えて
検査していたら、
検査が終わってから
患者さんに、
結果はどうですか？
と、よく
聞かれるんですが、
結果は先生に
聞いてください。
とばかり
答えていたら、

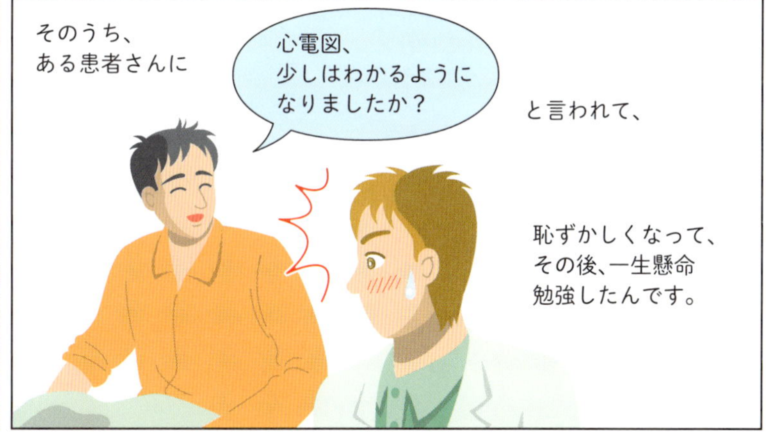
そのうち、
ある患者さんに
心電図、
少しはわかるように
なりましたか？
と言われて、
恥ずかしくなって、
その後、一生懸命
勉強したんです。

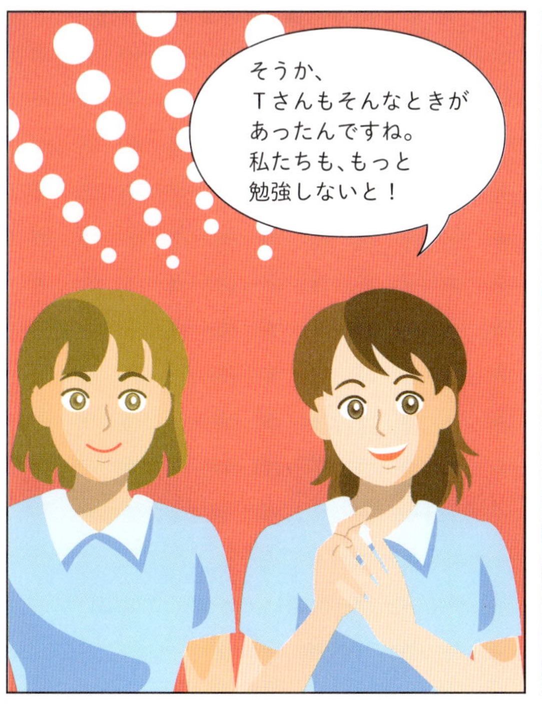
そうか、
Tさんもそんなときが
あったんですね。
私たちも、もっと
勉強しないと！

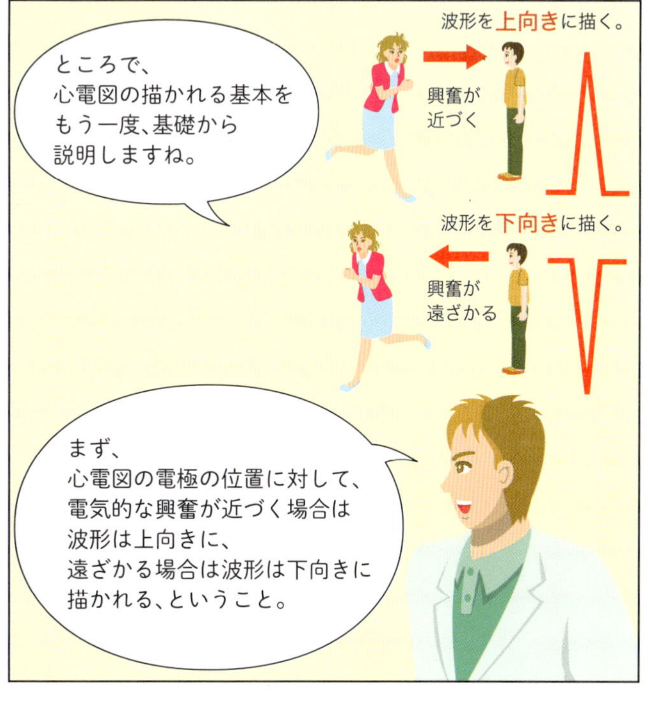
ところで、
心電図の描かれる基本を
もう一度、基礎から
説明しますね。
波形を上向きに描く。
興奮が
近づく
波形を下向きに描く。
興奮が
遠ざかる
まず、
心電図の電極の位置に対して、
電気的な興奮が近づく場合は
波形は上向きに、
遠ざかる場合は波形は下向きに
描かれる、ということ。

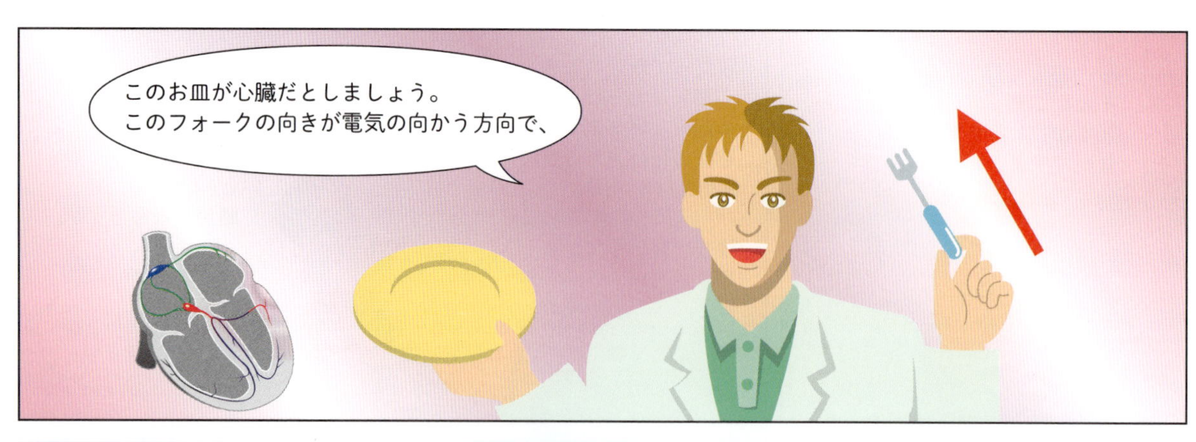
このお皿が心臓だとしましょう。
このフォークの向きが電気の向かう方向で、

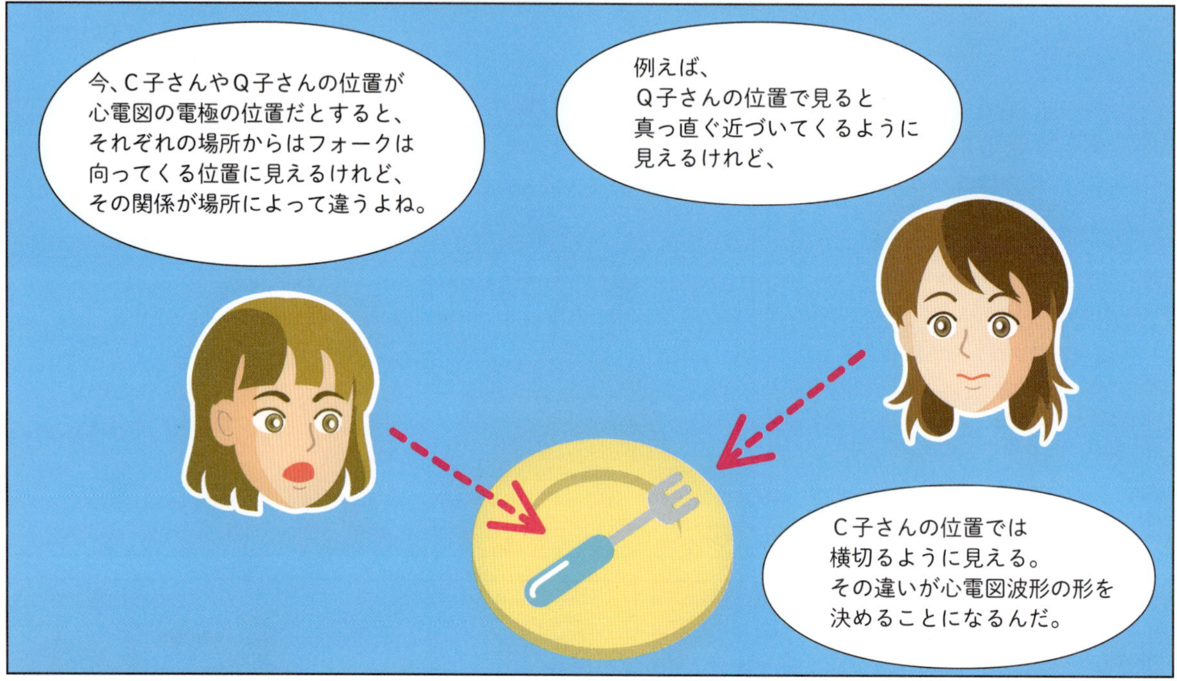
今、C子さんやQ子さんの位置が
心電図の電極の位置だとすると、
それぞれの場所からはフォークは
向ってくる位置に見えるけれど、
その関係が場所によって違うよね。
例えば、
Q子さんの位置で見ると
真っ直ぐ近づいてくるように
見えるけれど、
C子さんの位置では
横切るように見える。
その違いが心電図波形の形を
決めることになるんだ。

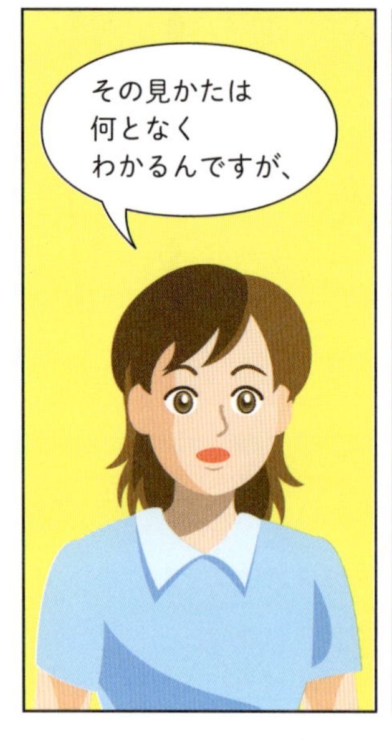
その見かたは
何となく
わかるんですが、

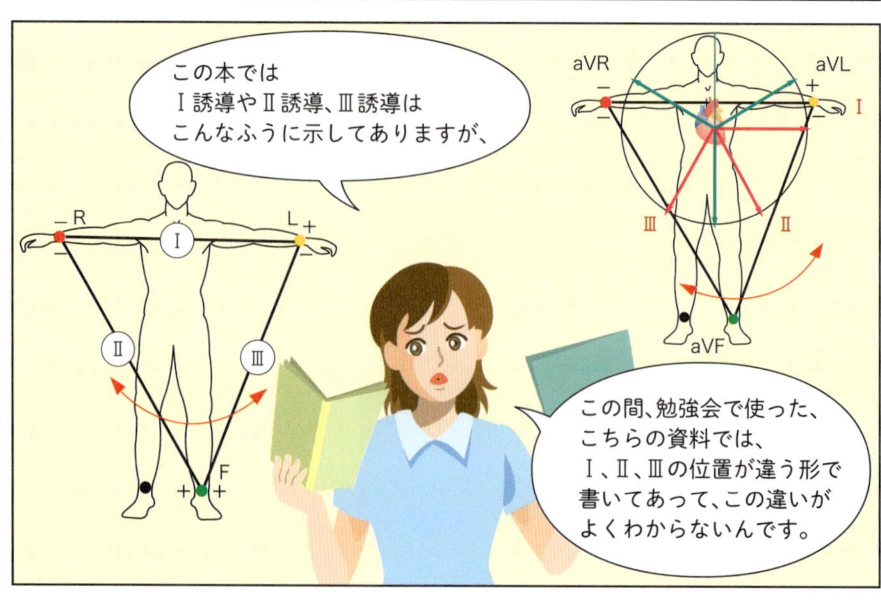
この本では
Ⅰ誘導やⅡ誘導、Ⅲ誘導は
こんなふうに示してありますが、
R
L
Ⅰ
Ⅱ
Ⅲ
F
aVR
aVL
aVF
この間、勉強会で使った、
こちらの資料では、
Ⅰ、Ⅱ、Ⅲの位置が違う形で
書いてあって、この違いが
よくわからないんです。

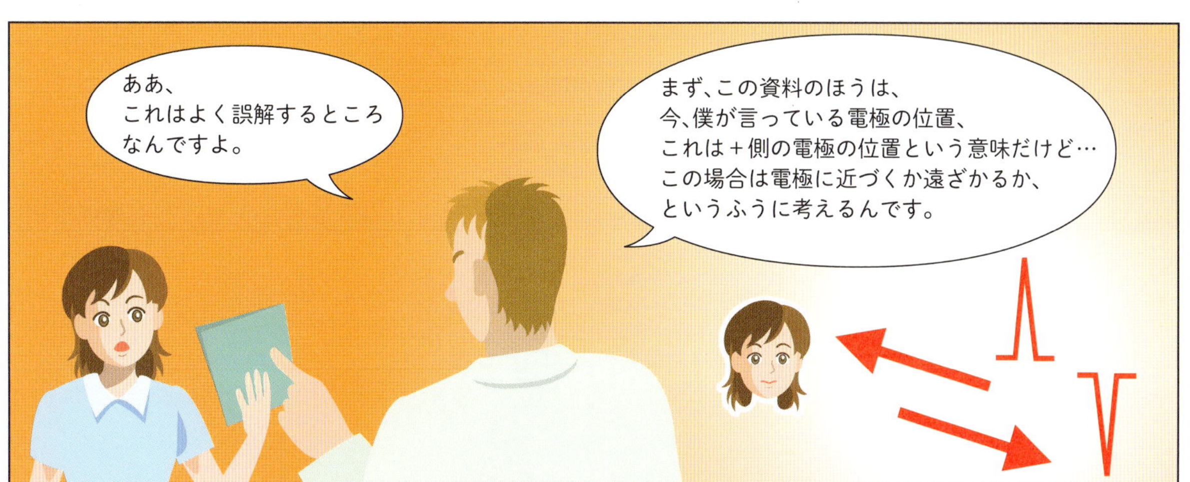
ああ、
これはよく誤解するところ
なんですよ。
まず、この資料のほうは、
今、僕が言っている電極の位置、
これは＋側の電極の位置という意味だけど…
この場合は電極に近づくか遠ざかるか、
というふうに考えるんです。

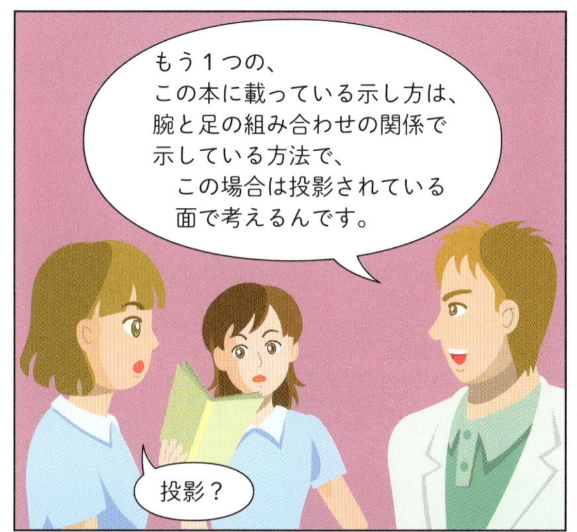
もう１つの、
この本に載っている示し方は、
腕と足の組み合わせの関係で
示している方法で、
この場合は投影されている
面で考えるんです。
投影？

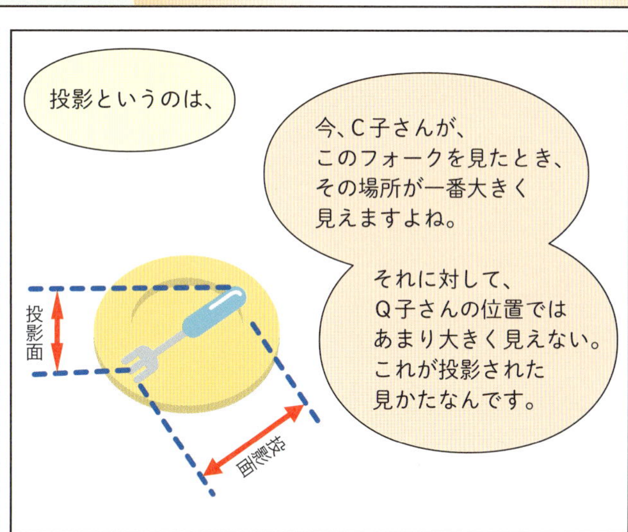
投影というのは、
今、C子さんが、
このフォークを見たとき、
その場所が一番大きく
見えますよね。
それに対して、
Q子さんの位置では
あまり大きく見えない。
これが投影された
見かたなんです。
投影面
投影面

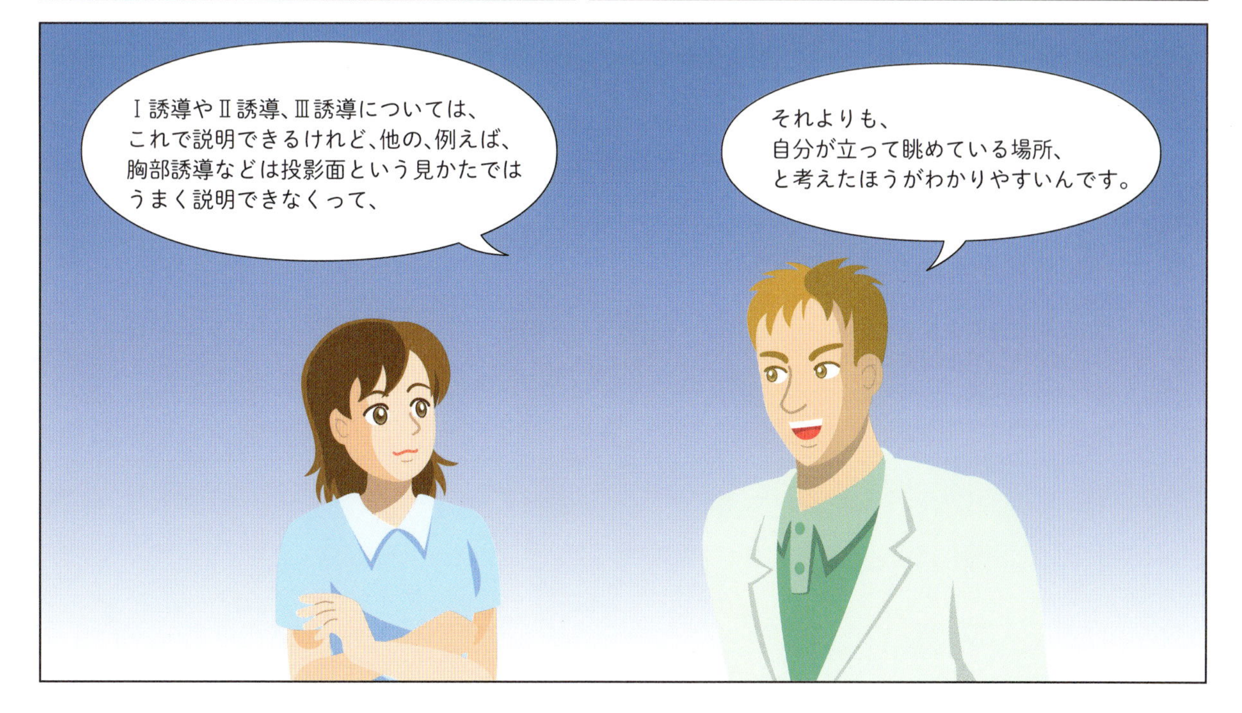
Ⅰ誘導やⅡ誘導、Ⅲ誘導については、
これで説明できるけれど、他の、例えば、
胸部誘導などは投影面という見かたでは
うまく説明できなくって、
それよりも、
自分が立って眺めている場所、
と考えたほうがわかりやすいんです。

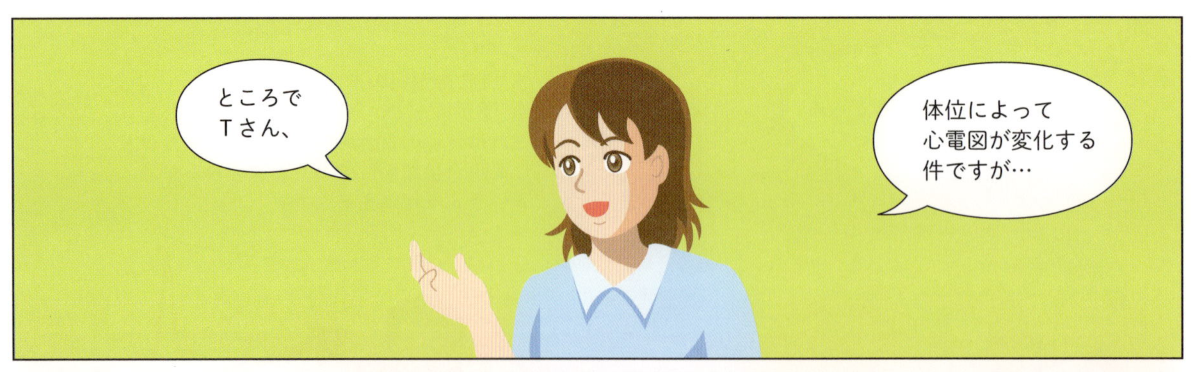
ところで
Tさん、
体位によって
心電図が変化する
件ですが…

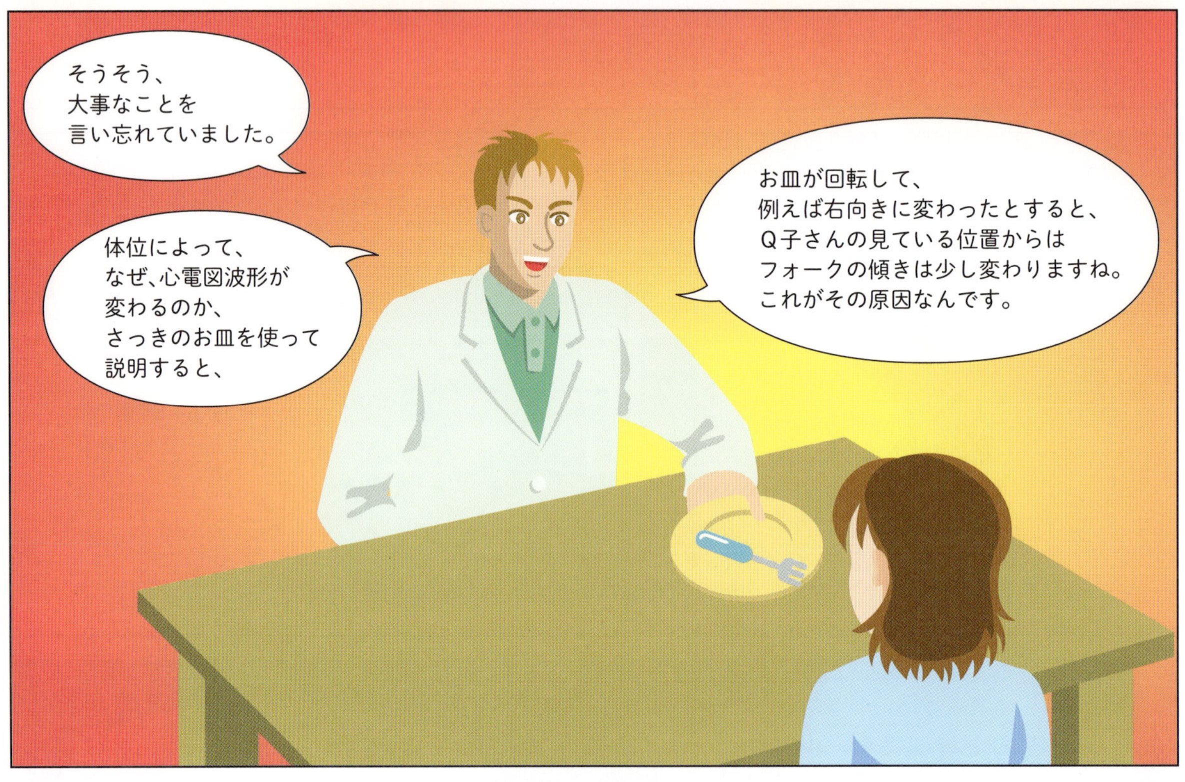
そうそう、
大事なことを
言い忘れていました。
体位によって、
なぜ、心電図波形が
変わるのか、
さっきのお皿を使って
説明すると、
お皿が回転して、
例えば右向きに変わったとすると、
Q子さんの見ている位置からは
フォークの傾きは少し変わりますね。
これがその原因なんです。

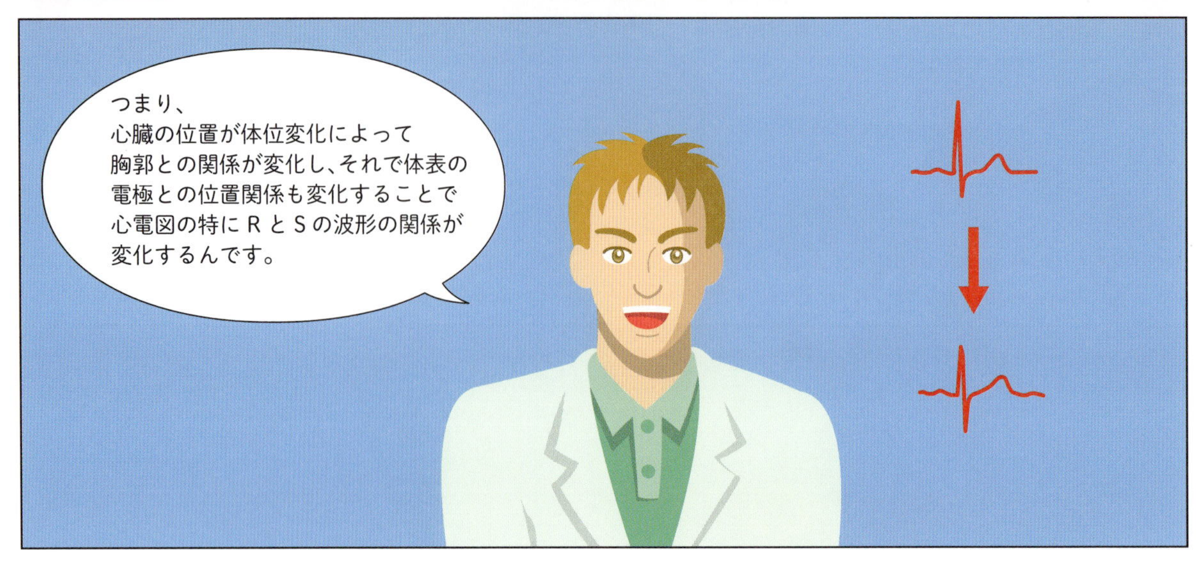
つまり、
心臓の位置が体位変化によって
胸郭との関係が変化し、それで体表の
電極との位置関係も変化することで
心電図の特にRとSの波形の関係が
変化するんです。

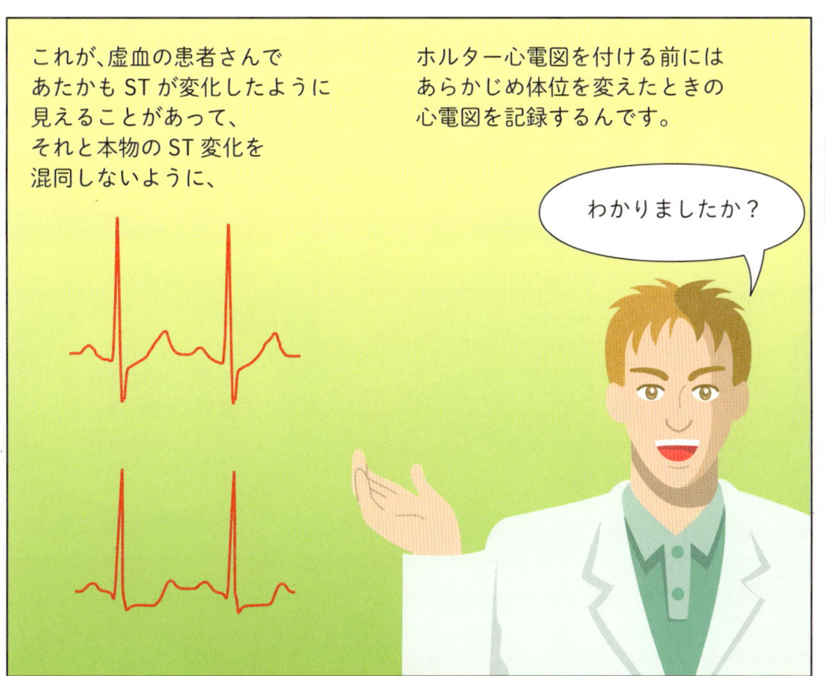
これが、虚血の患者さんで
あたかもSTが変化したように
見えることがあって、
それと本物のST変化を
混同しないように、
ホルター心電図を付ける前には
あらかじめ体位を変えたときの
心電図を記録するんです。
わかりましたか？

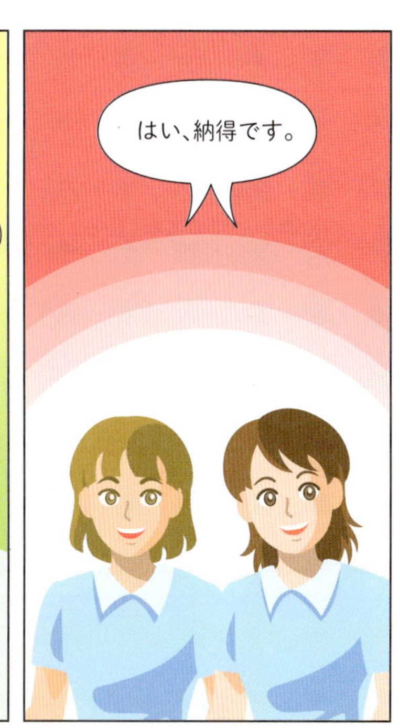
はい、納得です。

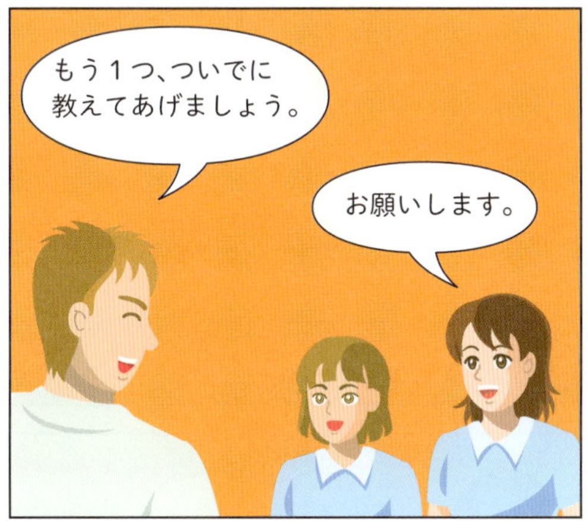
もう1つ、ついでに
教えてあげましょう。
お願いします。

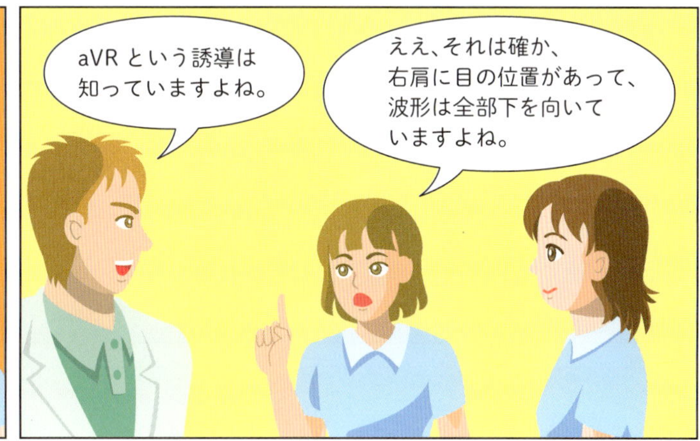
aVRという誘導は
知っていますよね。
ええ、それは確か、
右肩に目の位置があって、
波形は全部下を向いて
いますよね。

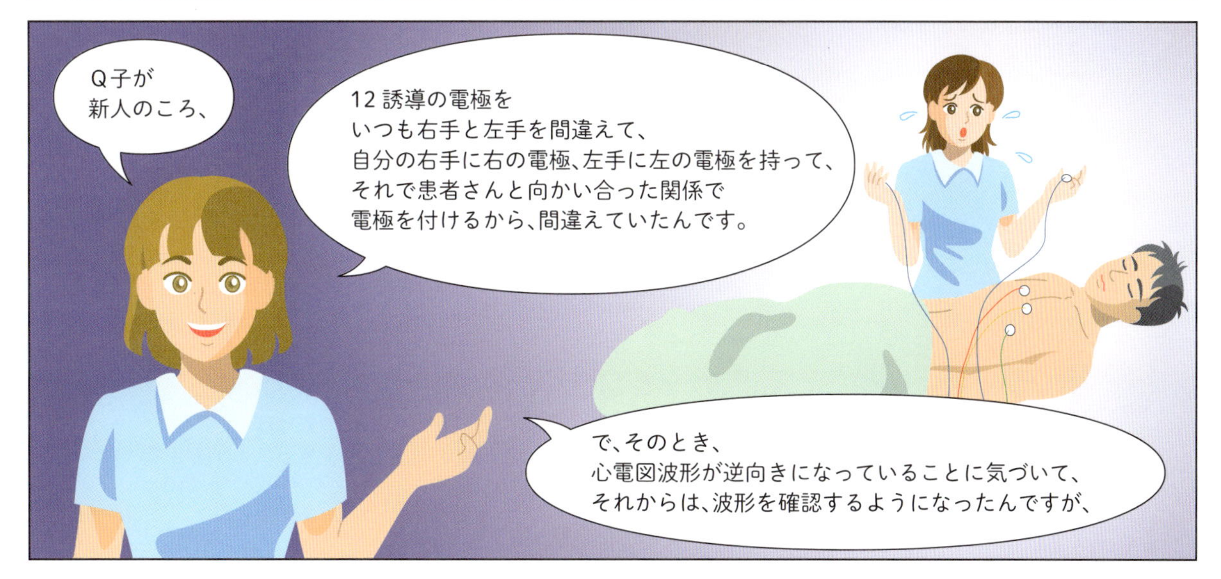
Q子が
新人のころ、
12誘導の電極を
いつも右手と左手を間違えて、
自分の右手に右の電極、左手に左の電極を持って、
それで患者さんと向かい合った関係で
電極を付けるから、間違えていたんです。
で、そのとき、
心電図波形が逆向きになっていることに気づいて、
それからは、波形を確認するようになったんですが、

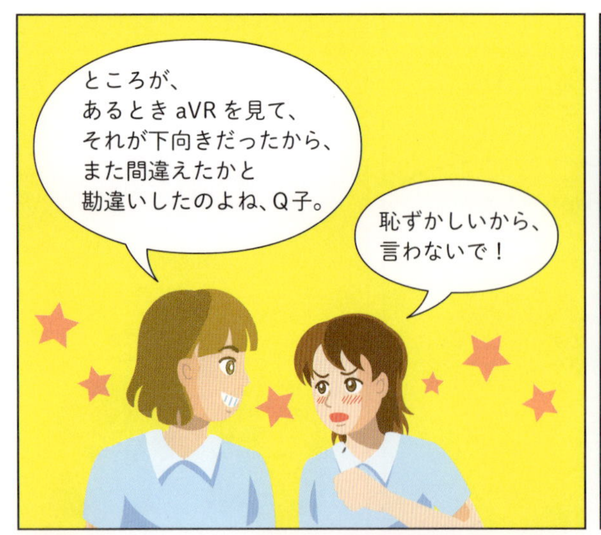
ところが、
あるとき aVR を見て、
それが下向きだったから、
また間違えたかと
勘違いしたのよね、Q子。
恥ずかしいから、
言わないで！

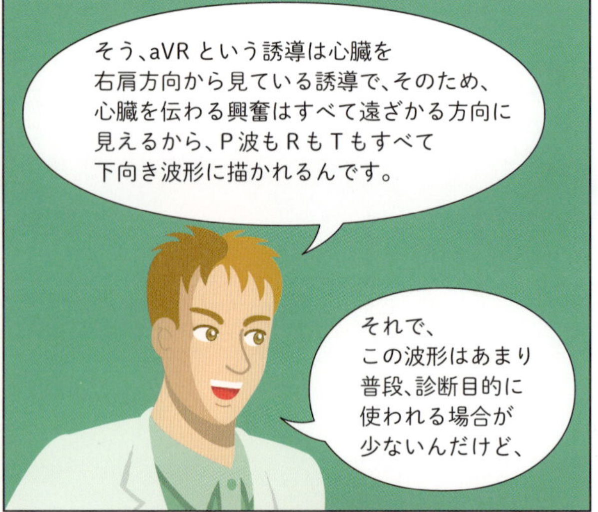
そう、aVR という誘導は心臓を
右肩方向から見ている誘導で、そのため、
心臓を伝わる興奮はすべて遠ざかる方向に
見えるから、P 波も R も T もすべて
下向き波形に描かれるんです。
それで、
この波形はあまり
普段、診断目的に
使われる場合が
少ないんだけど、

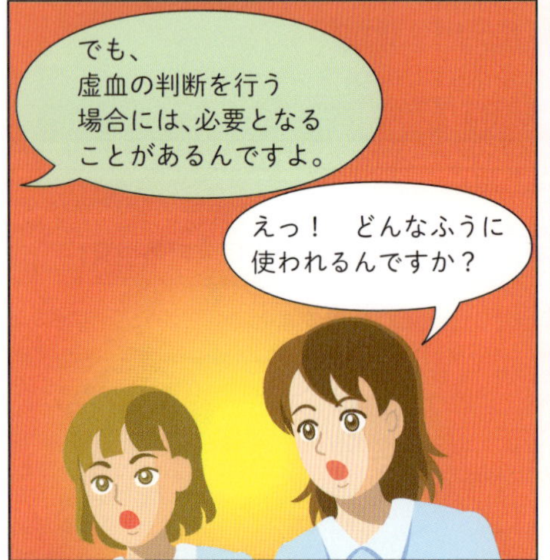
でも、
虚血の判断を行う
場合には、必要となる
ことがあるんですよ。
えっ！　どんなふうに
使われるんですか？

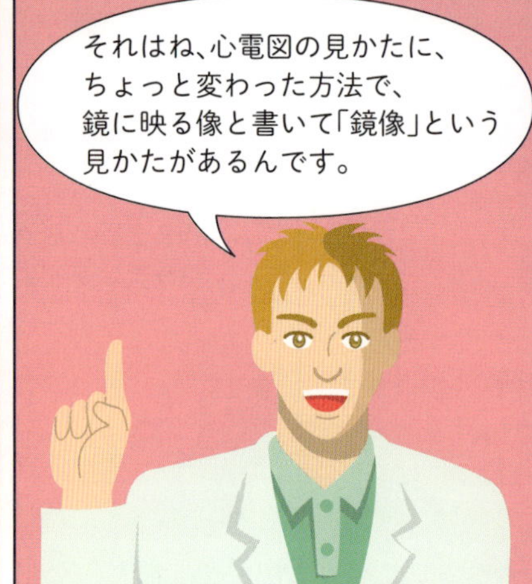
それはね、心電図の見かたに、
ちょっと変わった方法で、
鏡に映る像と書いて「鏡像」という
見かたがあるんです。

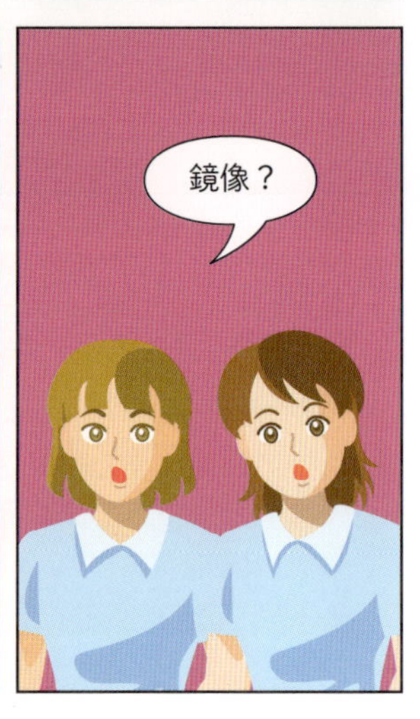
鏡像？

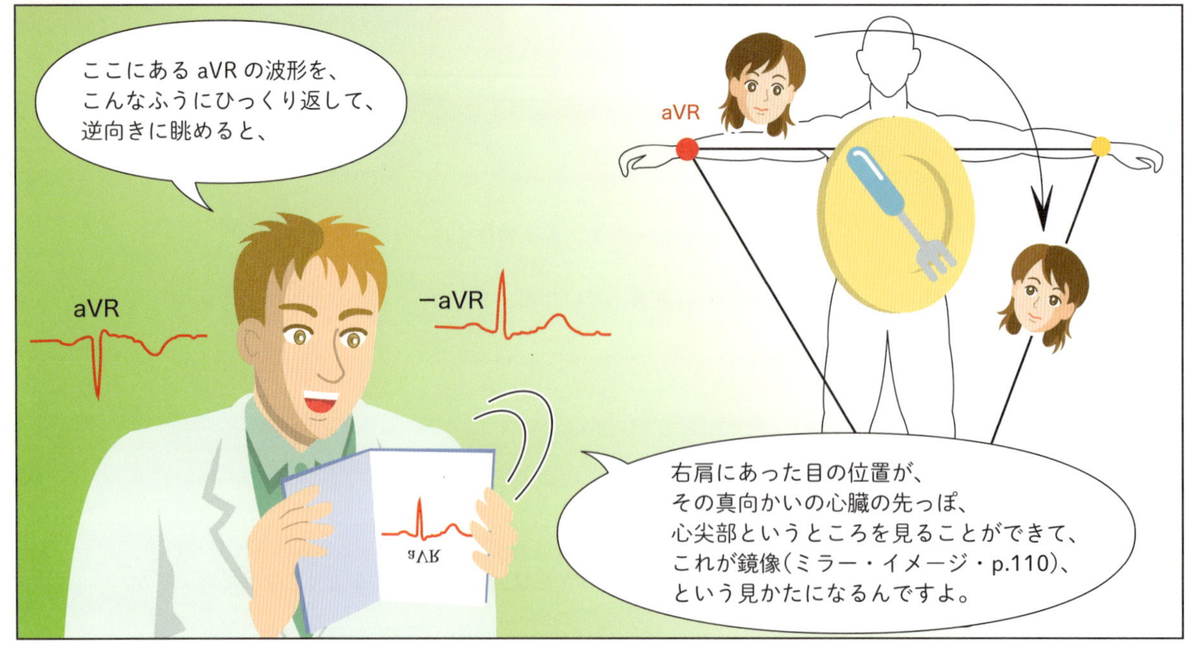
ここにある aVR の波形を、
こんなふうにひっくり返して、
逆向きに眺めると、
aVR
−aVR
aVR
右肩にあった目の位置が、
その真向かいの心臓の先っぽ、
心尖部というところを見ることができて、
これが鏡像（ミラー・イメージ・p.110）、
という見かたになるんですよ。

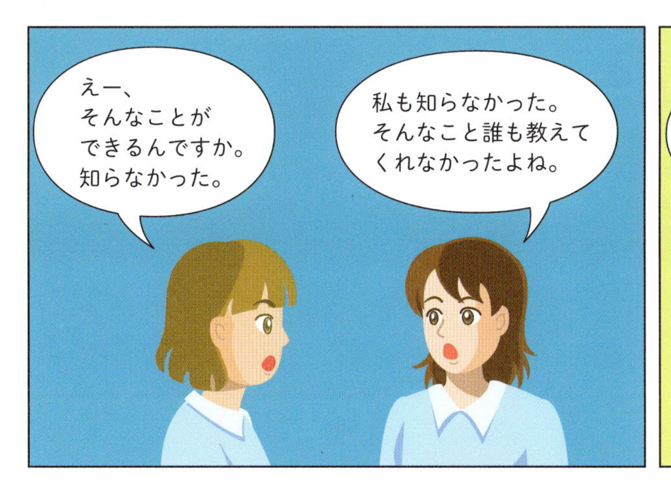
えー、そんなことができるんですか。知らなかった。
私も知らなかった。そんなこと誰も教えてくれなかったよね。

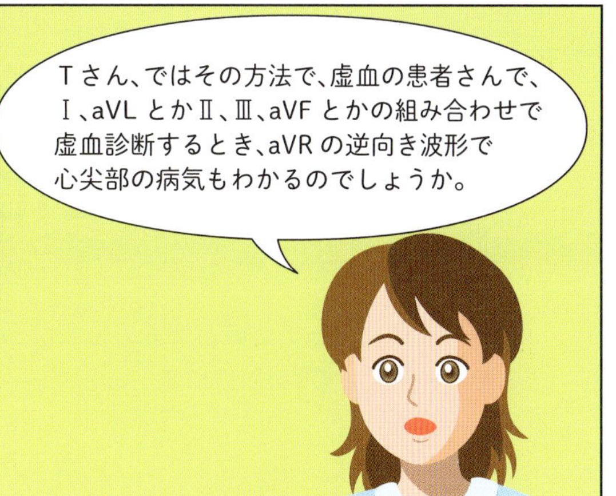
Tさん、ではその方法で、虚血の患者さんで、Ⅰ、aVL とかⅡ、Ⅲ、aVF とかの組み合わせで虚血診断するとき、aVR の逆向き波形で心尖部の病気もわかるのでしょうか。

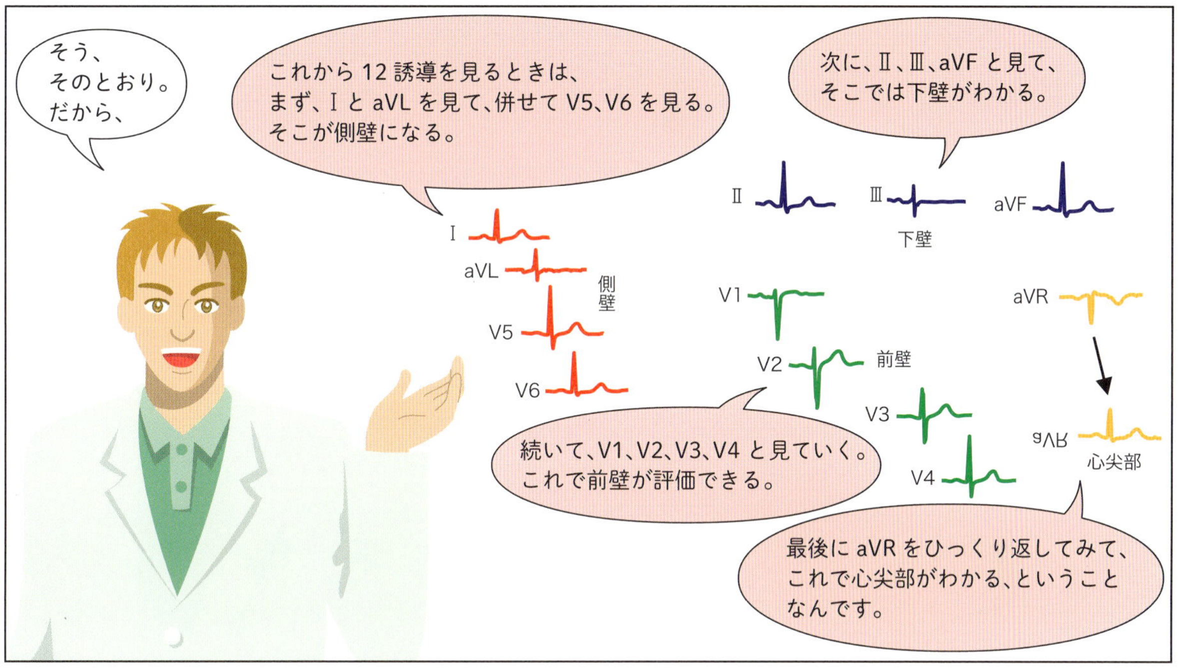
そう、そのとおり。だから、
これから12誘導を見るときは、まず、Ⅰと aVL を見て、併せて V5、V6 を見る。そこが側壁になる。
次に、Ⅱ、Ⅲ、aVF と見て、そこでは下壁がわかる。
Ⅱ
Ⅲ
aVF
下壁
Ⅰ
aVL
V5
V6
側壁
V1
V2
V3
V4
前壁
aVR
aVR
心尖部
続いて、V1、V2、V3、V4 と見ていく。これで前壁が評価できる。
最後に aVR をひっくり返してみて、これで心尖部がわかる、ということなんです。

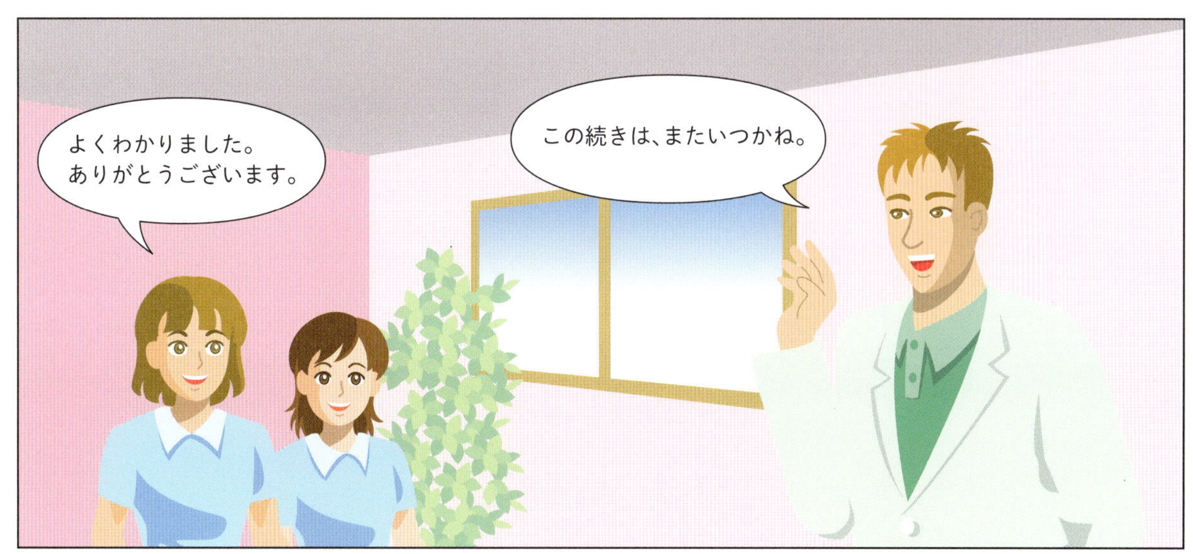
よくわかりました。ありがとうございます。
この続きは、またいつかね。

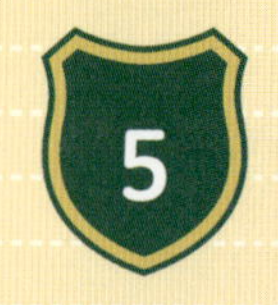

5 体位変換に伴う心臓の位置偏位と心電図の変化

体位の変化によって心臓と胸壁の位置関係が変わり、同時に体表の心電図電極と心臓の関係が変動する結果、心電図波形が微妙に変化します。

仰臥位

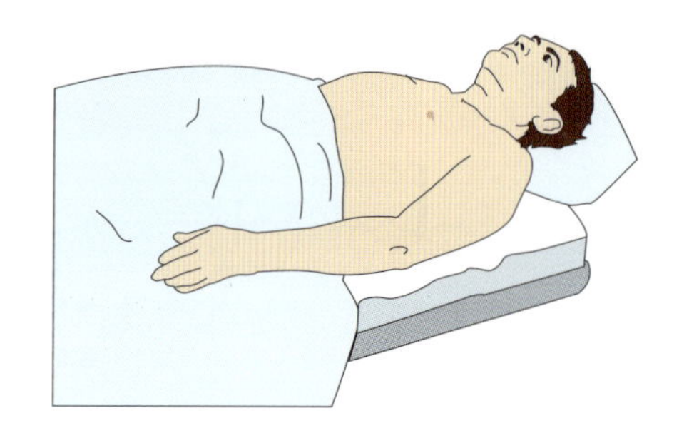

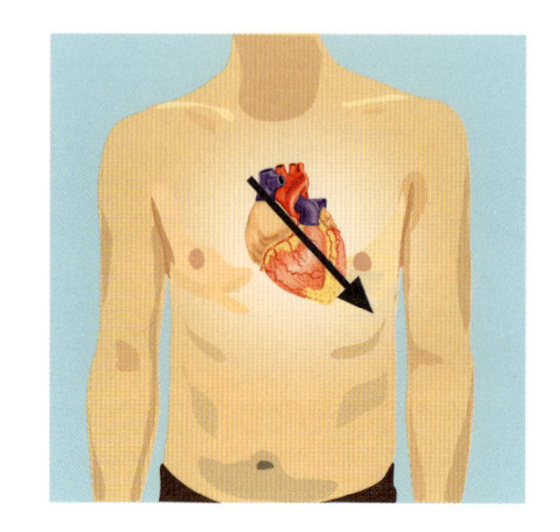

右側臥位

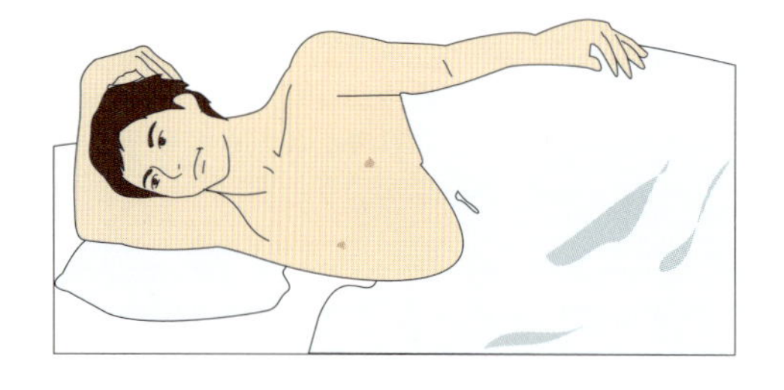

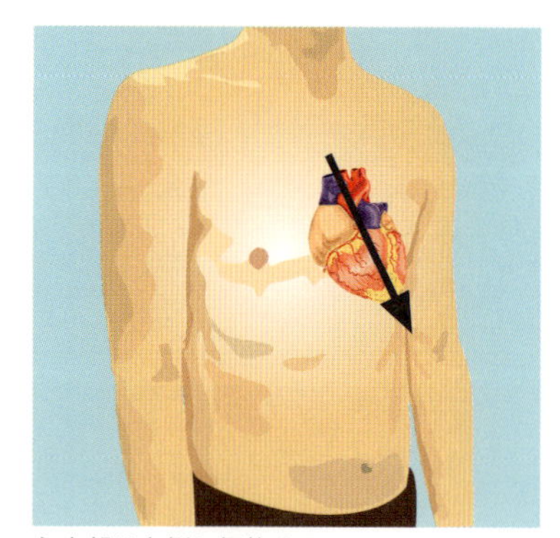

心尖部は右側に偏位する。

左側臥位

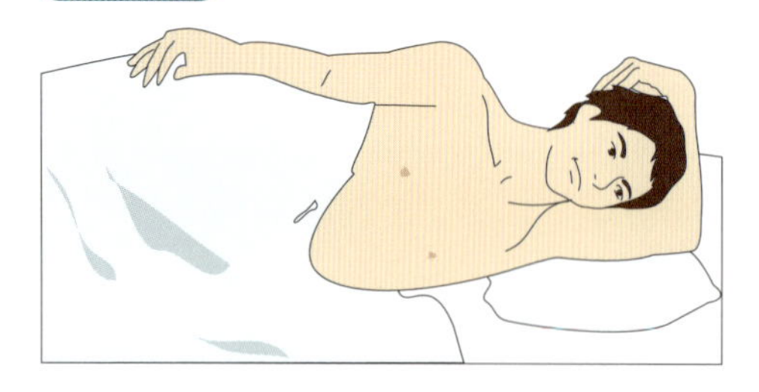

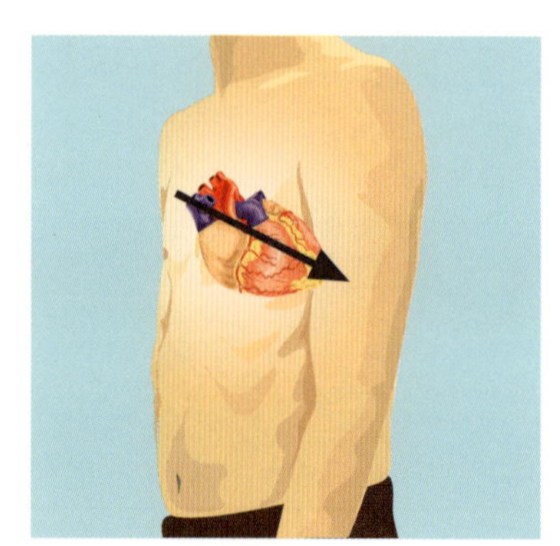

心尖部は左側に偏位する。

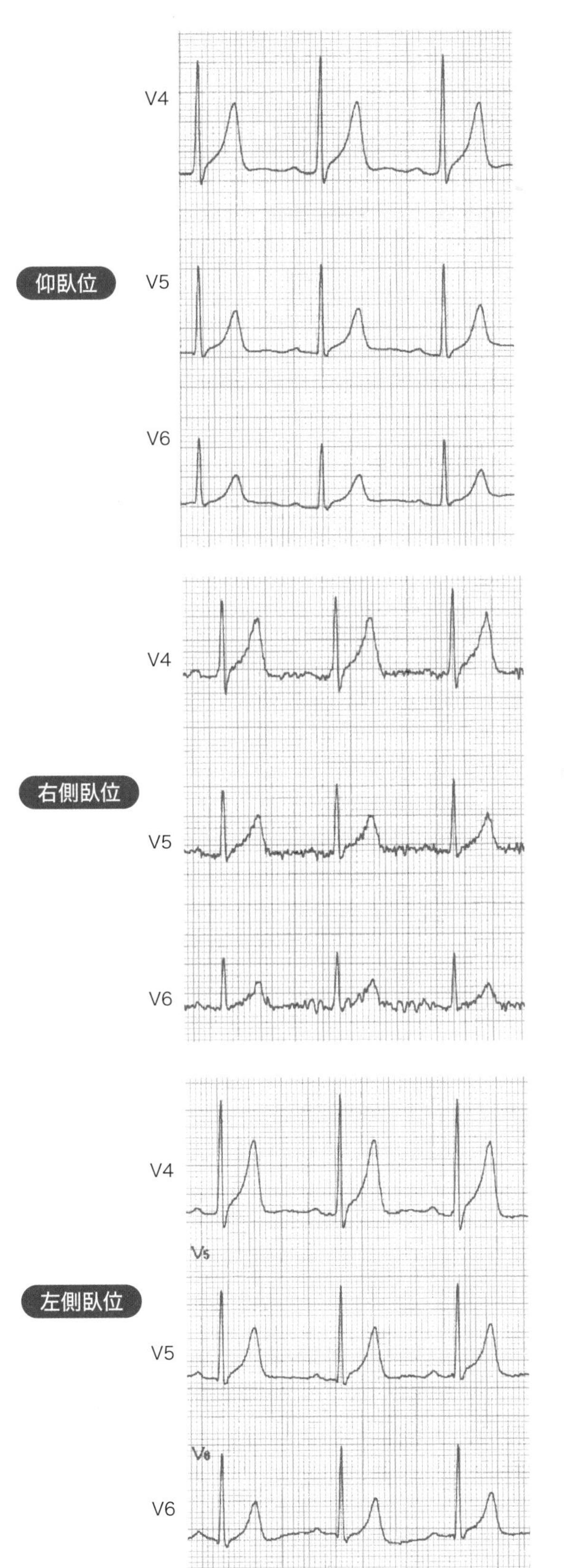

体位を変えた場合、まず右側臥位では心臓、特に心尖部は右方向に移動するため、胸部誘導のV4、V5、V6の位置から少し遠ざかることになります。そのため、R波高は低くなる傾向があります。

それに対して、左側臥位では心尖部は左方向に位置を変えるため、V4、V5、V6のR波高は増高します。

6 ホルター心電図

ホルター心電図は、24時間の連続した心電図を記録する方法で、長時間心電図記録とも呼ばれています。この方法が開発された当初(1960年代)はオープンテープという大きな磁気テープに心電図を記録するものでした。その後、カセットテープの媒体に変わり、現在ではデジタル記憶媒体に直接記録する方法がとられ、記録計の大きさも小型で軽量となっています。

解析する項目は、期外収縮や頻拍の検出などの不整脈解析とST計測に基づく虚血変化の検出が基本となっています。これに加えて、自律神経系の変化をみるための心拍変動解析やQT時間の計測、遅延電位の計測、ペースメーカ心電図解析など、さまざまな心電図情報の解析を24時間心電図記録から行うことができます。

ホルター心電図は夜間睡眠中も含めた日常生活中の心電図変化をとらえる検査であり、その解析にはコンピュータを使った効率的な方法がとられます。最近では、ネットワーク対応が可能な装置も登場し、遠隔地からデータを伝送し、解析センターで処理することも可能となりました。さらに、記録装置の小型化も進み、胸部に貼りつける簡単なもので、しかも最大1週間までの記録可能な記録器も登場しています。

ホルター心電図検査に用いられる誘導方法

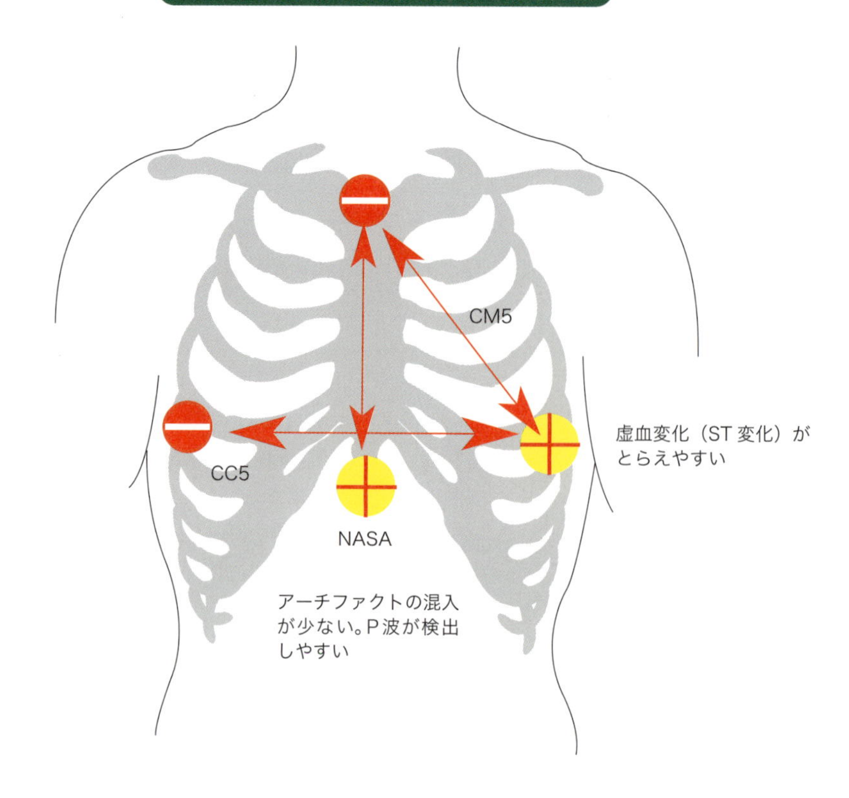

検査を実施する際、この検査は時に夜間睡眠中の心電図を記録することから、心電図が体位の変化によって生理的な変動を示すため、それが病態によって起こる変化と時にまぎらわしくなることがあります。そのため、ホルター心電図検査を実施する前に、あらかじめ体位を変えた状態で心電図を記録し、体位による変化か、病態による変化かの判別をつけやすくしておきます。

ホルター心電図で使われる誘導には、モニター誘導のCM5、NASA、CC5などがあります。また、検査の目的によってⅡ誘導記録とⅢ誘導記録があり、主に不整脈解析が目的の場合はⅡ誘導で、虚血の判定が主目的の場合にはⅢ誘導が用いられます。

検査を実施する際、日常生活の活動内容を記録し、その様子と心電図の変化を対応づけることで心電図変化の関連を分析します。そのため、被検者の方に、活動メモを記録するためのノートを携帯してもらい、活動の実際の内訳（食事、散歩、シャワー、トイレ、その他）をできる限り克明に記載してもらいます。

ホルター心電図記録の再生例

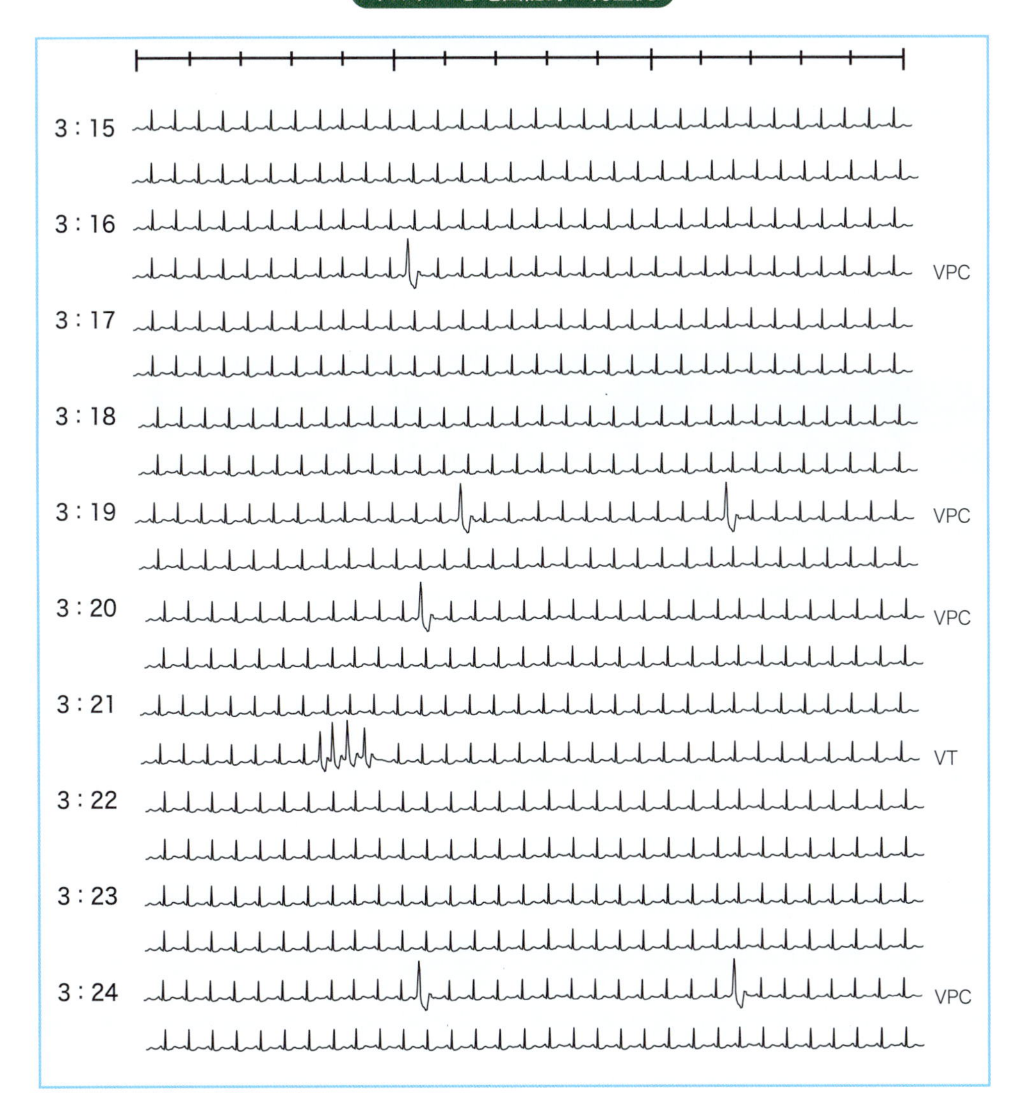

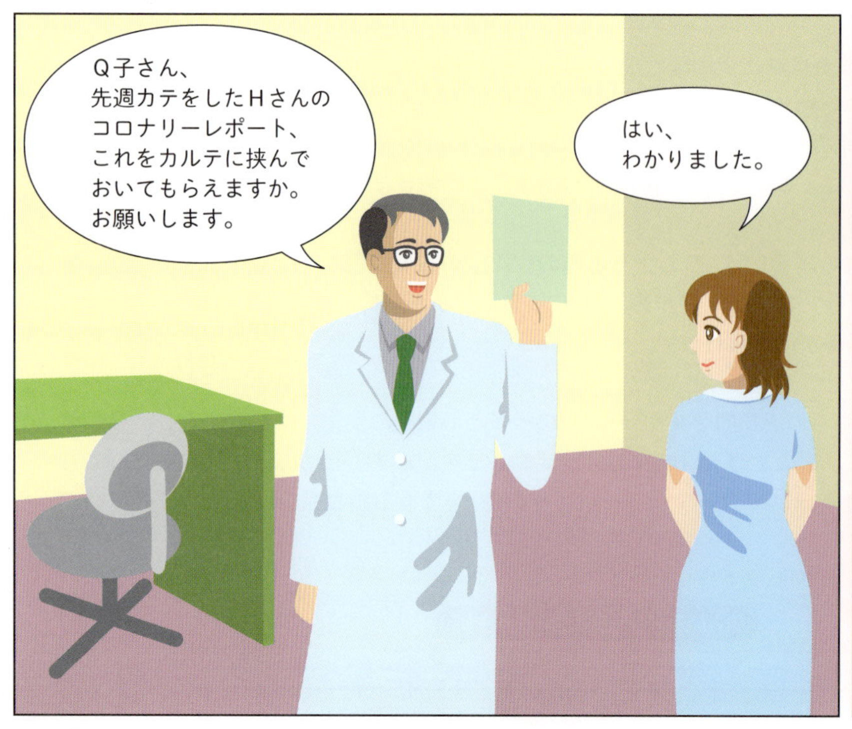
Q子さん、
先週カテをしたHさんの
コロナリーレポート、
これをカルテに挟んで
おいてもらえますか。
お願いします。
はい、
わかりました。

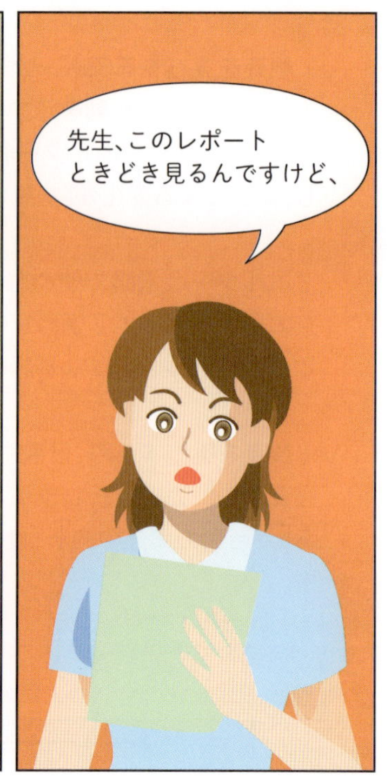
先生、このレポート
ときどき見るんですけど、

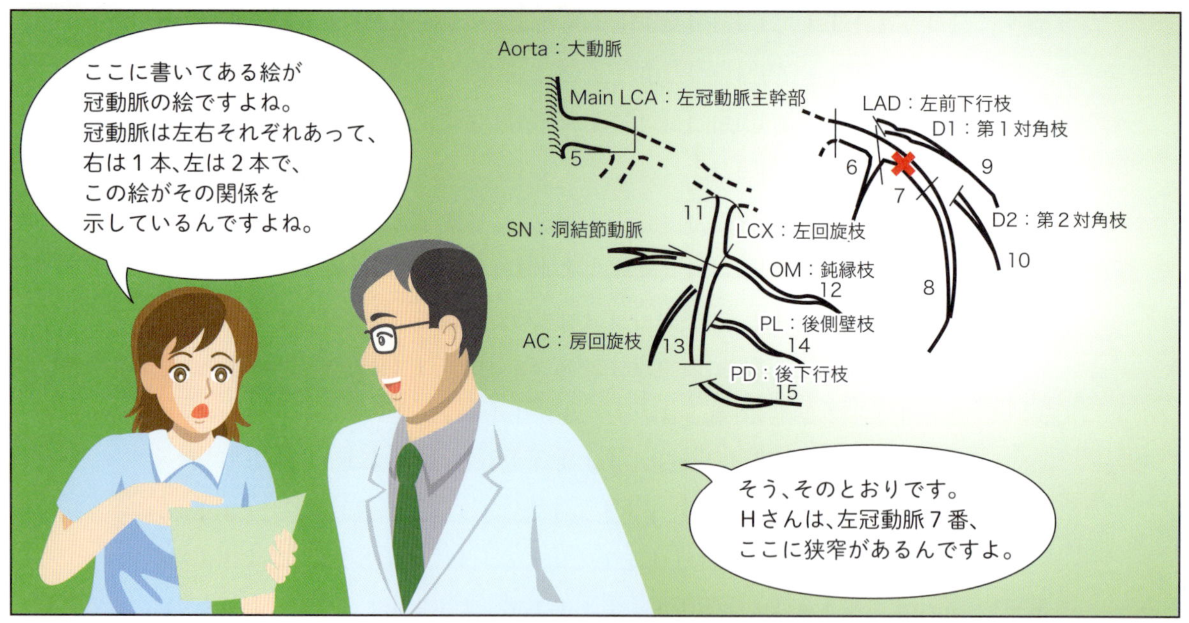
ここに書いてある絵が
冠動脈の絵ですよね。
冠動脈は左右それぞれあって、
右は1本、左は2本で、
この絵がその関係を
示しているんですよね。
Aorta：大動脈
Main LCA：左冠動脈主幹部
LAD：左前下行枝
D1：第1対角枝
D2：第2対角枝
SN：洞結節動脈
LCX：左回旋枝
OM：鈍縁枝
PL：後側壁枝
AC：房回旋枝
PD：後下行枝
5
6
7
8
9
10
11
12
13
14
15
そう、そのとおりです。
Hさんは、左冠動脈7番、
ここに狭窄があるんですよ。

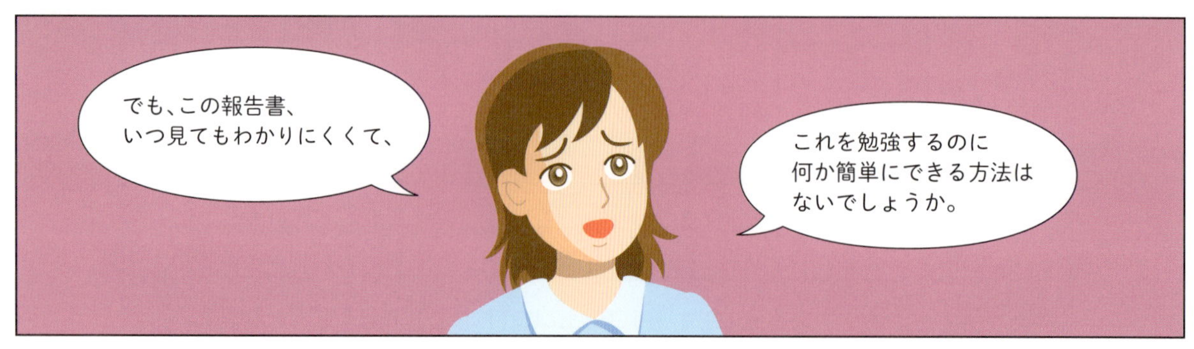
でも、この報告書、
いつ見てもわかりにくくて、
これを勉強するのに
何か簡単にできる方法は
ないでしょうか。

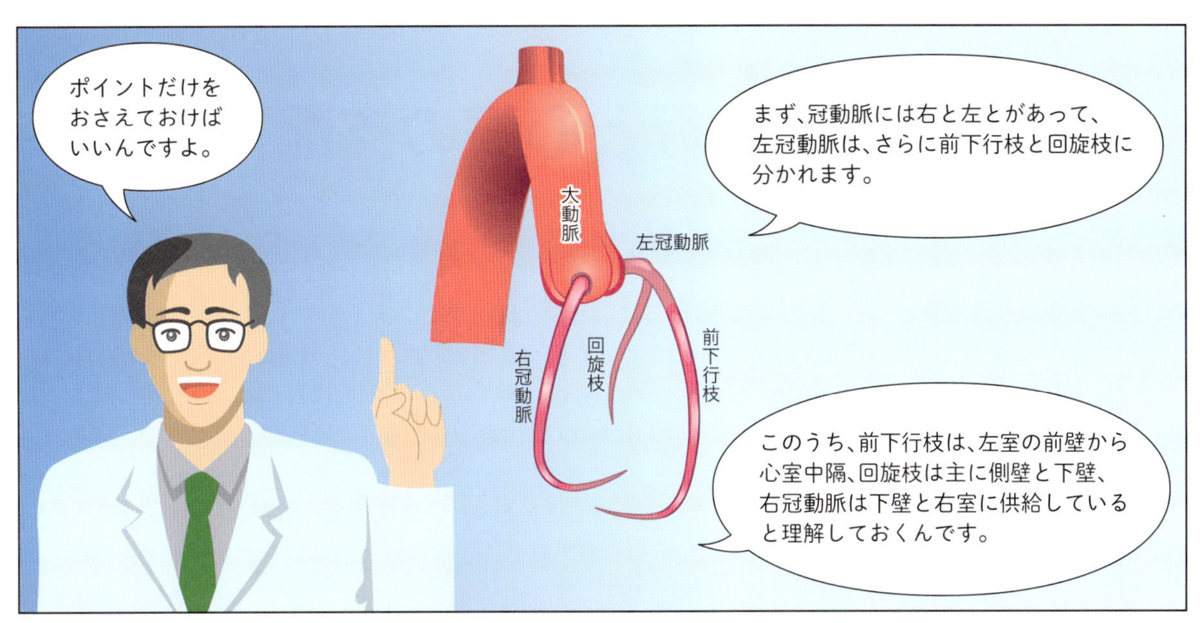
ポイントだけを
おさえておけば
いいんですよ。
大動脈
左冠動脈
右冠動脈
回旋枝
前下行枝
まず、冠動脈には右と左とがあって、
左冠動脈は、さらに前下行枝と回旋枝に
分かれます。
このうち、前下行枝は、左室の前壁から
心室中隔、回旋枝は主に側壁と下壁、
右冠動脈は下壁と右室に供給している
と理解しておくんです。

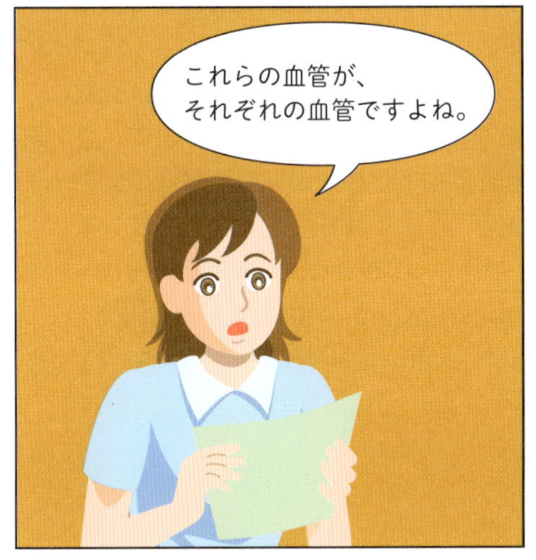
これらの血管が、
それぞれの血管ですよね。

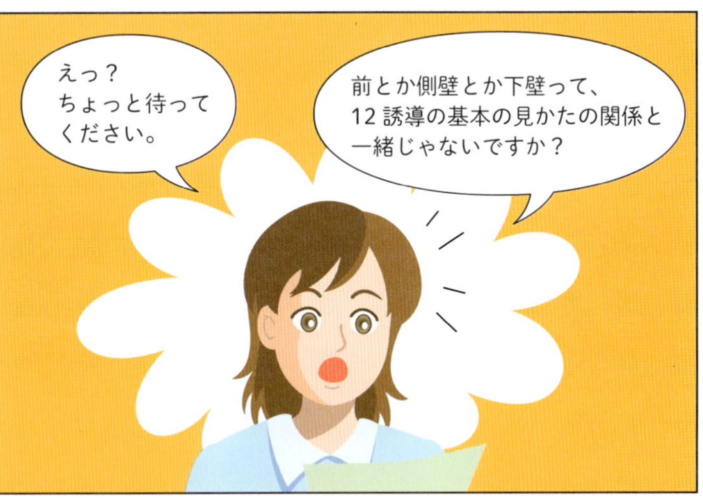
前とか側壁とか下壁って、
12 誘導の基本の見かたの関係と
一緒じゃないですか？
えっ？
ちょっと待って
ください。

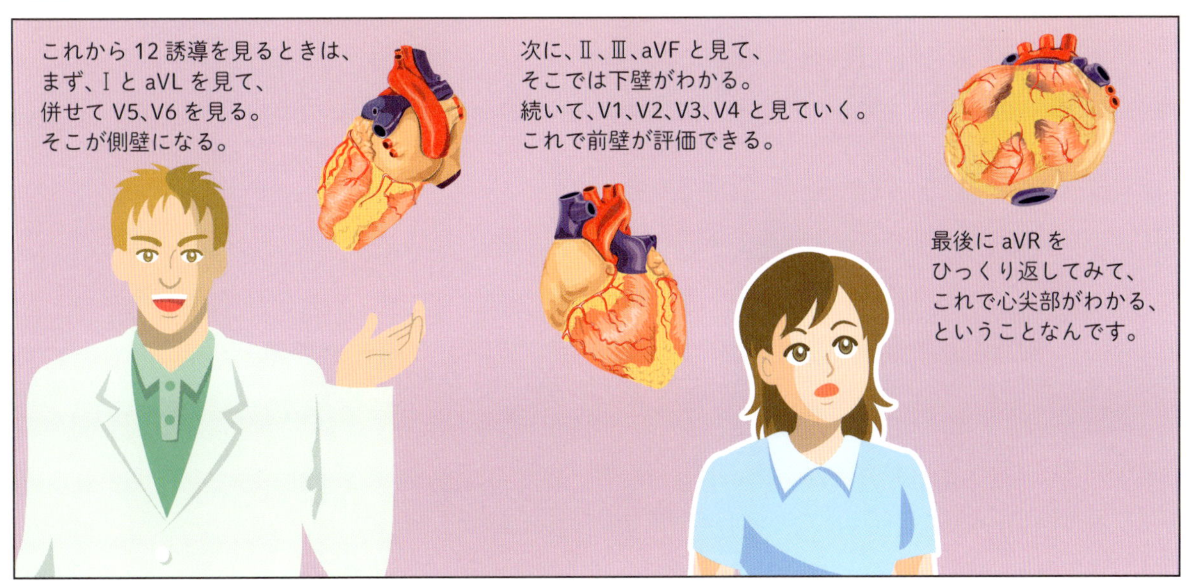
これから 12 誘導を見るときは、
まず、Ⅰ と aVL を見て、
併せて V5、V6 を見る。
そこが側壁になる。
次に、Ⅱ、Ⅲ、aVF と見て、
そこでは下壁がわかる。
続いて、V1、V2、V3、V4 と見ていく。
これで前壁が評価できる。
最後に aVR を
ひっくり返してみて、
これで心尖部がわかる、
ということなんです。

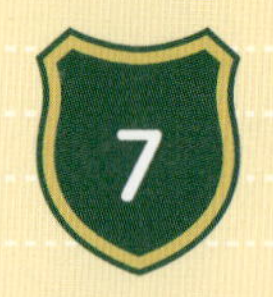

7 冠動脈の走行と心臓の支配領域

冠動脈は、大動脈弁の少し上方にある冠動脈洞（Valsalva洞）上部から起始します。

このうち、まず左冠動脈（left coronary artery：LCA）は左冠動脈主幹部（left main trunk：LMT）から出た後、左前下行枝（left anterior descending artery：LAD）と左回旋枝（left circumflex：LCX）に分岐します。このとき、高位側壁枝（high lateral branch）と呼ばれる枝が分岐することがあります。

左前下行枝は、その後、前室間溝という左右の心室を区分している溝の部分を走行し（心室中隔部に相当する）、心尖部に向かいます。このとき、左冠動脈円錐枝（left conus artery）や対角枝（diagonal branch）、中隔枝（septal branch）などが分岐します。

一方の回旋枝は、左房室間溝という左房と左室の間部分を走行し、鈍縁枝（obtuse marginal branch）、後側壁枝（posterolateral branch）などの枝が発生します。

右冠動脈（right coronary artery：RCA）は、右房室間溝という右房と右室の境界付近を通り、後室間溝という心室後部に向かいます。右冠動脈の起始部から円錐枝（conus branch）が発生します。これは、左冠動脈から発生している左冠動脈円錐枝と吻合して、左冠動脈前下行枝が閉塞した場合の側副血行路となることがあります。洞結節に血液を供給する洞結節動脈も、多くは右冠動脈から分岐します。その後右冠動脈からは右室枝（right ventricular branch）が発生し、右室に血液を灌流します。さらに、鋭縁枝（acute marginal branch）、後下行枝（posterior descending artery）と分岐します。さらに、その付近から、房室結節に血液を供給する房室結節動脈（atrioventricular node artery：AV artery）が発生します。

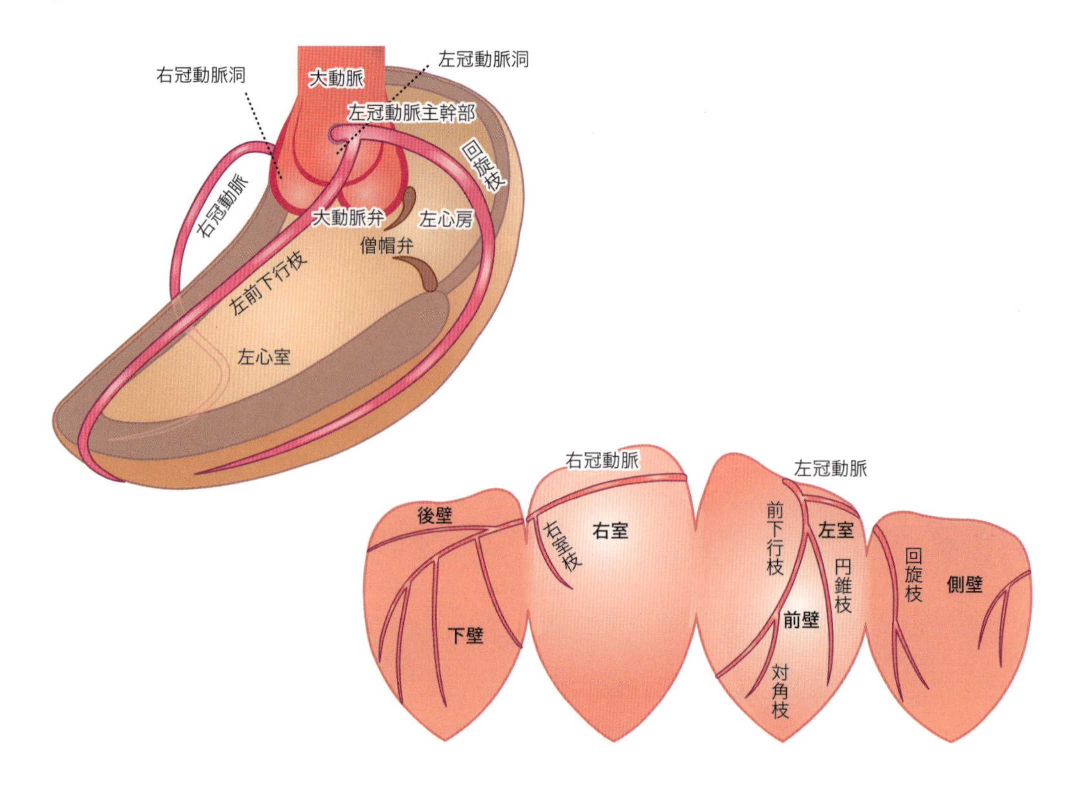

冠動脈の走行と心臓の位置関係

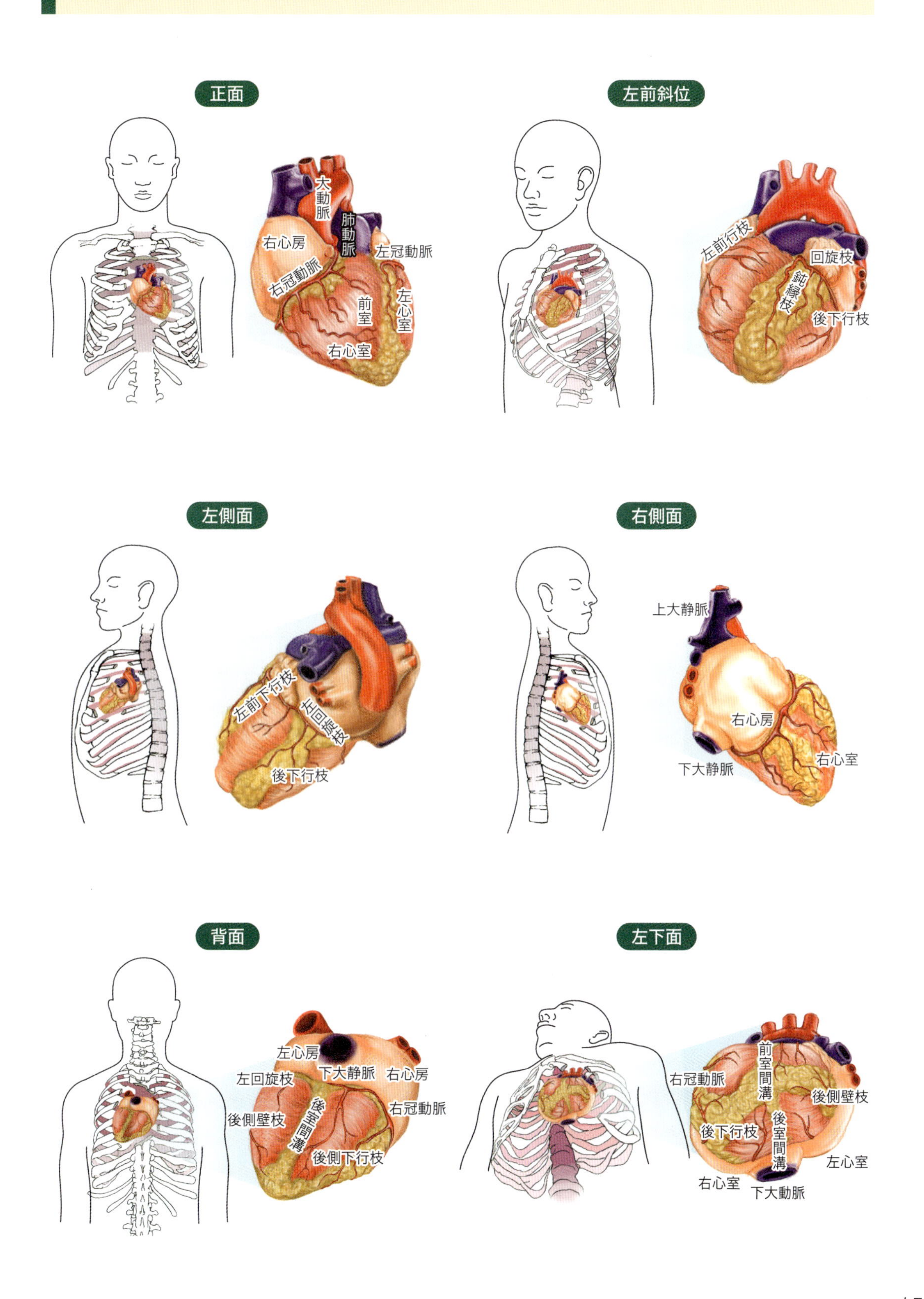

冠動脈には支配領域というものがあり、これは、それぞれの冠動脈が心臓のどの部分に血液を供給しているかということです。

まず、左冠動脈の内の前下行枝は、主に左室の前壁に、一方の回旋枝は左室の側壁に血液を供給しています。

また右冠動脈は、主として左室の下壁に血液を供給しています。

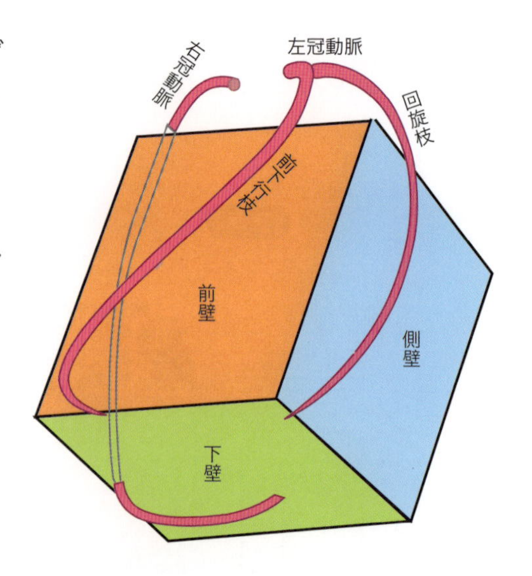

AHA（American Heart Association）による冠動脈の分画分類

右冠動脈

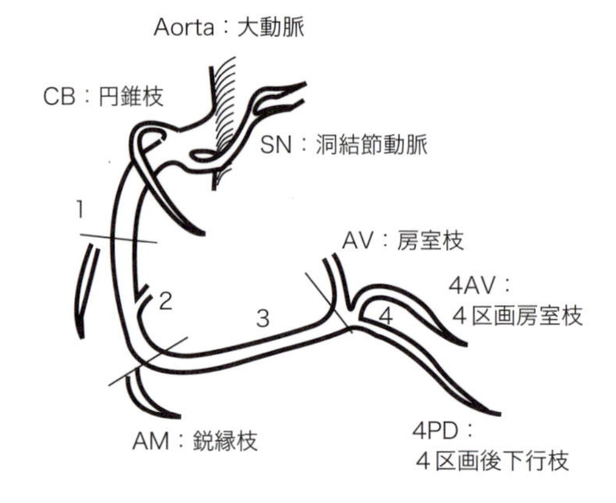

左冠動脈

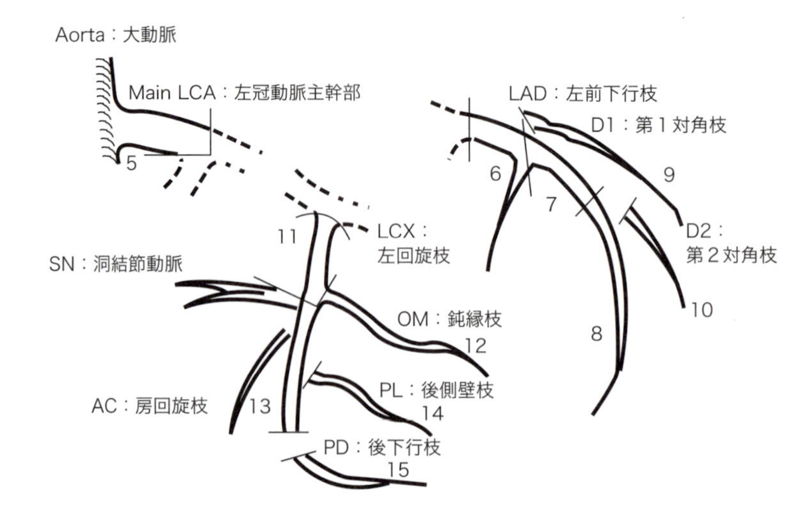

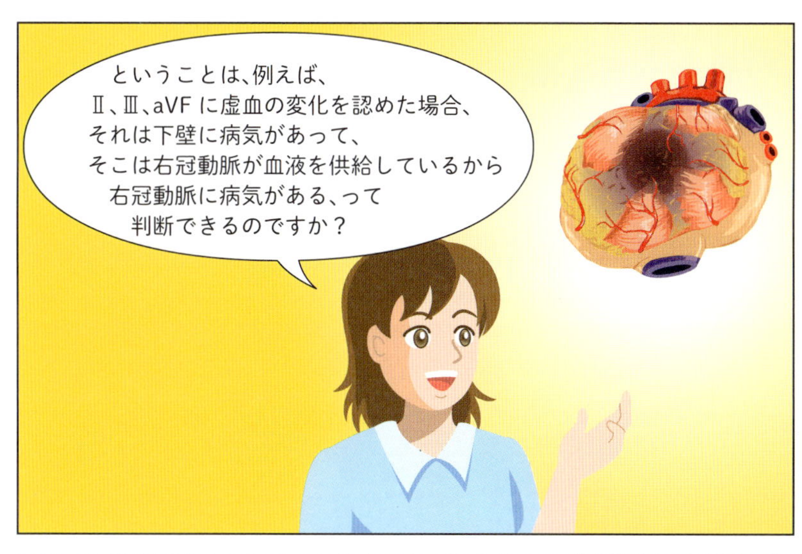
ということは、例えば、
Ⅱ、Ⅲ、aVF に虚血の変化を認めた場合、
それは下壁に病気があって、
そこは右冠動脈が血液を供給しているから
右冠動脈に病気がある、って
判断できるのですか？

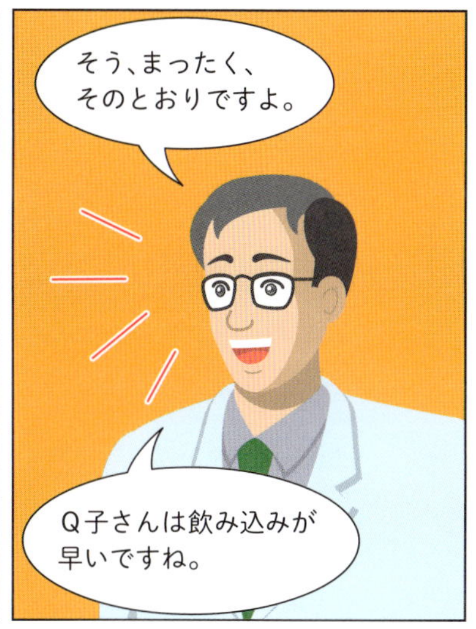
そう、まったく、
そのとおりですよ。
Q子さんは飲み込みが
早いですね。

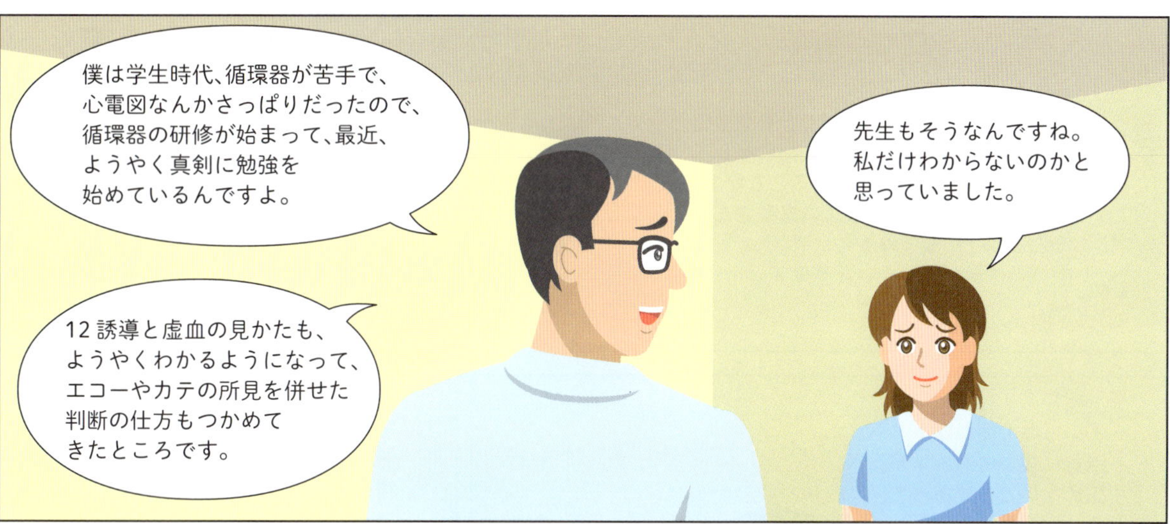
僕は学生時代、循環器が苦手で、
心電図なんかさっぱりだったので、
循環器の研修が始まって、最近、
ようやく真剣に勉強を
始めているんですよ。
12 誘導と虚血の見かたも、
ようやくわかるようになって、
エコーやカテの所見を併せた
判断の仕方もつかめて
きたところです。
先生もそうなんですね。
私だけわからないのかと
思っていました。

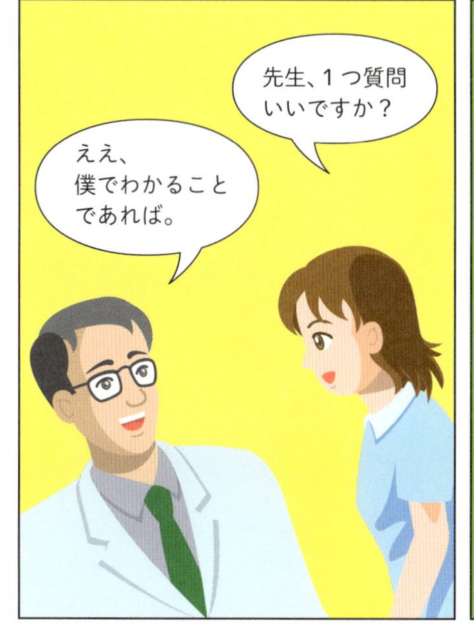
先生、1 つ質問
いいですか？
ええ、
僕でわかること
であれば。

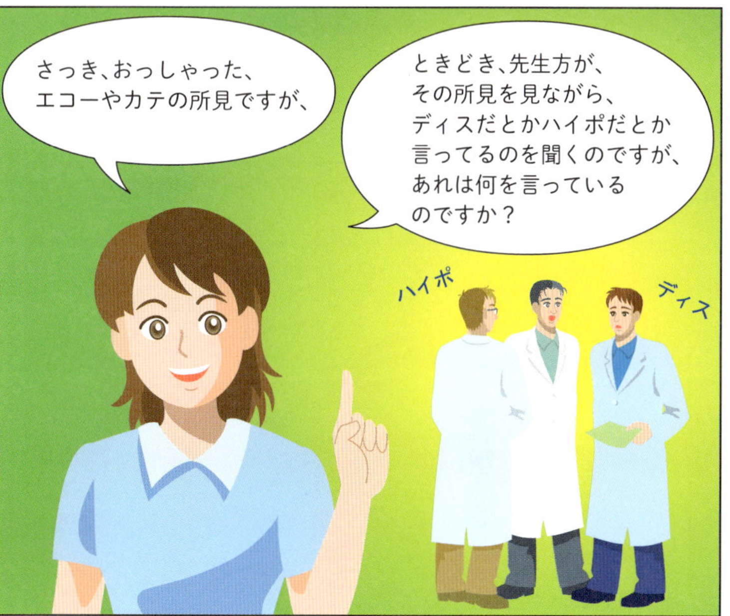
さっき、おっしゃった、
エコーやカテの所見ですが、
ときどき、先生方が、
その所見を見ながら、
ディスだとかハイポだとか
言ってるのを聞くのですが、
あれは何を言っている
のですか？
ハイポ
ディス

ああ、あれは、
左室の局所壁運動評価といって、左室の各部位、前壁や中隔、側壁などの動きを表現しているんです。

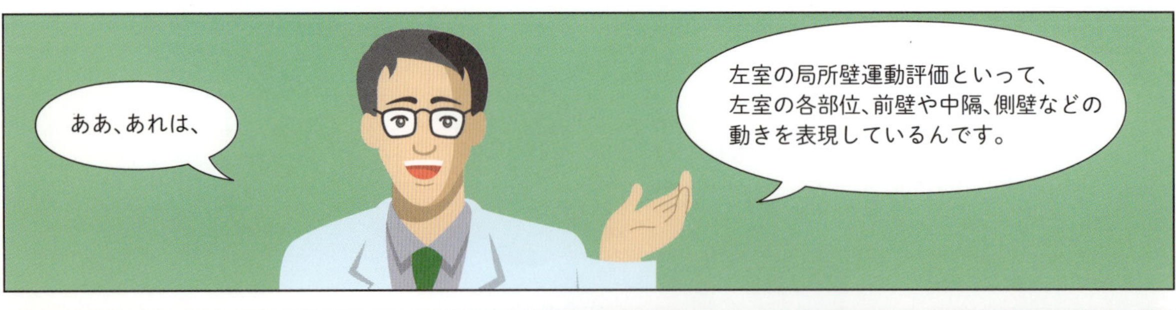

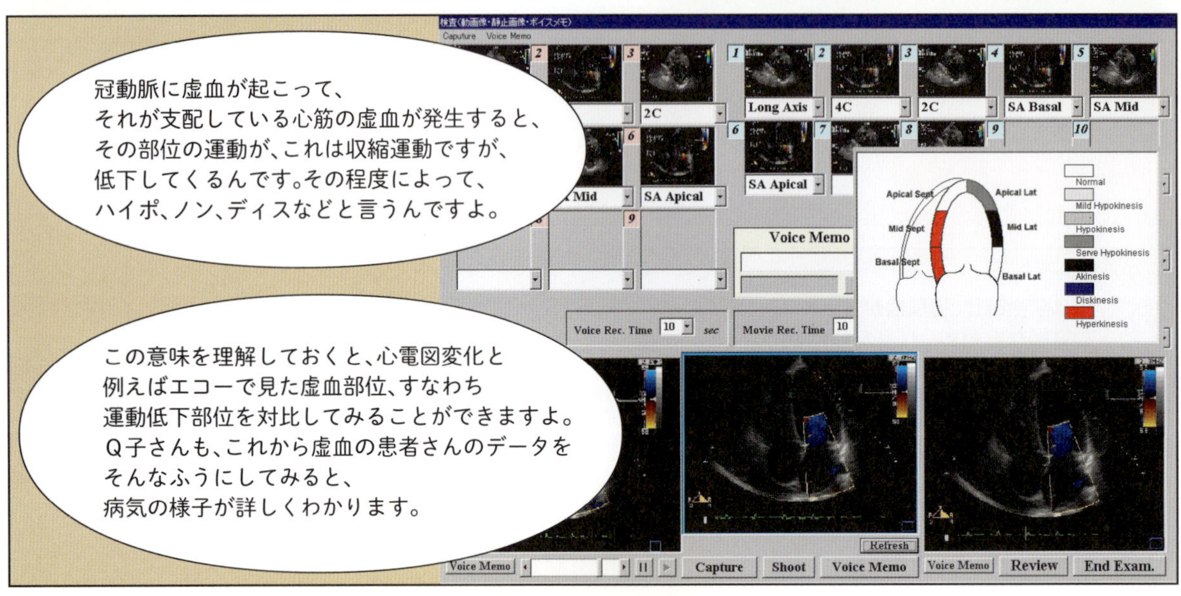

といっても問題は、所見に書いてある字が、読めないことがあって、それが苦労しますよ。僕も偉そうには言えませんが。

それと、もう１つ、エコー検査の一番の問題はエコーがきれいに得られないことがあって、

特に、体格が大きく、肥満の患者さんではエコーが得にくい場合が多いんです。
このときはエコープアーとかプアーレコーディングなどと書かれています。

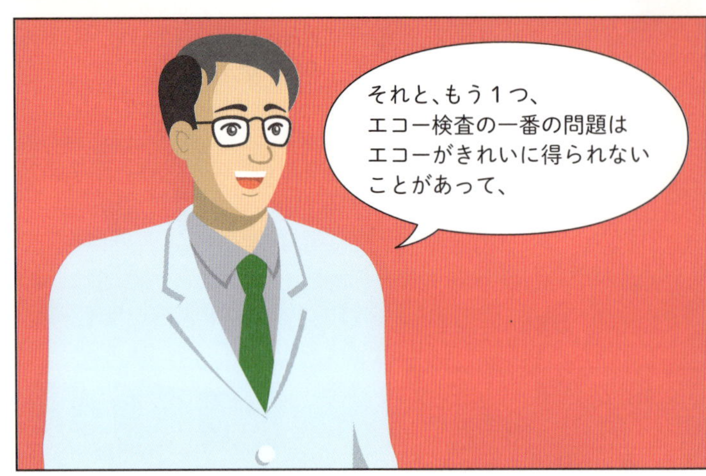

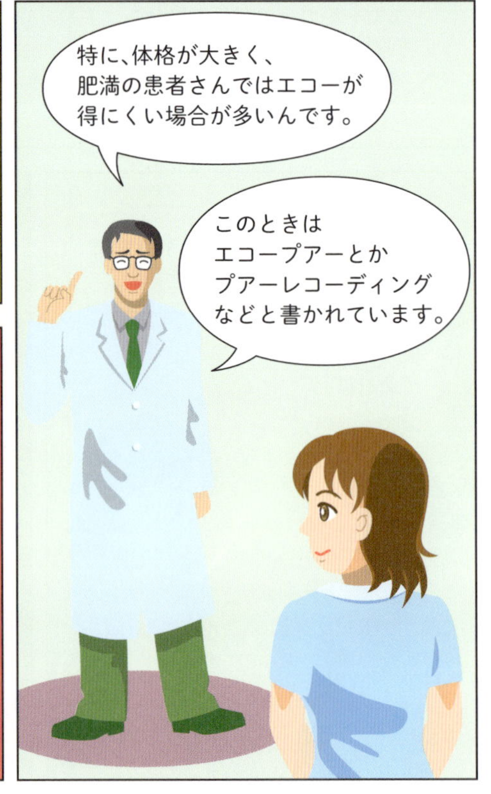

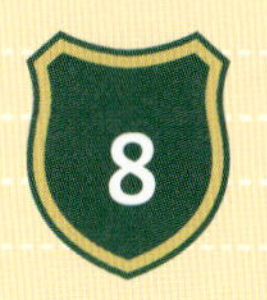

局所壁運動異常(asynergy)の評価

心筋梗塞の発生によって、心室の収縮形態に異常が生まれます。その程度を分類するための心室壁運動評価が、左室造影検査や心エコー検査によって行われます。

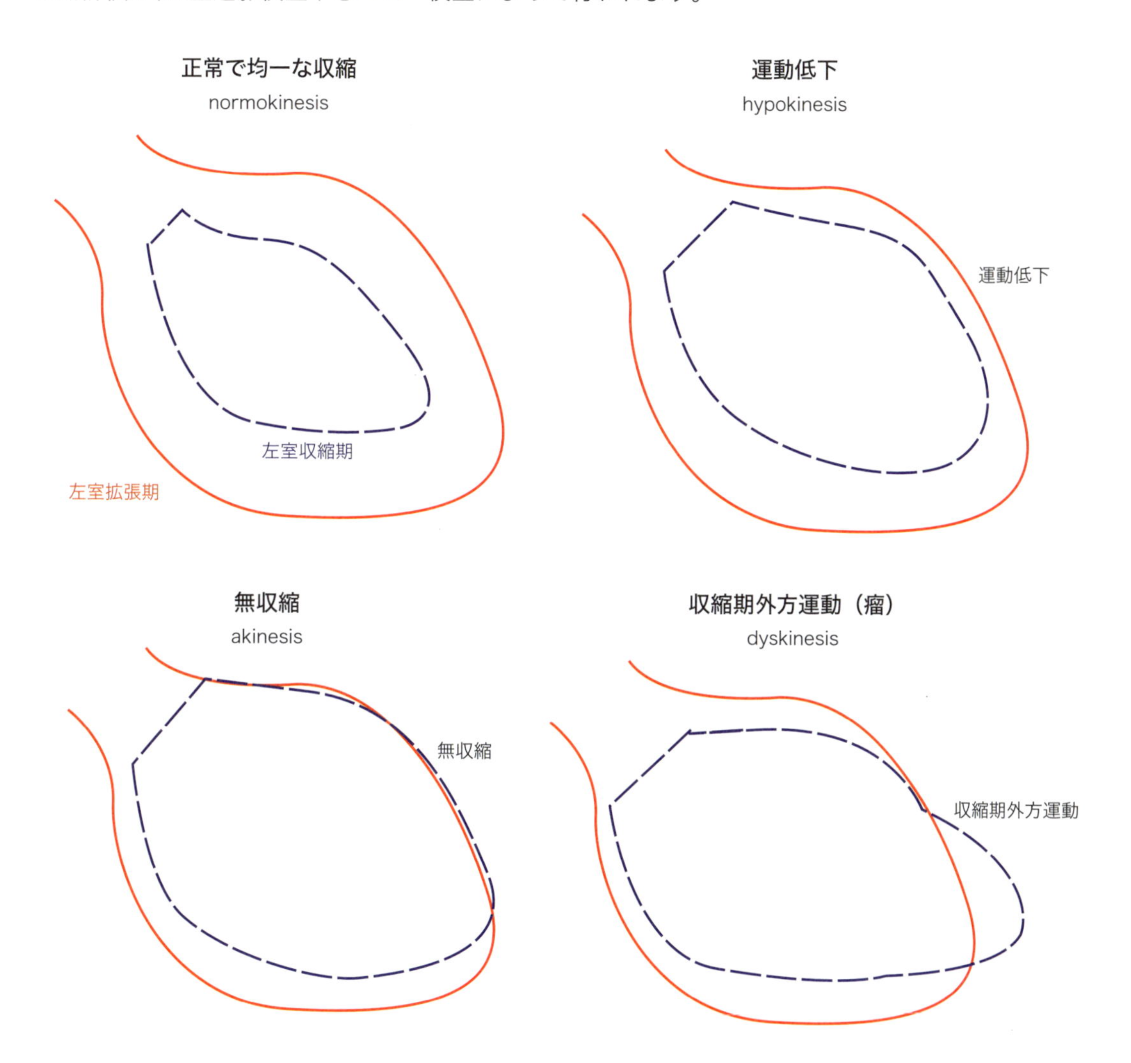

心筋梗塞によって心筋の活動性が失われると、その程度によって心室の動きに変化が生じます。左室の収縮運動がやや低下した状態を「運動低下、ハイポ・カイネーシス」あるいは「ハイポ」と呼びます。また、運動が低下し、ほとんど収縮しなくなった状態を「無収縮、ア・カイネーシス」、あるいは「ノン」といいます。

さらに、本来収縮とは内方に向かって動くことを示しますが、収縮に関与できなくなった心筋は心室内圧の上昇に打ち勝てなくなり、自身が外へ飛び出すような動きとなり、これを「収縮期外方運動、ディス・カイネーシス」あるいは「ディス」と表現します。また、心室の収縮、拡張に関係なく、常に外に飛び出した状態を瘤「aneurysm(アニュリスム)」といいます。

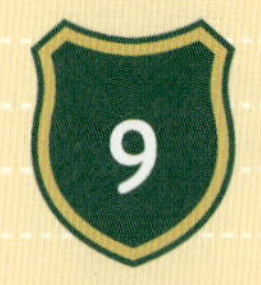

心臓周期と冠血流量

冠動脈（特に左冠動脈）を流れる血液は、左室の拡張期に、より多く流れます。

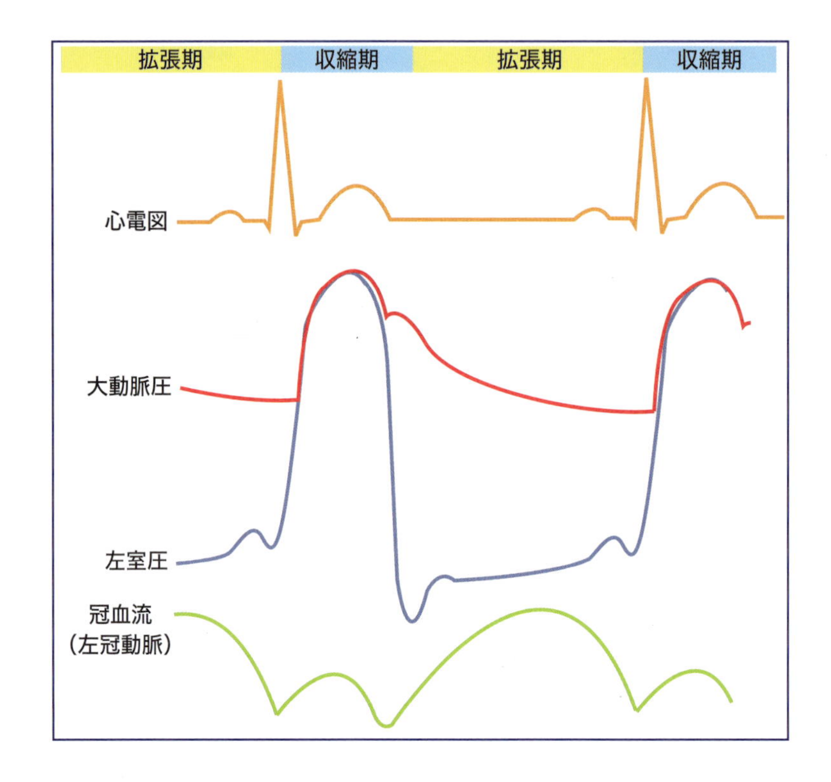

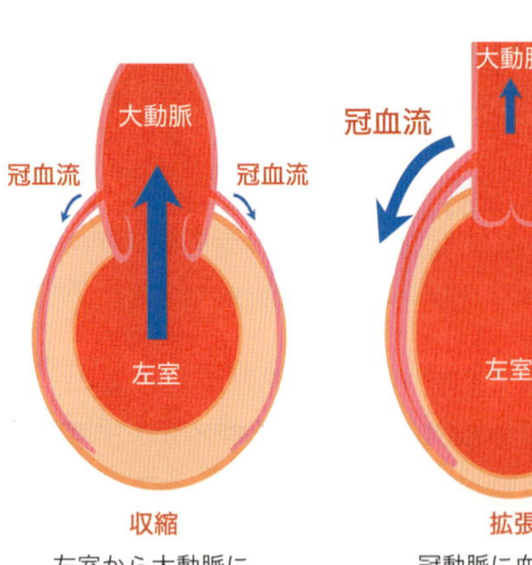

収縮
左室から大動脈に
血液が駆出される。

拡張
冠動脈に血液が、
より多く灌流する。

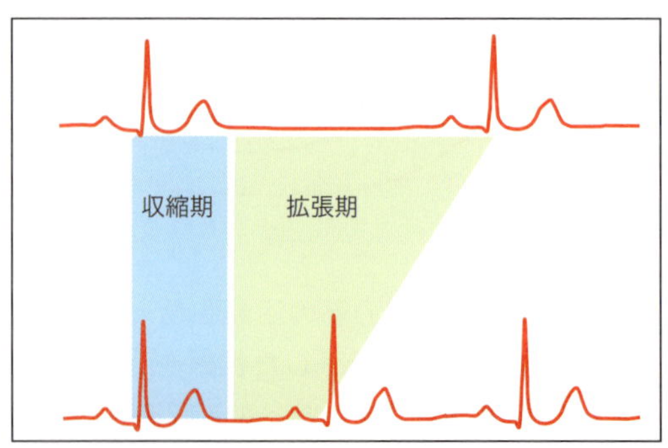

心拍数が早まり頻拍になると、収縮と拡張の時間関係で、まず拡張時間が短くなる。そのため、冠動脈に灌流する血液量が減少し、虚血が引き起こされやすい。

10 冠動脈狭窄の評価

冠動脈造影によって得られた造影像から狭窄の程度を示す狭窄率が求められます。

冠動脈狭窄の進行と、そこを流れる血流量との関係は直線的ではなく、下図のような関係をとります。すなわち、狭窄の程度が50%付近位までは血流の大きな現象は示さず、狭窄が75%を超えたあたりから急速に減少する特徴があります（最近の自動解析に基づく狭窄率の解析によって、このポイントは60%付近ともされています）。

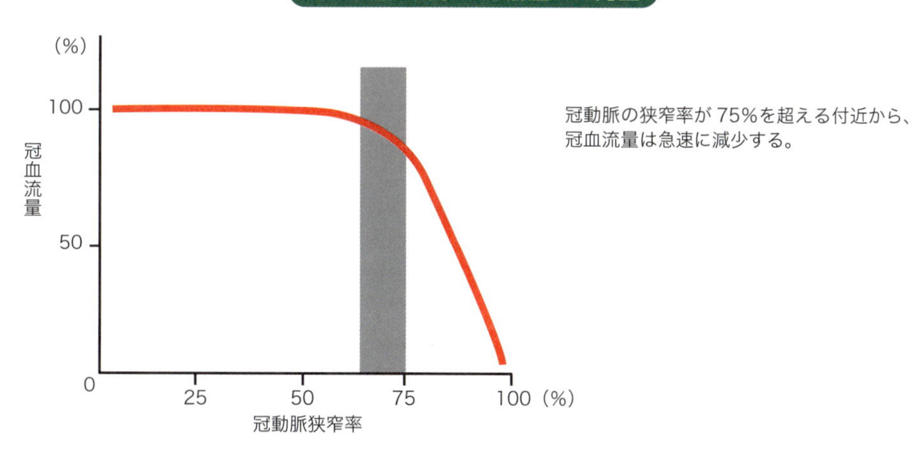

これは、冠動脈血管に狭窄が発生した場合、末梢側の血管が緊張し、血管を拡張させる力（張力）が発揮されることで、多少の狭窄では、末梢側に血液を引き込むこの力で血流量を下げない効果がはたらいています。しかし、その程度が75%（60%）程度を超えた付近から有意な血流量の減少が起こります。そのために、有意狭窄は75%（60%）以上のものをいい、50%以下の狭窄は基本的にはカテーテル治療の対象とはなりません。

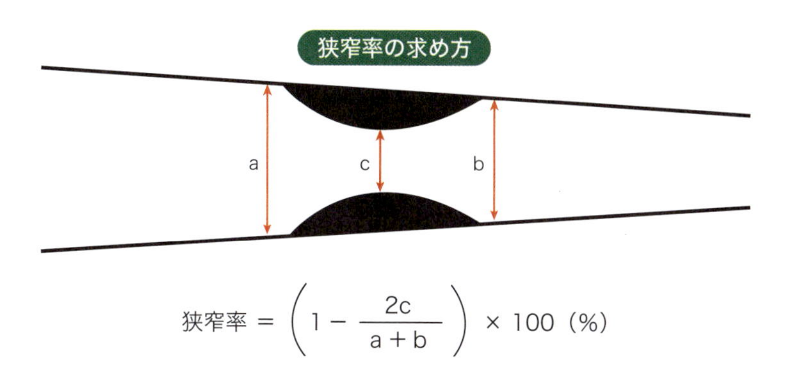

$$狭窄率 = \left(1 - \frac{2c}{a + b}\right) \times 100\ (\%)$$

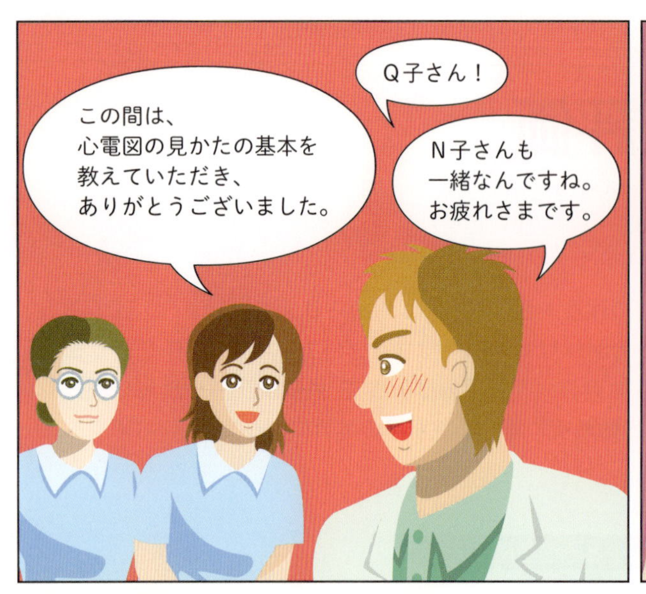
Q子さん！
この間は、
心電図の見かたの基本を
教えていただき、
ありがとうございました。
N子さんも
一緒なんですね。
お疲れさまです。

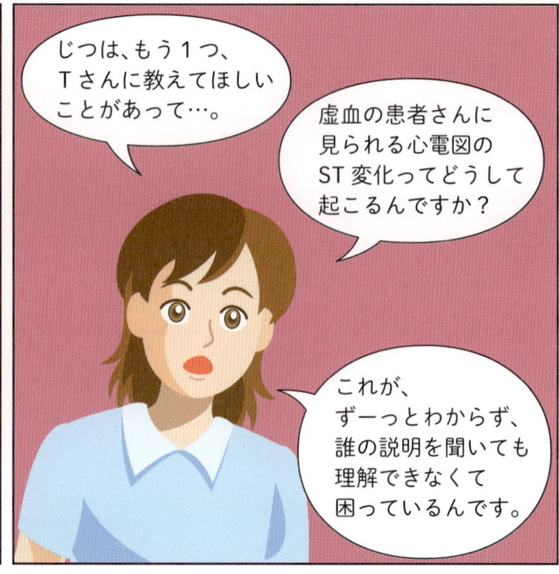
じつは、もう１つ、
Tさんに教えてほしい
ことがあって…。
虚血の患者さんに
見られる心電図の
ST変化ってどうして
起こるんですか？
これが、
ずーっとわからず、
誰の説明を聞いても
理解できなくて
困っているんです。

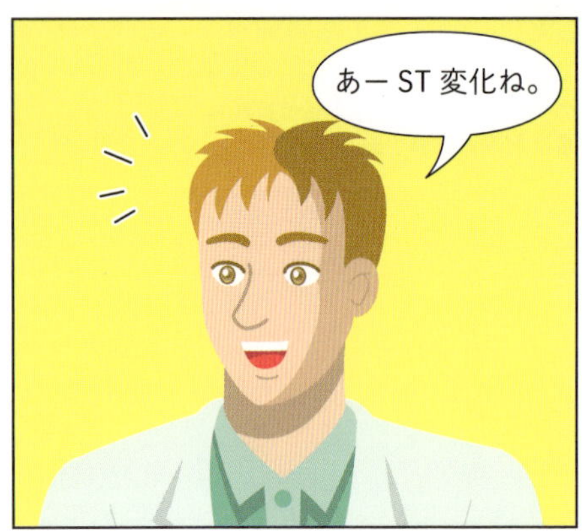
あーST変化ね。

ST変化の説明はちょっと難しくて、
とおりいっぺんの説明では、
何のことかさっぱりわからないと思う。
ただ、これを説明するには、
ちょっと時間が必要で…。

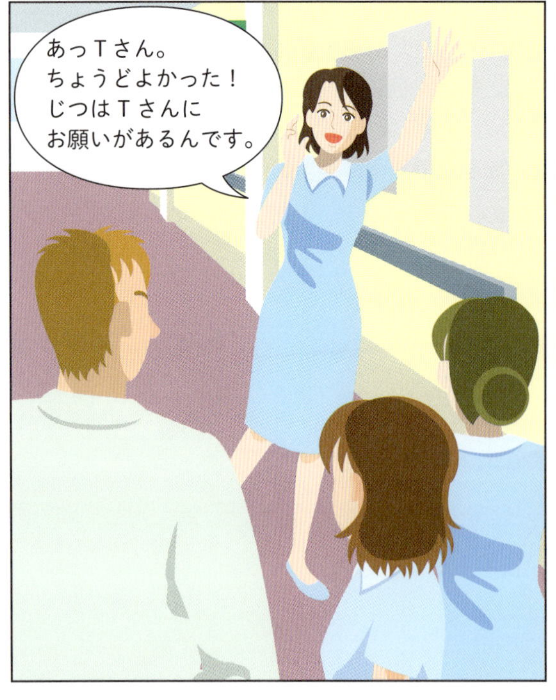
あっTさん。
ちょうどよかった！
じつはTさんに
お願いがあるんです。

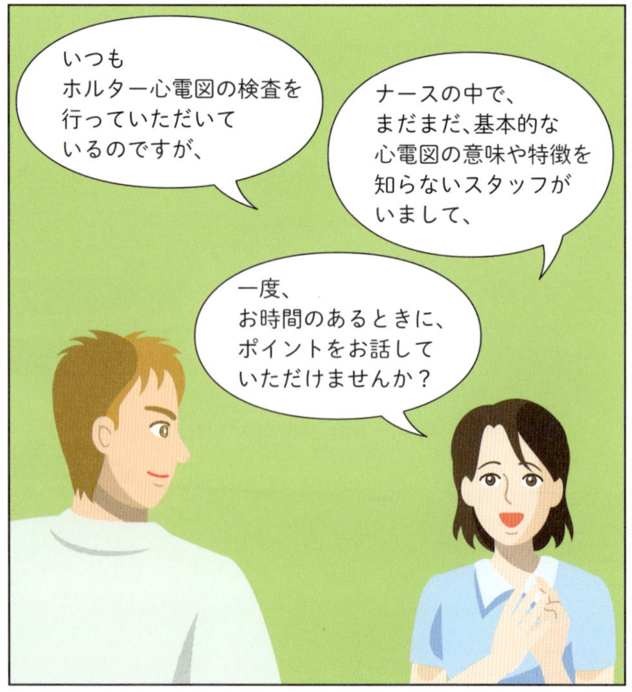
いつも
ホルター心電図の検査を
行っていただいて
いるのですが、
ナースの中で、
まだまだ、基本的な
心電図の意味や特徴を
知らないスタッフが
いまして、
一度、
お時間のあるときに、
ポイントをお話して
いただけませんか？

いいですよ。
お話する内容ですが、
心電図の基礎的な話に加えて、
特に、心電図による虚血変化の
とらえ方、なかでもST変化の意味、
などはどうですか？

ぜひ、お願いします。

それでは、
今から心電図の
ポイントについて、
特に、虚血患者に見られる
心電図ST変化の意味を
中心にお話しします。

心電図のST変化の
意味を理解するために、
まず、知っておかない
といけないことは、
心筋に血液を供給
している冠動脈の
走行の特徴です。

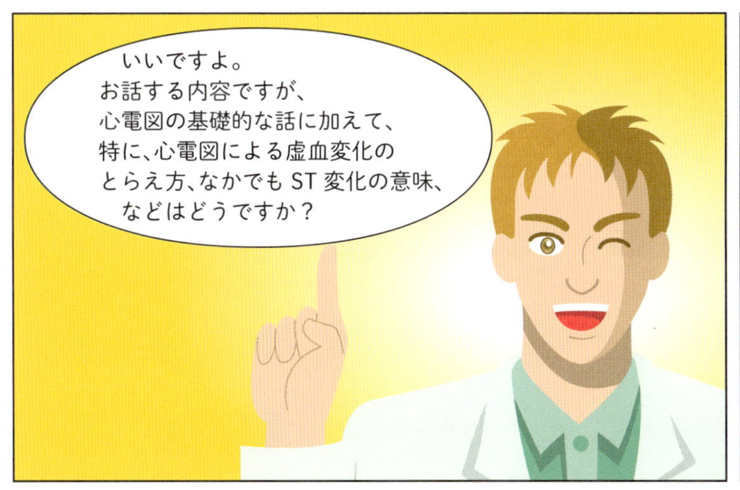

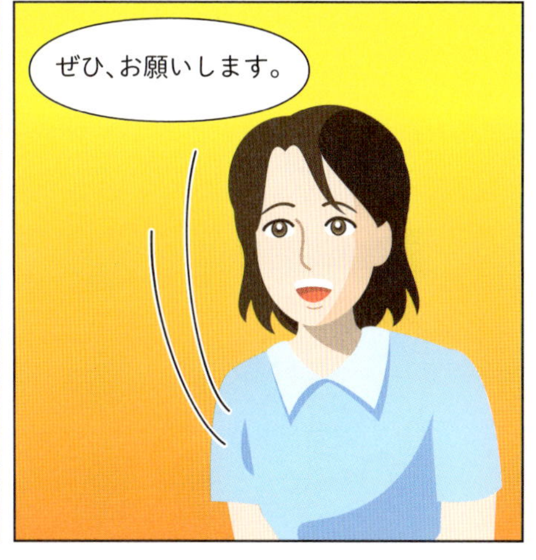

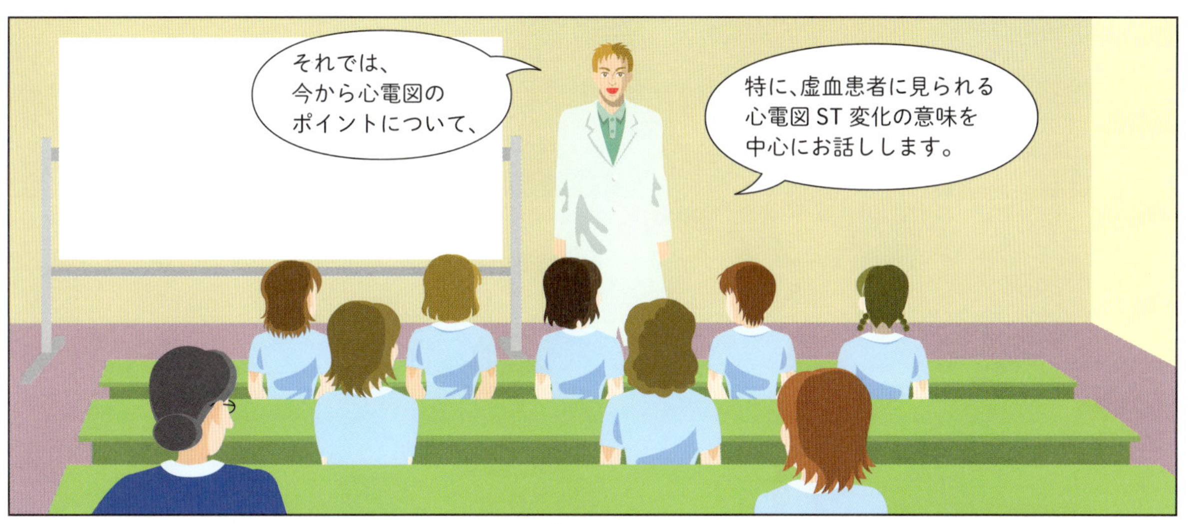

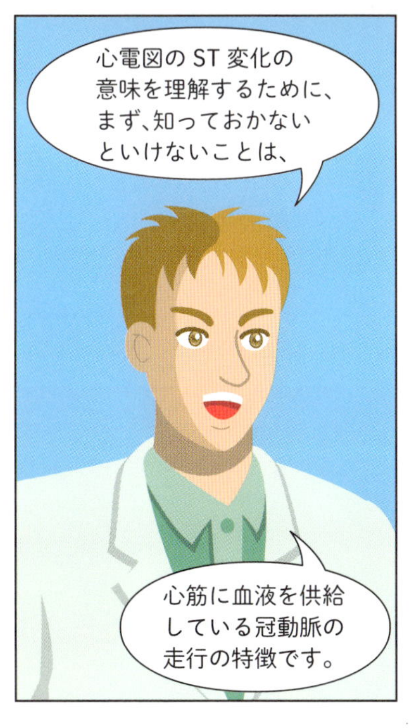

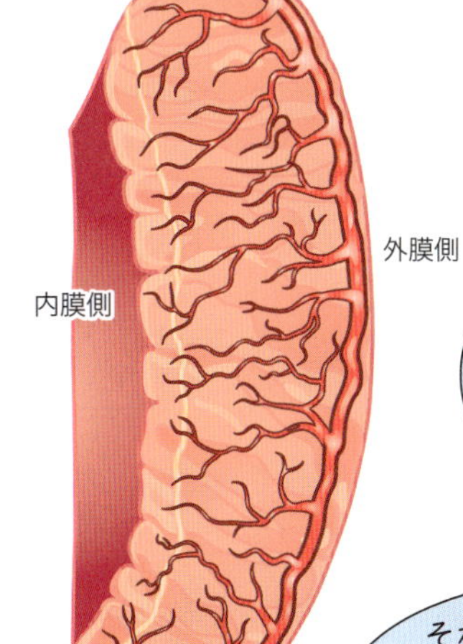

これは左室の断面図で、冠動脈と、
それと心臓に電気的な興奮を伝える
刺激伝導路の走行を示しています。

まず、冠動脈の走行ですが、
冠動脈は基本的に左室の外側の壁を
太めの本管が走行し、そこから内側に
向かって枝分かれし、血液を末梢に
まで供給しています。

それに対して、刺激伝導系、
すなわち心筋の仕事の命令を伝える
メッセージが流れる通路には左室の
内側の面を通る特徴があります。

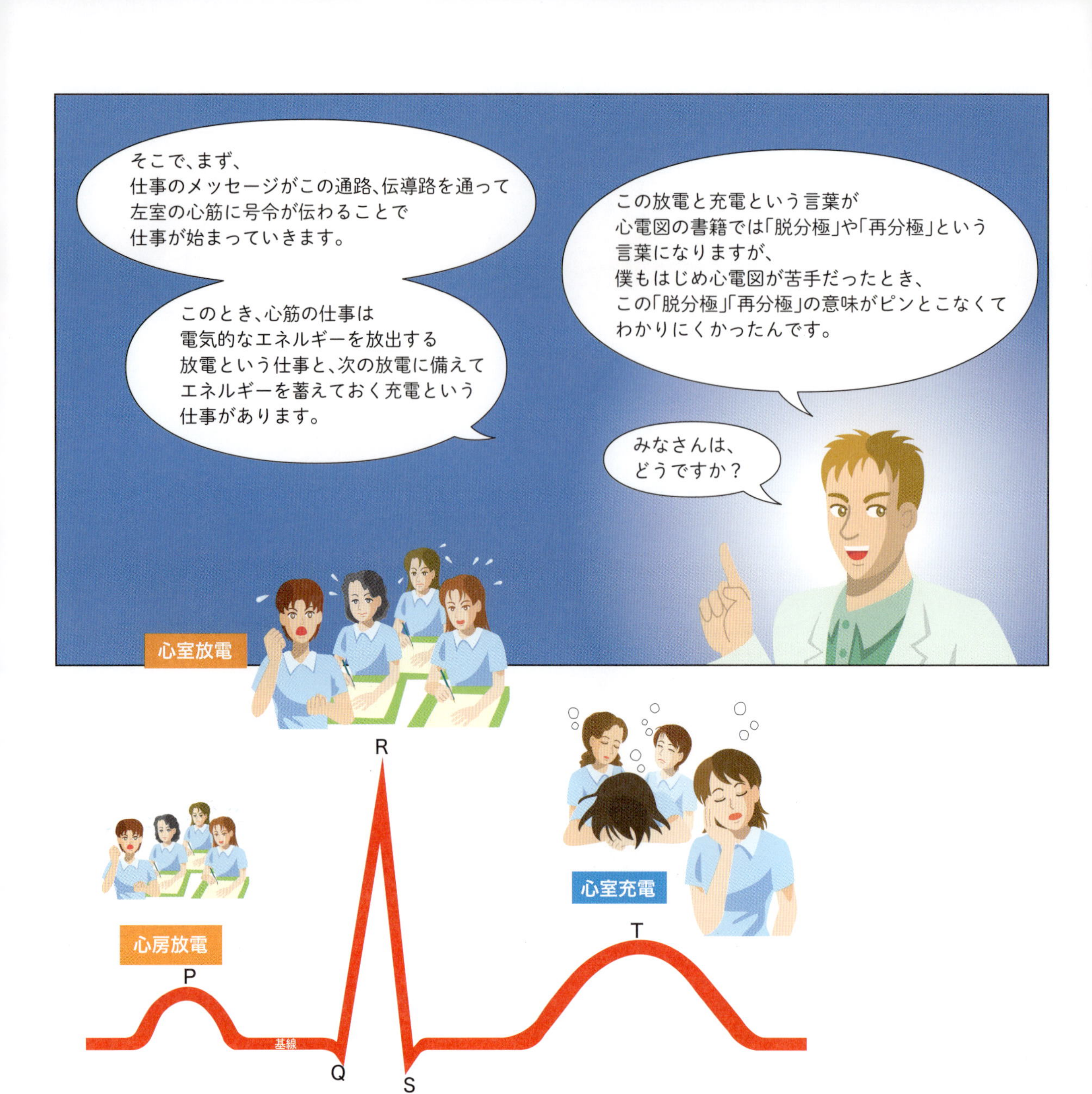
そこで、まず、
仕事のメッセージがこの通路、伝導路を通って
左室の心筋に号令が伝わることで
仕事が始まっていきます。
このとき、心筋の仕事は
電気的なエネルギーを放出する
放電という仕事と、次の放電に備えて
エネルギーを蓄えておく充電という
仕事があります。
この放電と充電という言葉が
心電図の書籍では「脱分極」や「再分極」という
言葉になりますが、
僕もはじめ心電図が苦手だったとき、
この「脱分極」「再分極」の意味がピンとこなくて
わかりにくかったんです。
みなさんは、
どうですか？
心室放電
R
心室充電
T
心房放電
P
基線
Q
S
心房充電

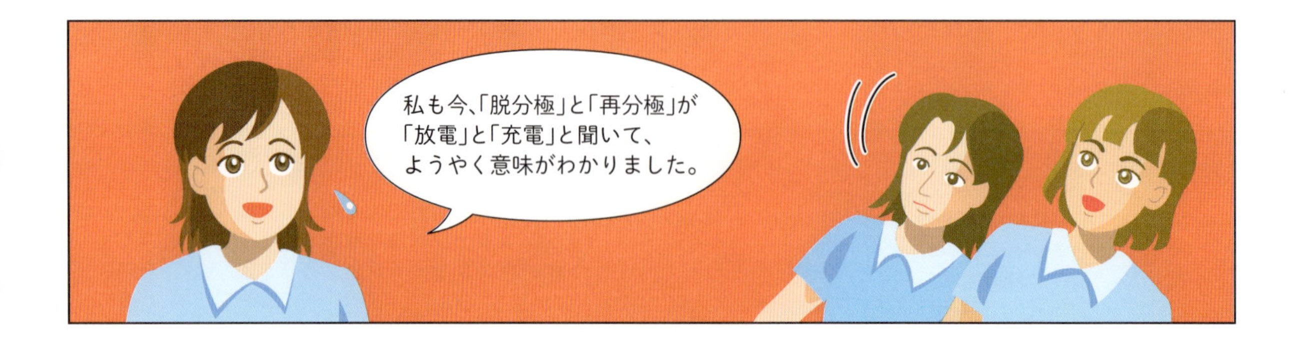
私も今、「脱分極」と「再分極」が
「放電」と「充電」と聞いて、
ようやく意味がわかりました。

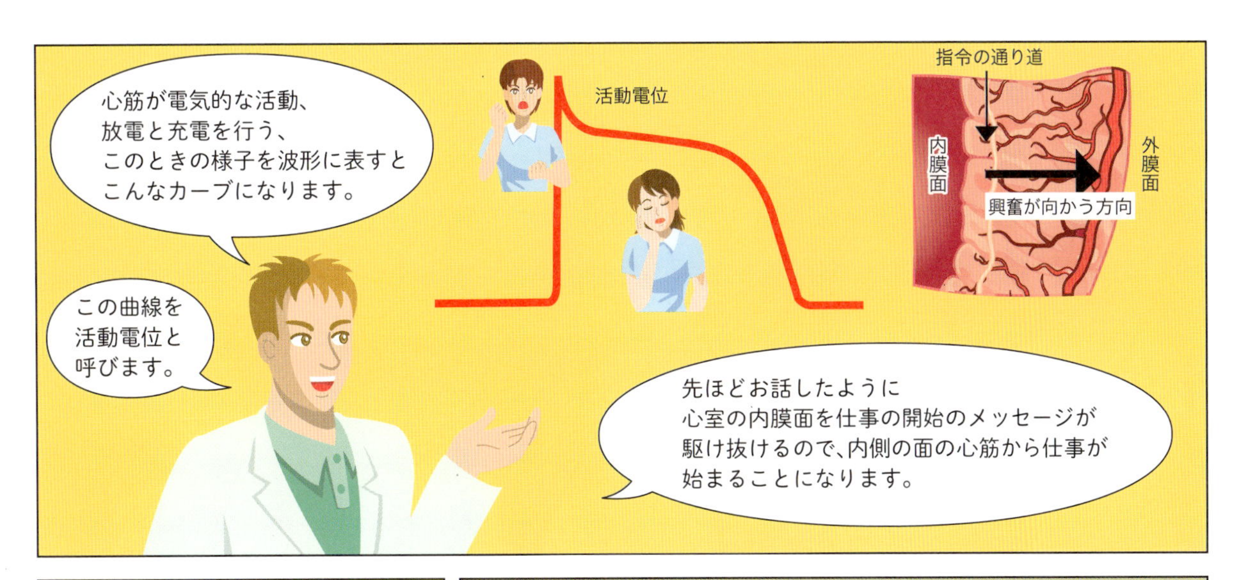
心筋が電気的な活動、
放電と充電を行う、
このときの様子を波形に表すと
こんなカーブになります。
活動電位
指令の通り道
内膜面
外膜面
興奮が向かう方向
この曲線を
活動電位と
呼びます。
先ほどお話したように
心室の内膜面を仕事の開始のメッセージが
駆け抜けるので、内側の面の心筋から仕事が
始まることになります。

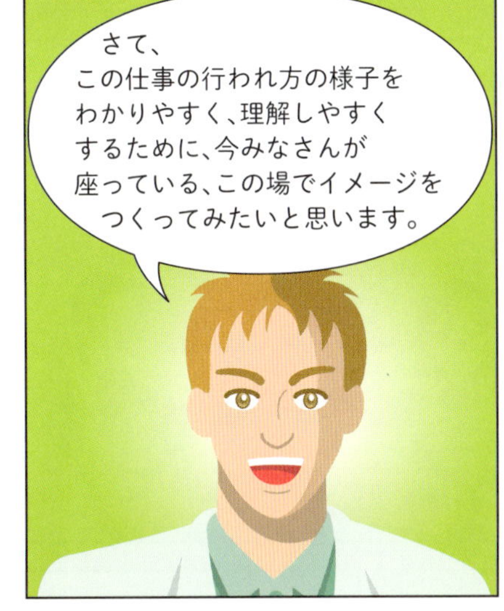
さて、
この仕事の行われ方の様子を
わかりやすく、理解しやすく
するために、今みなさんが
座っている、この場でイメージを
つくってみたいと思います。

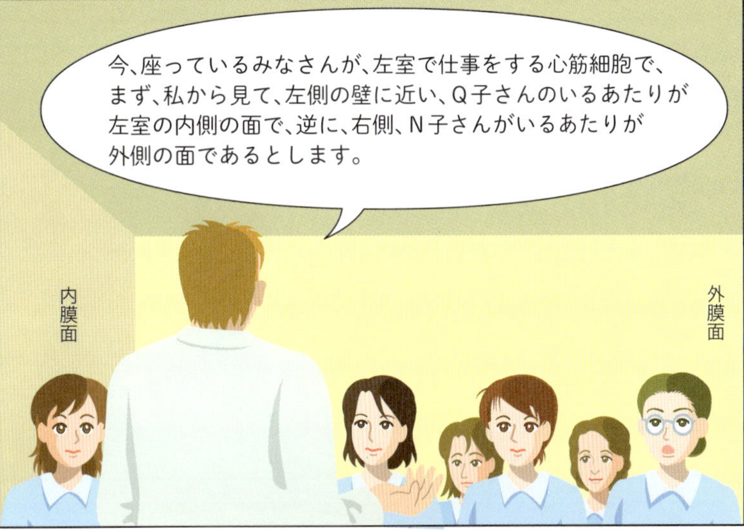
今、座っているみなさんが、左室で仕事をする心筋細胞で、
まず、私から見て、左側の壁に近い、Q子さんのいるあたりが
左室の内側の面で、逆に、右側、N子さんがいるあたりが
外側の面であるとします。
内膜面
外膜面

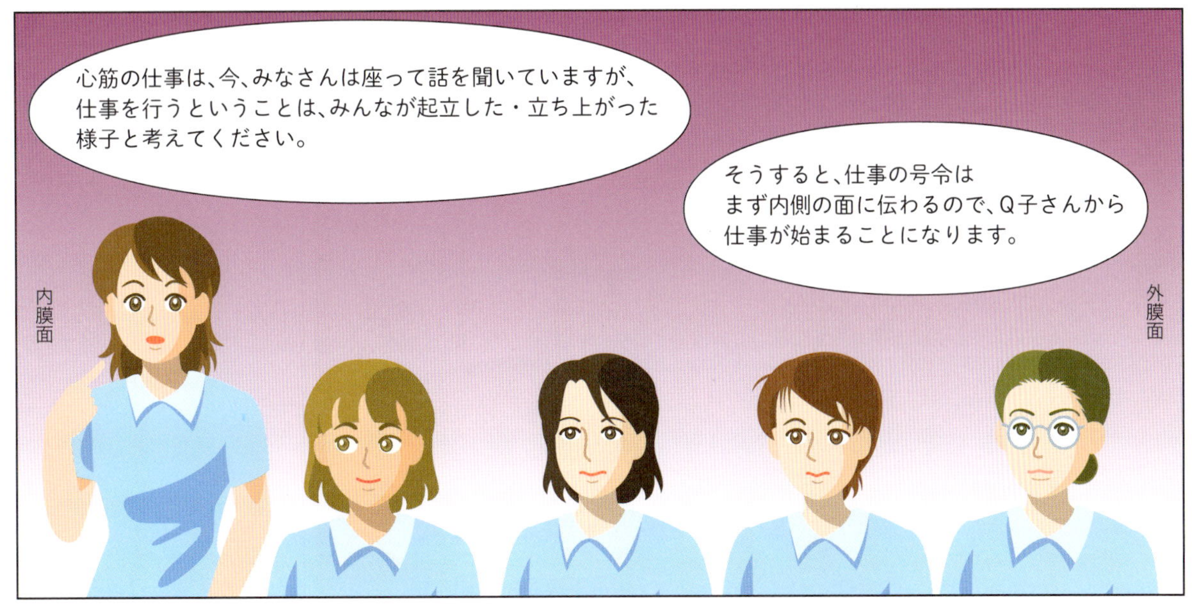
心筋の仕事は、今、みなさんは座って話を聞いていますが、
仕事を行うということは、みんなが起立した・立ち上がった
様子と考えてください。
そうすると、仕事の号令は
まず内側の面に伝わるので、Q子さんから
仕事が始まることになります。
内膜面
外膜面

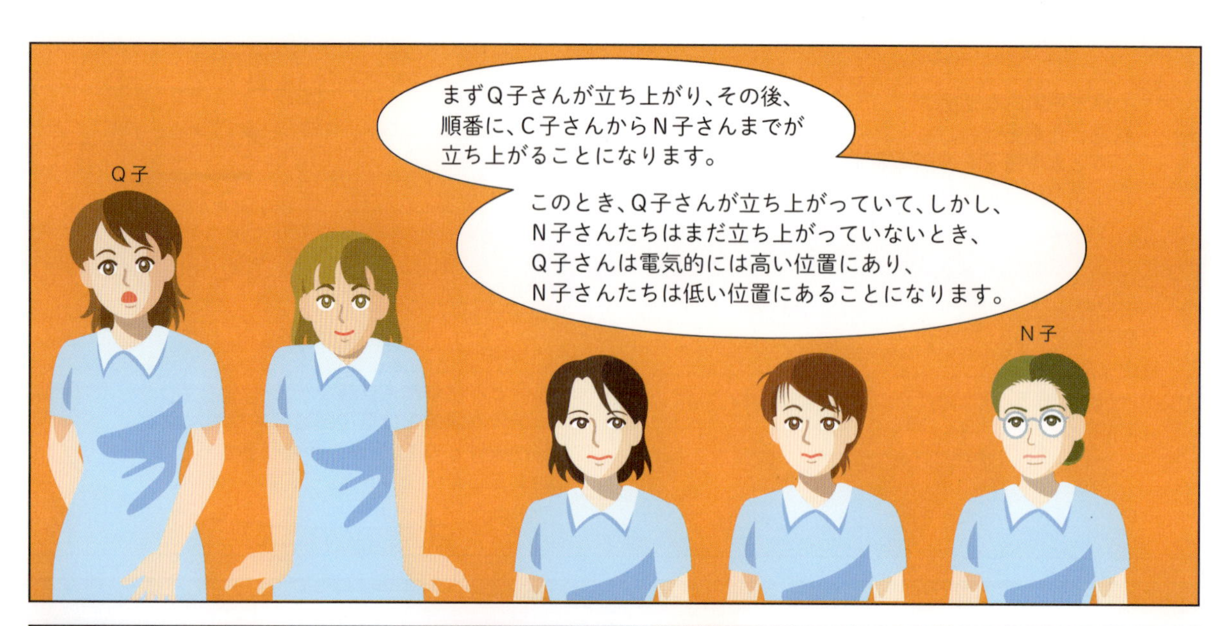
まずQ子さんが立ち上がり、その後、
順番に、C子さんからN子さんまでが
立ち上がることになります。
このとき、Q子さんが立ち上がっていて、しかし、
N子さんたちはまだ立ち上がっていないとき、
Q子さんは電気的には高い位置にあり、
N子さんたちは低い位置にあることになります。
Q子
N子

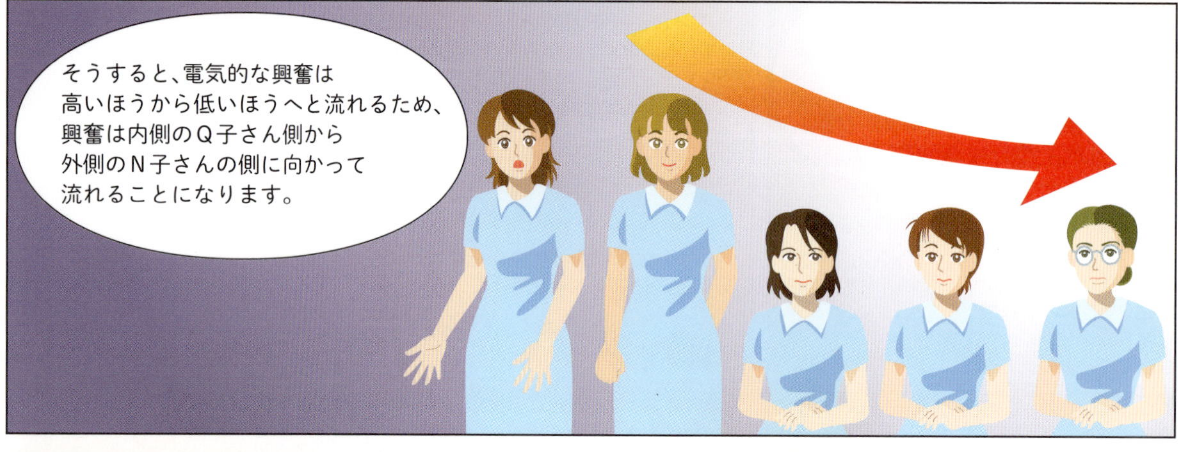
そうすると、電気的な興奮は
高いほうから低いほうへと流れるため、
興奮は内側のQ子さん側から
外側のN子さんの側に向かって
流れることになります。

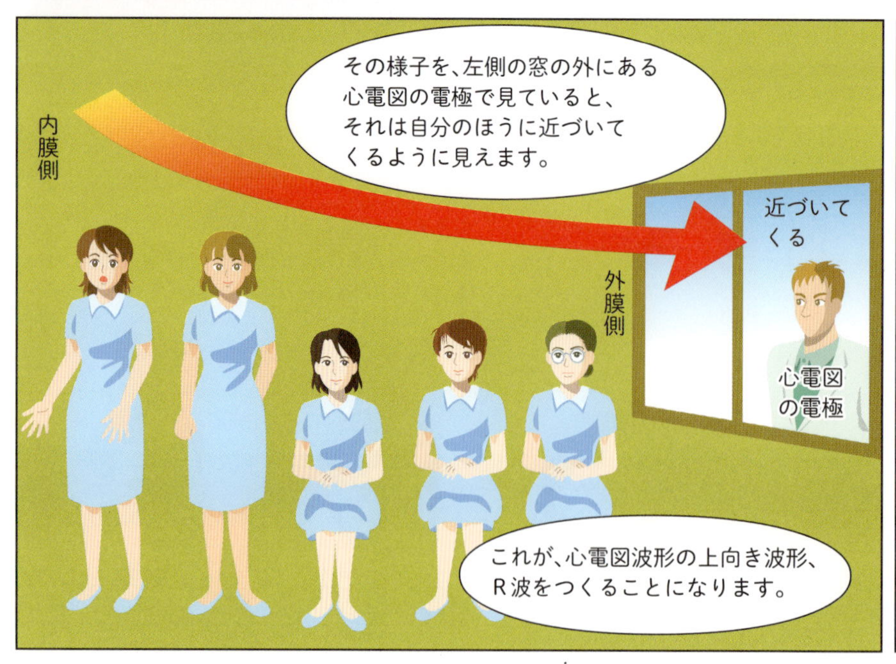
その様子を、左側の窓の外にある
心電図の電極で見ていると、
それは自分のほうに近づいて
くるように見えます。
内膜側
外膜側
近づいて
くる
心電図
の電極
これが、心電図波形の上向き波形、
R波をつくることになります。

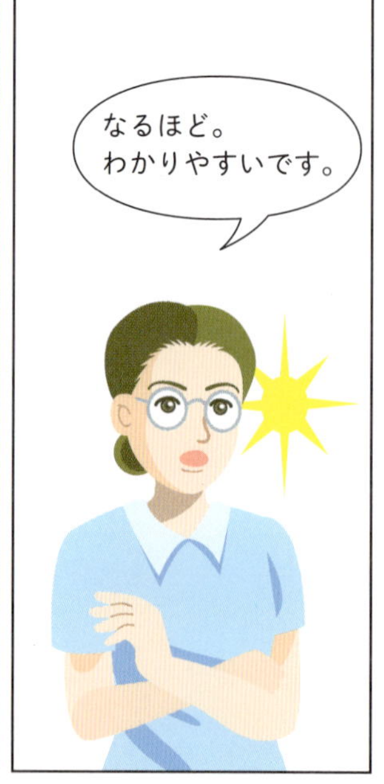
なるほど。
わかりやすいです。

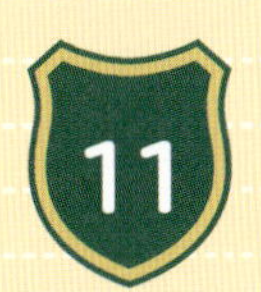

11 心筋細胞の電気的活動

心室内での興奮は、内膜側から始まり外膜側へ向かいます。すなわち、活動電位は、内膜側（赤色）が先に立ち上がり、外膜側（青色）がその後に続く関係となります。一方、興奮が醒める時期は、外膜側（青色）が先となり、内膜側（赤路）が後になります。

その結果、興奮が立ち上がる時期と下降する時期ともに、内膜側（赤色）が電気的に高いレベルとなるため、電気の流れる方向としては内膜側（赤色）から外膜側（青色）に向かうことになります。

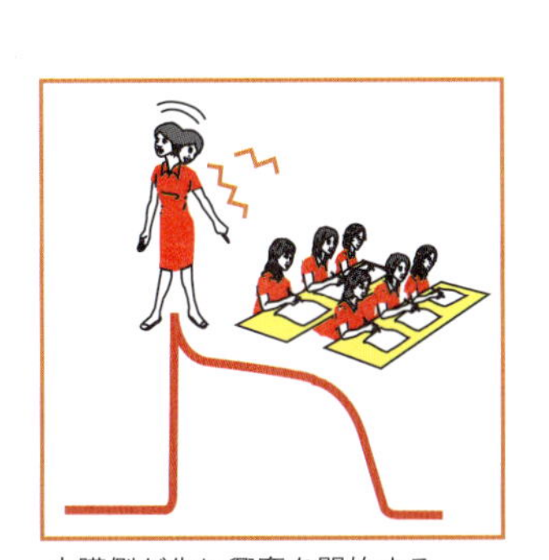

内膜側が先に興奮を開始する

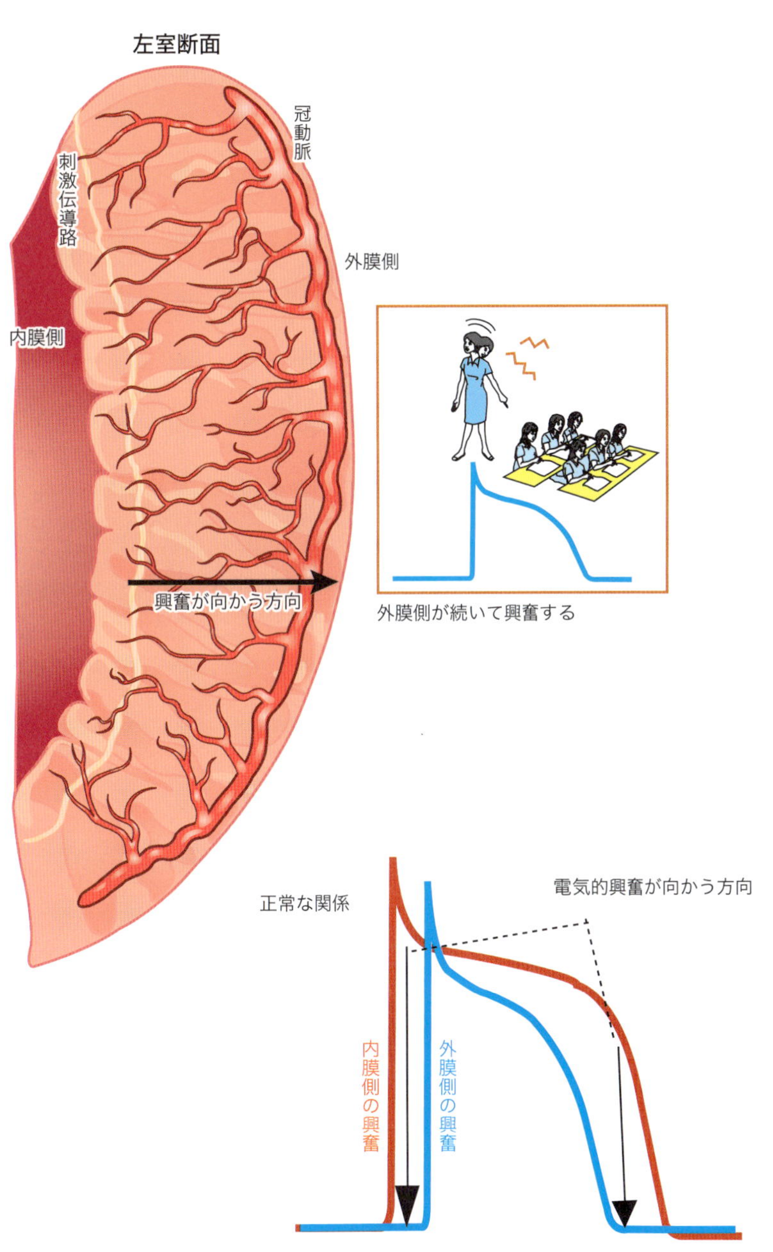

外膜側が続いて興奮する

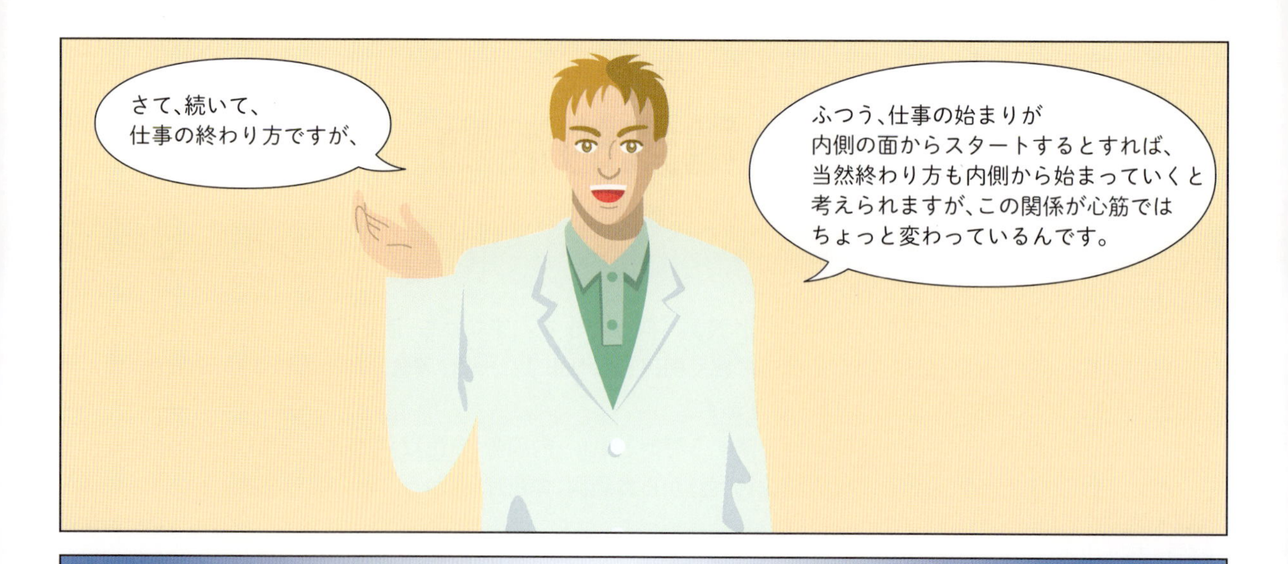
さて、続いて、
仕事の終わり方ですが、
ふつう、仕事の始まりが
内側の面からスタートするとすれば、
当然終わり方も内側から始まっていくと
考えられますが、この関係が心筋では
ちょっと変わっているんです。

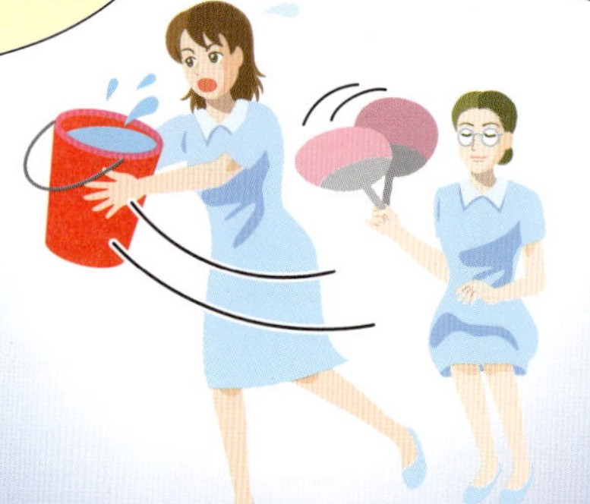
というのは、
まず内側の面で仕事をする
Q子さん側ですが、
こちらはまさに仕事の最前線で、
左室の内側にある血液を送り出す
仕事の矢面に立っているわけです。
それに対して、外側の面で
仕事をしているN子さん側ですが、
この方は内側の面のQ子さんの
背中を押している後方支援部隊の
ようなものなんです。
そのために、内側の面のほうが
外側の面と比べて仕事量が多い、
という特徴があります。

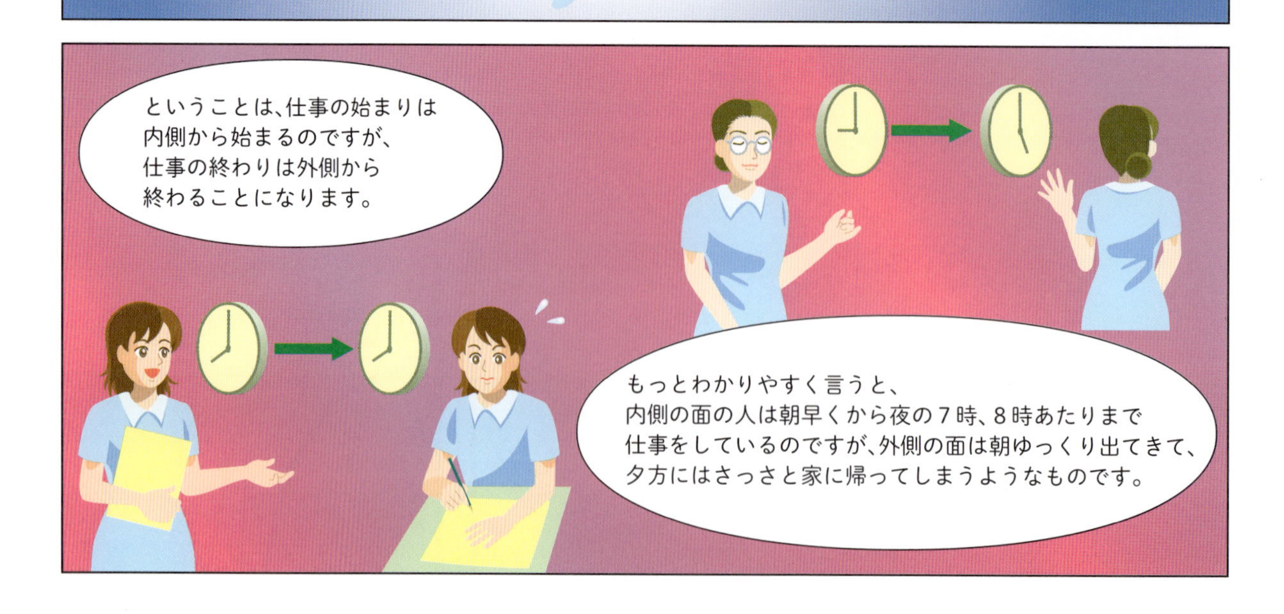
ということは、仕事の始まりは
内側から始まるのですが、
仕事の終わりは外側から
終わることになります。
もっとわかりやすく言うと、
内側の面の人は朝早くから夜の7時、8時あたりまで
仕事をしているのですが、外側の面は朝ゆっくり出てきて、
夕方にはさっさと家に帰ってしまうようなものです。

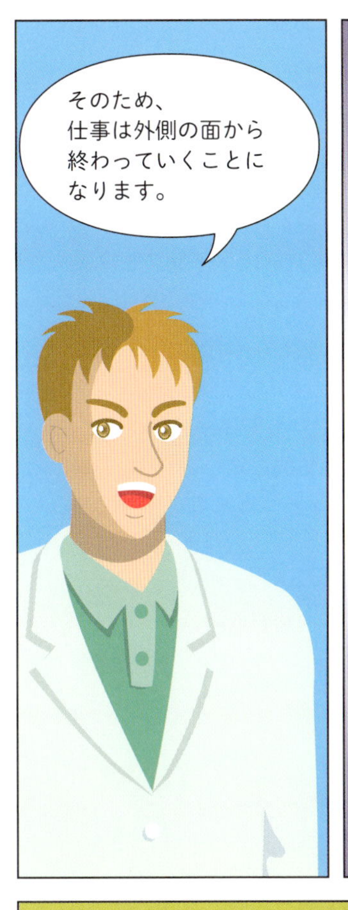
そのため、
仕事は外側の面から
終わっていくことに
なります。

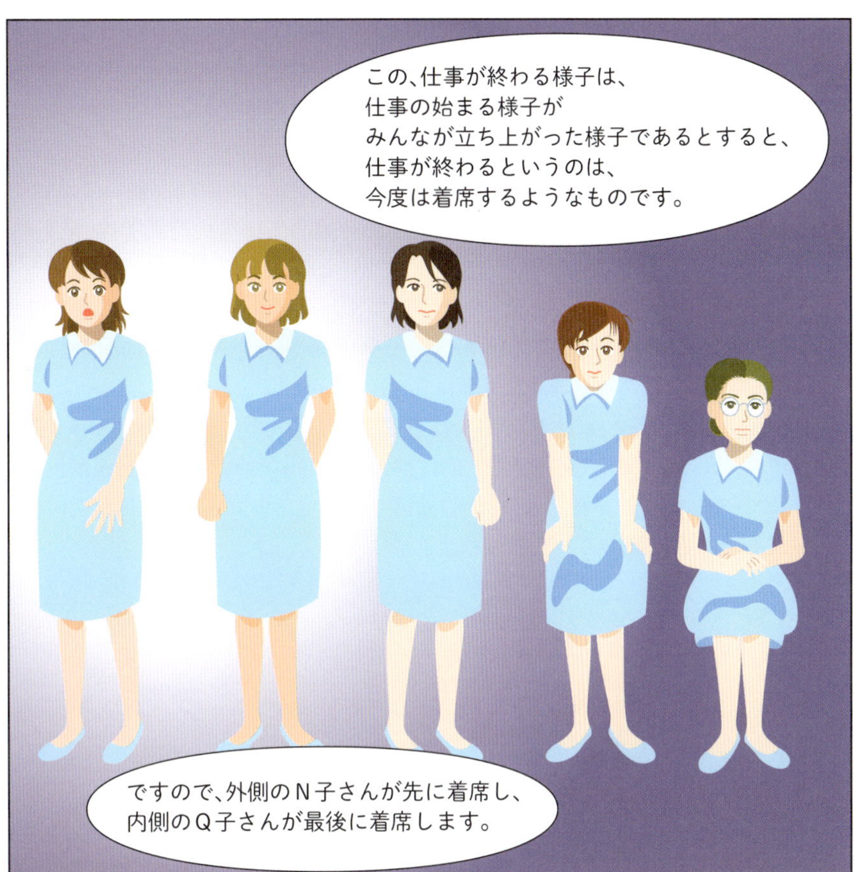
この、仕事が終わる様子は、
仕事の始まる様子が
みんなが立ち上がった様子であるとすると、
仕事が終わるというのは、
今度は着席するようなものです。
ですので、外側のＮ子さんが先に着席し、
内側のＱ子さんが最後に着席します。

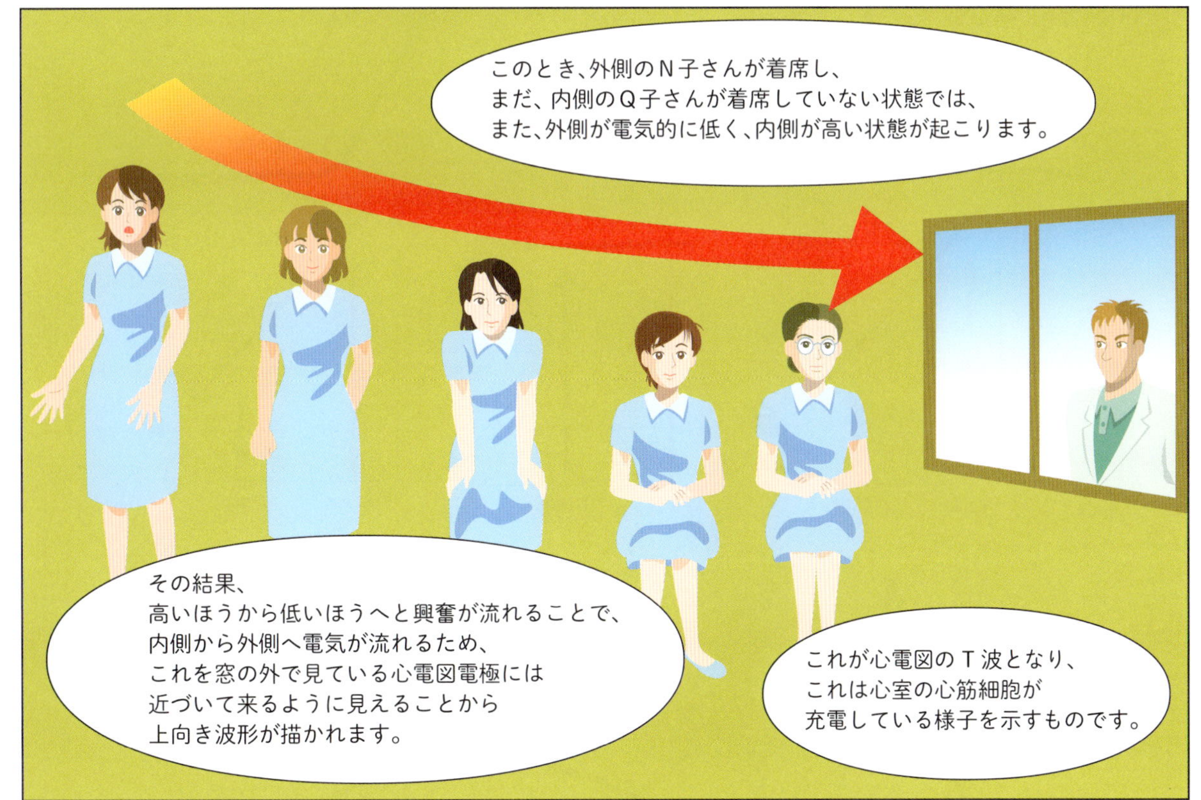
このとき、外側のＮ子さんが着席し、
まだ、内側のＱ子さんが着席していない状態では、
また、外側が電気的に低く、内側が高い状態が起こります。
その結果、
高いほうから低いほうへと興奮が流れることで、
内側から外側へ電気が流れるため、
これを窓の外で見ている心電図電極には
近づいて来るように見えることから
上向き波形が描かれます。
これが心電図のＴ波となり、
これは心室の心筋細胞が
充電している様子を示すものです。

心筋活動電位と心電図の関係

まず、内膜側の心筋が、先に活動（脱分極）を開始し、外膜側が続いて活動を始めます。このとき、内膜側が電位を高めて、でもまだ外膜側が活動を始めていない時期では、電気的レベルは内側が高く、外側が低い状態にあることで、電気的興奮は高いところから低いほうに向かって流れていきます。その様子を電極の位置で見ていると、それは近づくと見え、上向き波形（R波）が描かれます。

その後、外膜側も活動を開始することで、内膜側と外膜側とは同じ電気的水準となるため、心電図の波形は平坦な形になります（ST部）。

続いて、活動の終わり（再分極）では外膜側が先に再分極し、内膜側が後になるという関係が起こります。そのため、ここでも内膜側が電気的に高く、外膜側が低いという関係が生じ、電気的に高いところ（内膜側）から低い側（外膜側）へと電気的興奮が向かうことから、これも電極の目では近づくと見えることでT波も上向きの波形として描かれます。

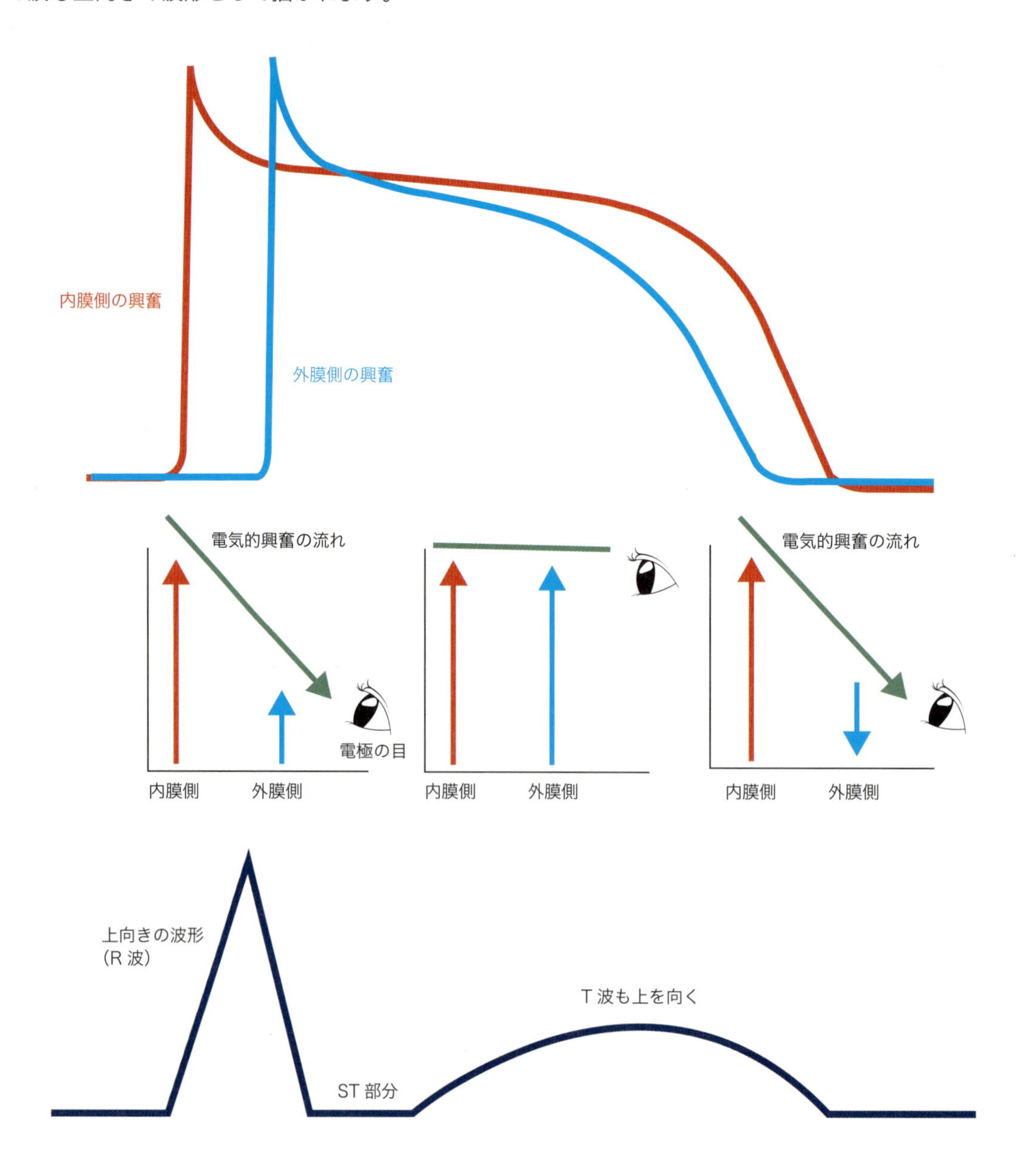

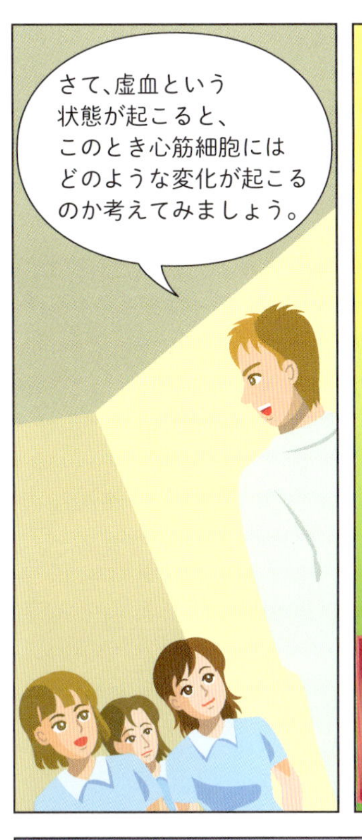
さて、虚血という
状態が起こると、
このとき心筋細胞には
どのような変化が起こる
のか考えてみましょう。

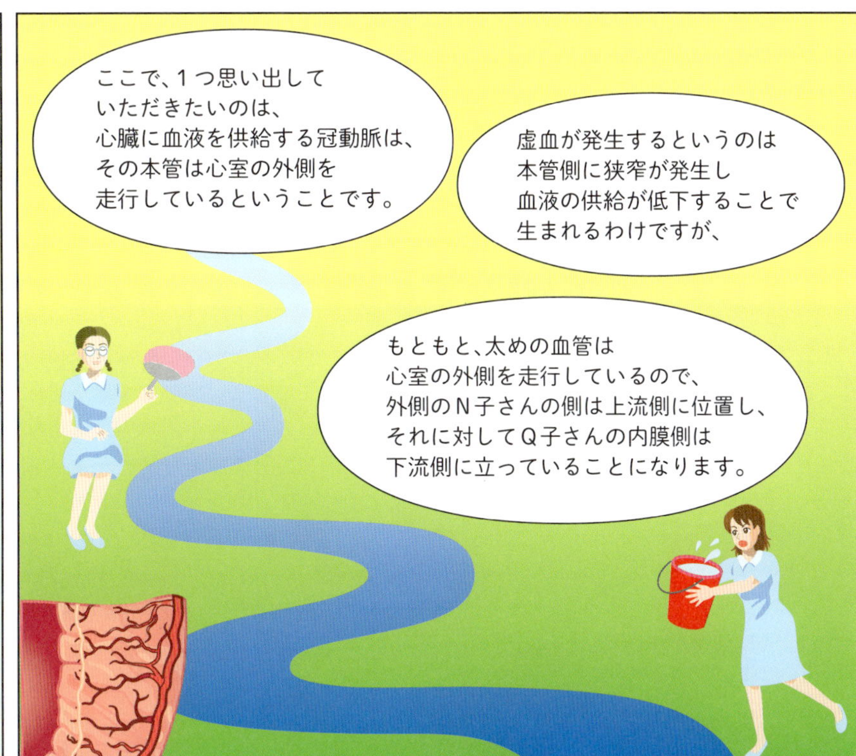
ここで、1つ思い出して
いただきたいのは、
心臓に血液を供給する冠動脈は、
その本管は心室の外側を
走行しているということです。
虚血が発生するというのは
本管側に狭窄が発生し
血液の供給が低下することで
生まれるわけですが、
もともと、太めの血管は
心室の外側を走行しているので、
外側のN子さんの側は上流側に位置し、
それに対してQ子さんの内膜側は
下流側に立っていることになります。

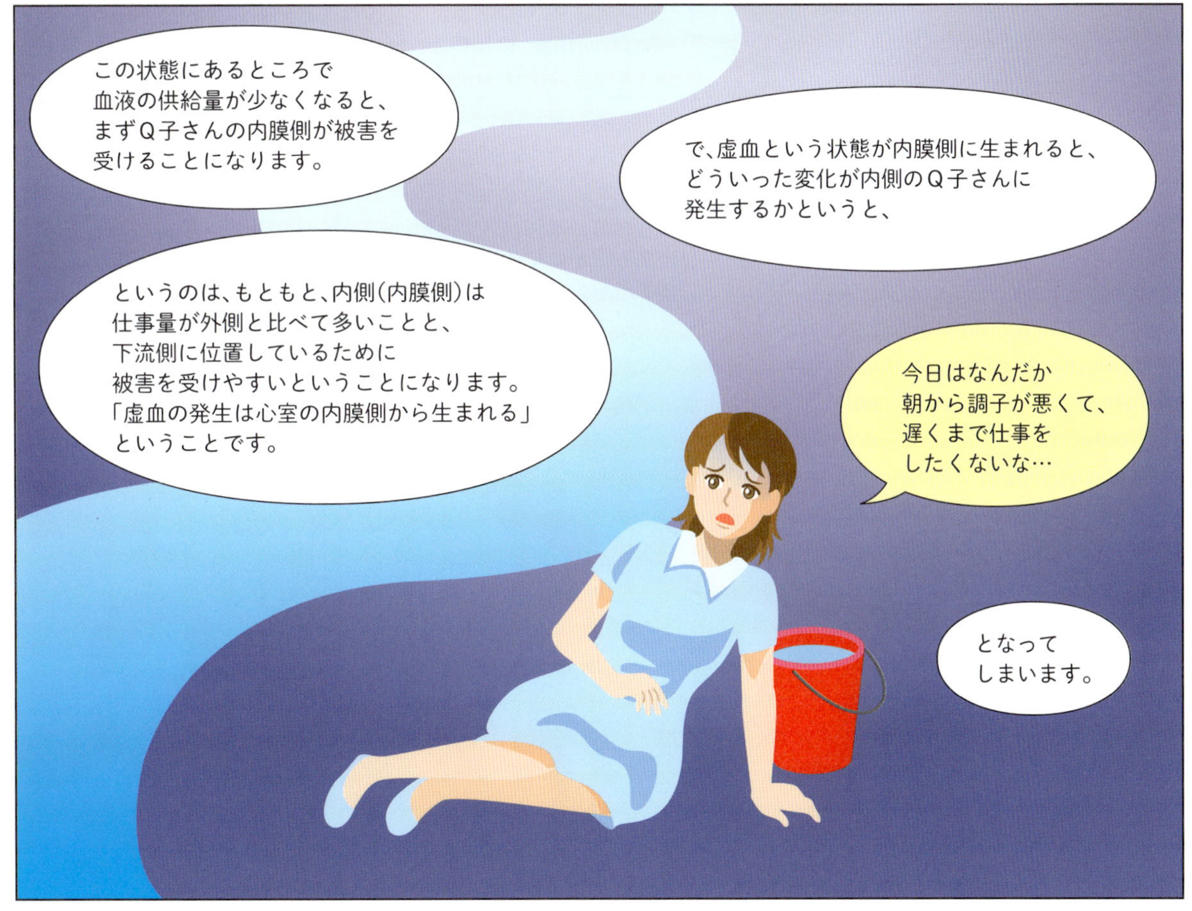
この状態にあるところで
血液の供給量が少なくなると、
まずQ子さんの内膜側が被害を
受けることになります。
で、虚血という状態が内膜側に生まれると、
どういった変化が内側のQ子さんに
発生するかというと、
今日はなんだか
朝から調子が悪くて、
遅くまで仕事を
したくないな…
となって
しまいます。
というのは、もともと、内側（内膜側）は
仕事量が外側と比べて多いことと、
下流側に位置しているために
被害を受けやすいということになります。
「虚血の発生は心室の内膜側から生まれる」
ということです。

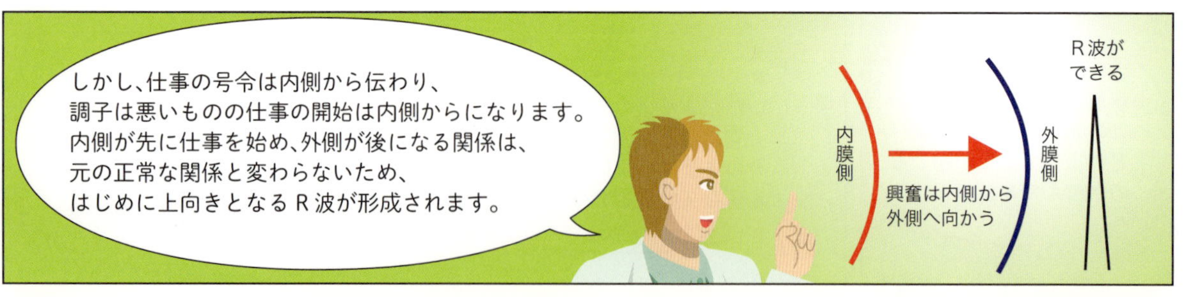
しかし、仕事の号令は内側から伝わり、
調子は悪いものの仕事の開始は内側からになります。
内側が先に仕事を始め、外側が後になる関係は、
元の正常な関係と変わらないため、
はじめに上向きとなるR波が形成されます。
内膜側
外膜側
興奮は内側から外側へ向かう
R波ができる

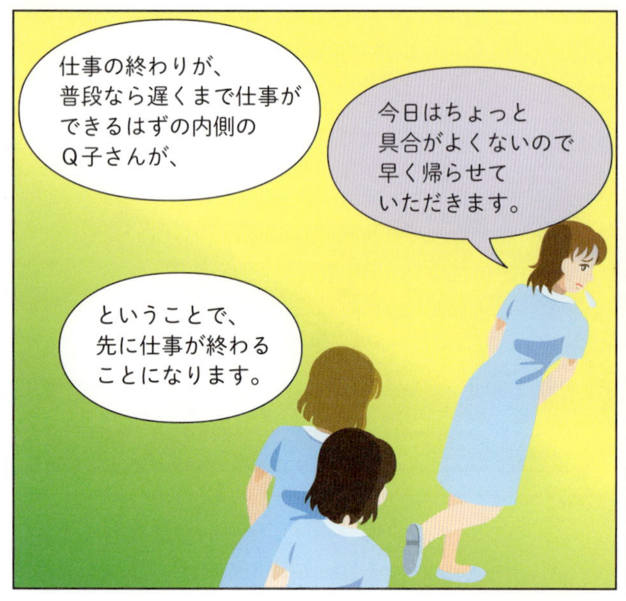
仕事の終わりが、普段なら遅くまで仕事ができるはずの内側のQ子さんが、
今日はちょっと具合がよくないので早く帰らせていただきます。
ということで、先に仕事が終わることになります。

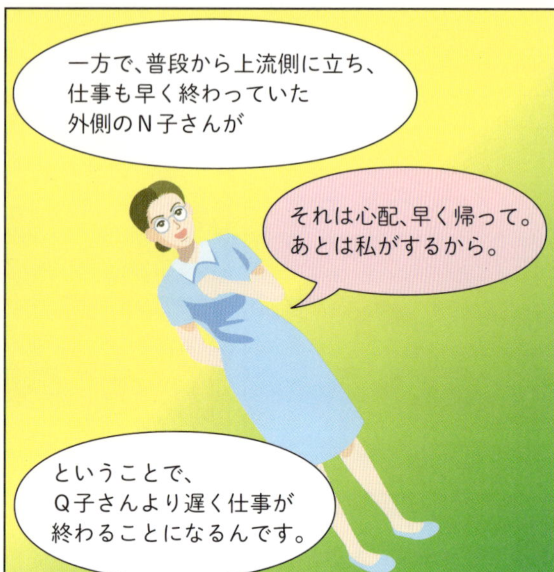
一方で、普段から上流側に立ち、仕事も早く終わっていた外側のN子さんが
それは心配、早く帰って。あとは私がするから。
ということで、Q子さんより遅く仕事が終わることになるんです。

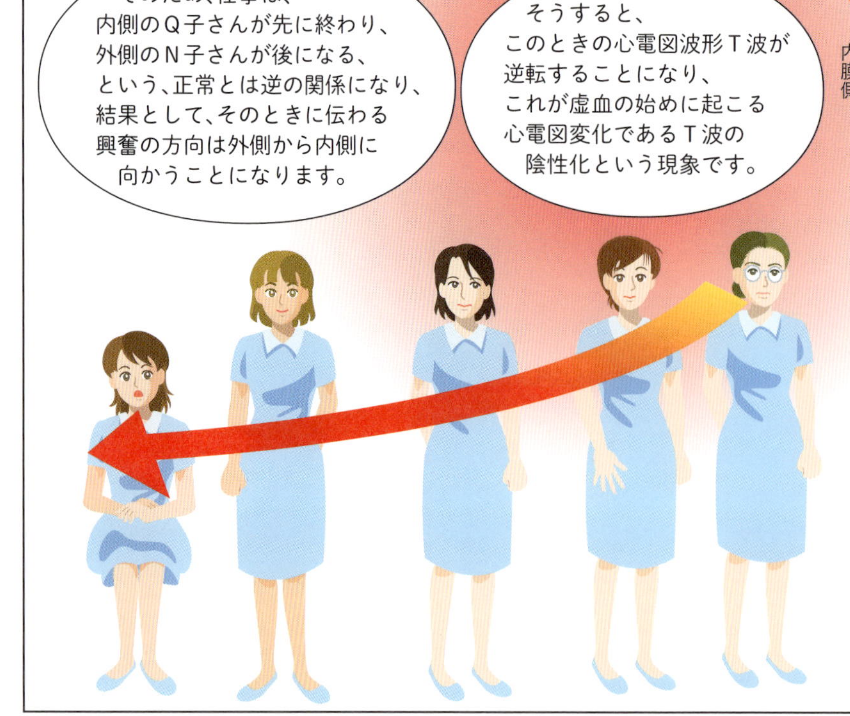
そのため、仕事は、内側のQ子さんが先に終わり、外側のN子さんが後になる、という、正常とは逆の関係になり、結果として、そのときに伝わる興奮の方向は外側から内側に向かうことになります。
そうすると、このときの心電図波形T波が逆転することになり、これが虚血の始めに起こる心電図変化であるT波の陰性化という現象です。
内膜側
外膜側
興奮は外側から内側へ向かう
T波は下を向く

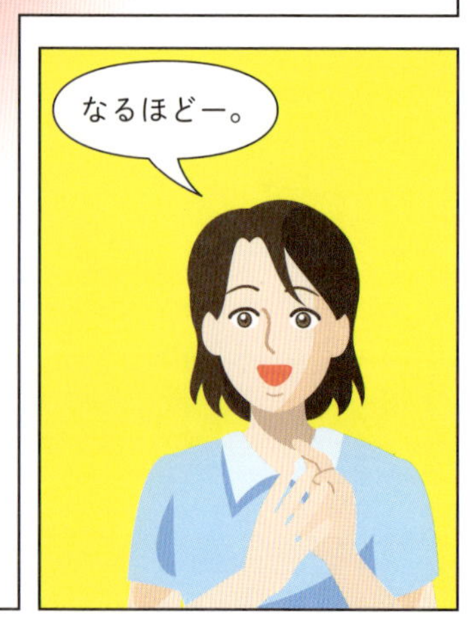
なるほどー。

12 T波の陰性化

心筋虚血の初期の段階では、刺激伝導路が内膜面を走行していることから、虚血が発生した場合でも、仕事の始まり（興奮の始まり）は内膜側から起こることになりますが、虚血の発生によって、内膜側の仕事の持続時間が短くなるために、興奮が醒める時期が内膜面が先となり、一方では、外膜側の興奮持続が逆に延長することとなります。このことで、興奮が醒める時期に流れる電気の方向が逆となり、結果としてT波が逆転します。

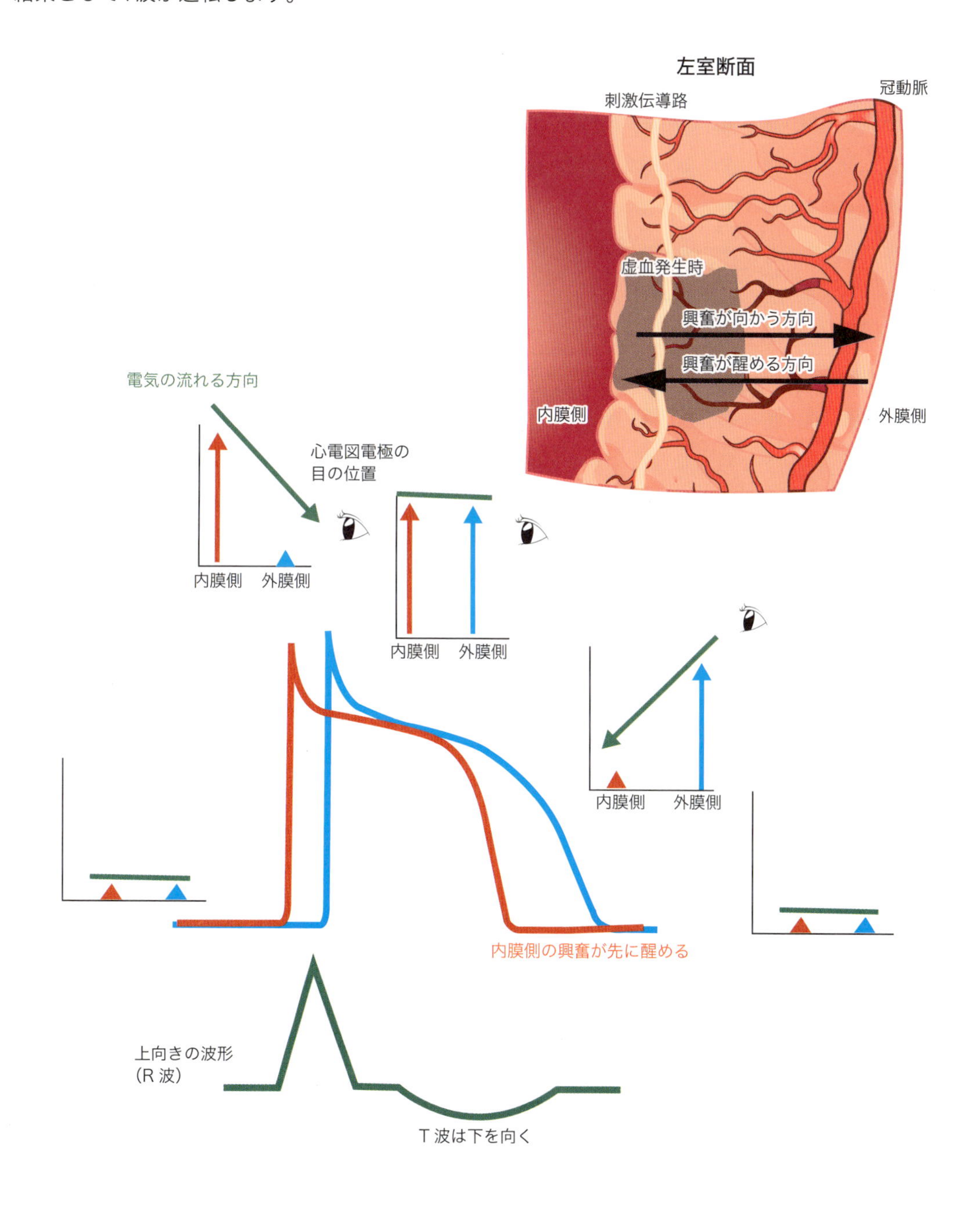

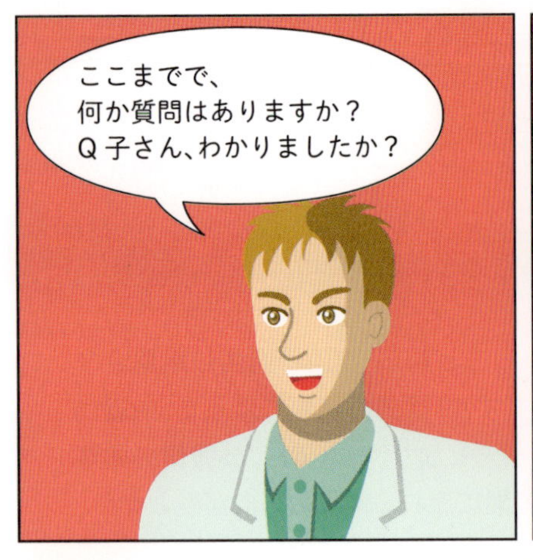
ここまでで、
何か質問はありますか？
Q 子さん、わかりましたか？

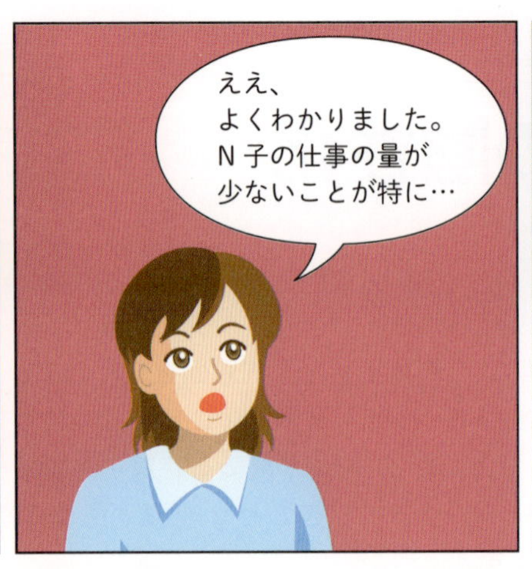
ええ、
よくわかりました。
N 子の仕事の量が
少ないことが特に…

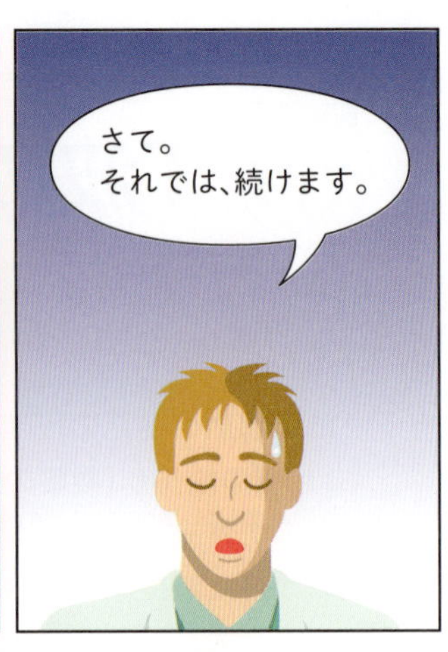
さて。
それでは、続けます。

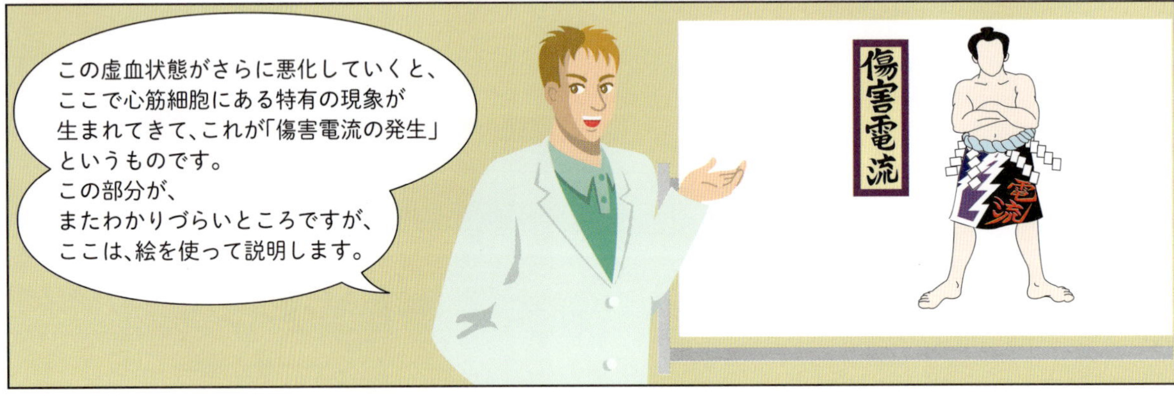
この虚血状態がさらに悪化していくと、
ここで心筋細胞にある特有の現象が
生まれてきて、これが「傷害電流の発生」
というものです。
この部分が、
またわかりづらいところですが、
ここは、絵を使って説明します。
傷害電流

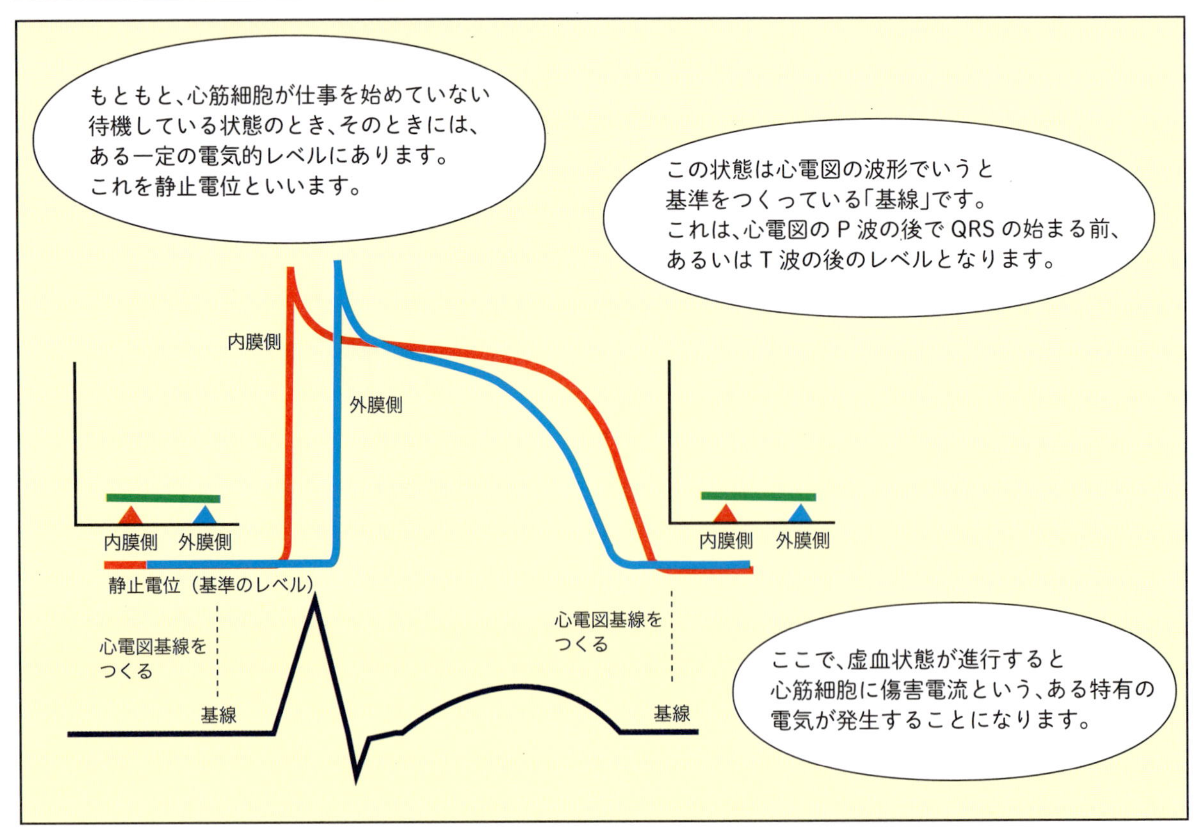
もともと、心筋細胞が仕事を始めていない
待機している状態のとき、そのときには、
ある一定の電気的レベルにあります。
これを静止電位といいます。
この状態は心電図の波形でいうと
基準をつくっている「基線」です。
これは、心電図の P 波の後で QRS の始まる前、
あるいは T 波の後のレベルとなります。
内膜側
外膜側
内膜側　外膜側
内膜側　外膜側
静止電位（基準のレベル）
心電図基線を
つくる
心電図基線を
つくる
基線
基線
ここで、虚血状態が進行すると
心筋細胞に傷害電流という、ある特有の
電気が発生することになります。

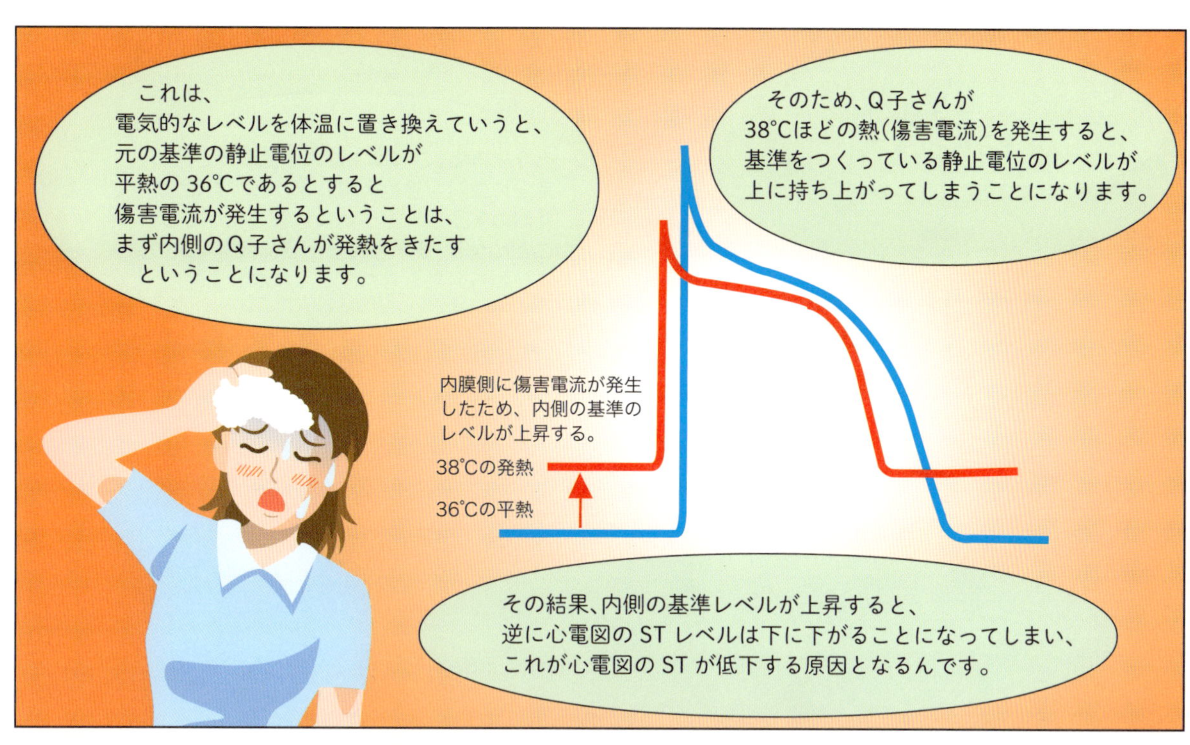
これは、
電気的なレベルを体温に置き換えていうと、
元の基準の静止電位のレベルが
平熱の36℃であるとすると
傷害電流が発生するということは、
まず内側のQ子さんが発熱をきたす
ということになります。
そのため、Q子さんが
38℃ほどの熱(傷害電流)を発生すると、
基準をつくっている静止電位のレベルが
上に持ち上がってしまうことになります。
内膜側に傷害電流が発生したため、内側の基準のレベルが上昇する。
38℃の発熱
36℃の平熱
その結果、内側の基準レベルが上昇すると、
逆に心電図のSTレベルは下に下がることになってしまい、
これが心電図のSTが低下する原因となるんです。

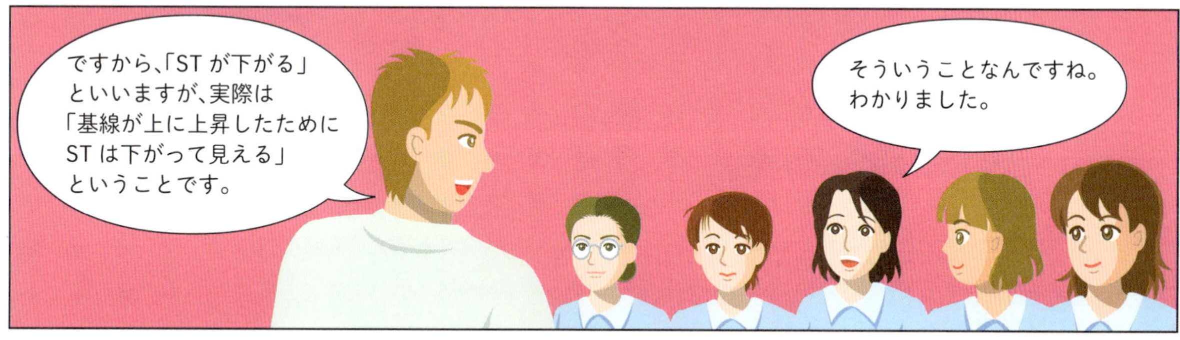
ですから、「STが下がる」
といいますが、実際は
「基線が上に上昇したために
STは下がって見える」
ということです。
そういうことなんですね。
わかりました。

内膜側で発生した虚血

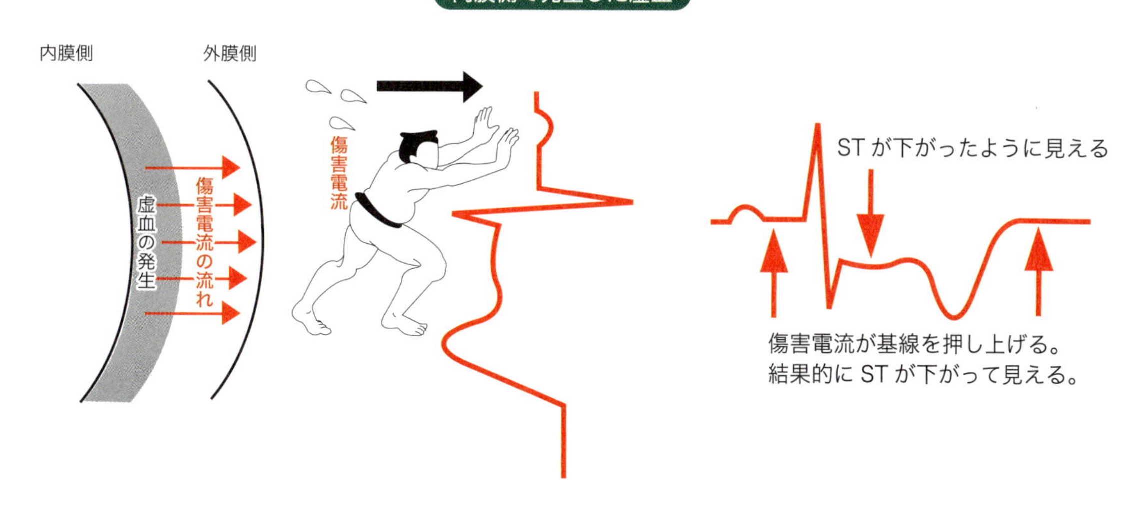
内膜側
外膜側
虚血の発生
傷害電流の流れ
傷害電流
STが下がったように見える
傷害電流が基線を押し上げる。
結果的にSTが下がって見える。

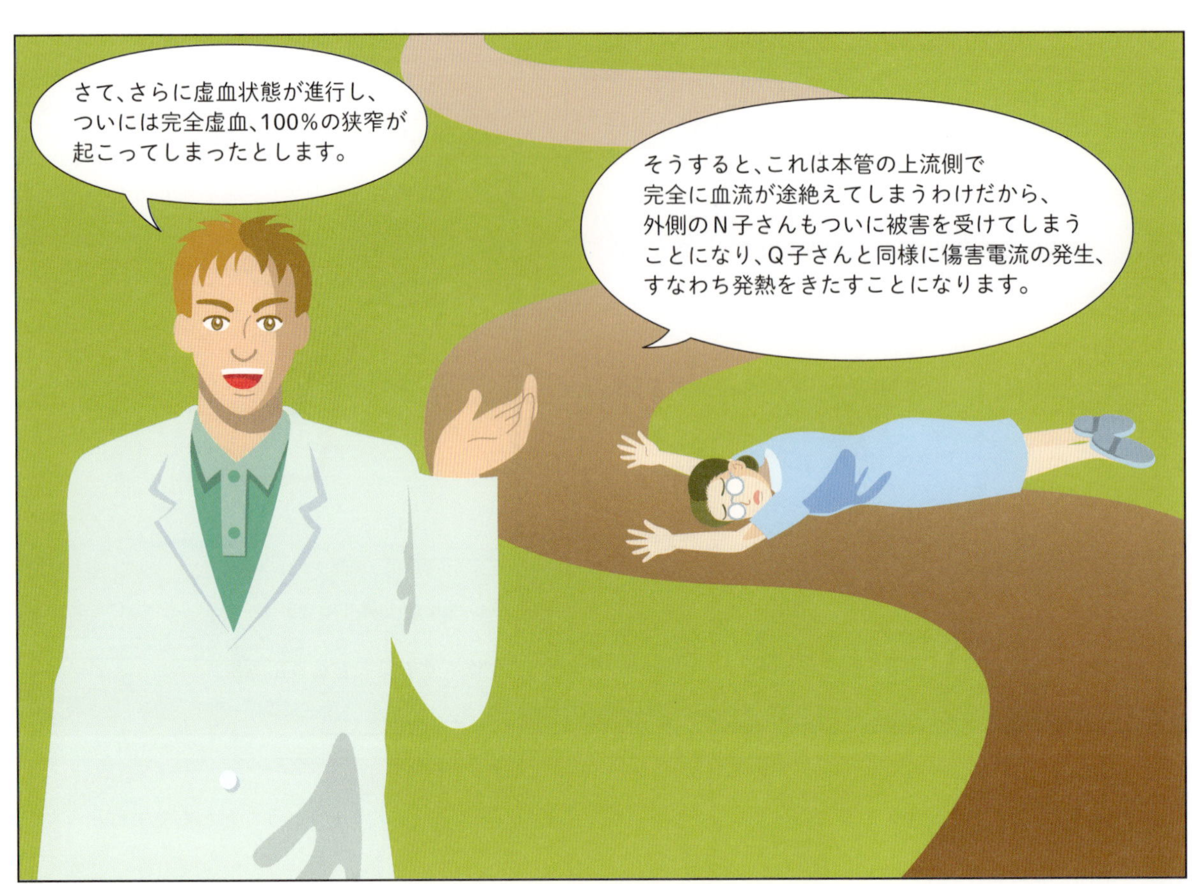
さて、さらに虚血状態が進行し、
ついには完全虚血、100%の狭窄が
起こってしまったとします。
そうすると、これは本管の上流側で
完全に血流が途絶えてしまうわけだから、
外側のN子さんもついに被害を受けてしまう
ことになり、Q子さんと同様に傷害電流の発生、
すなわち発熱をきたすことになります。

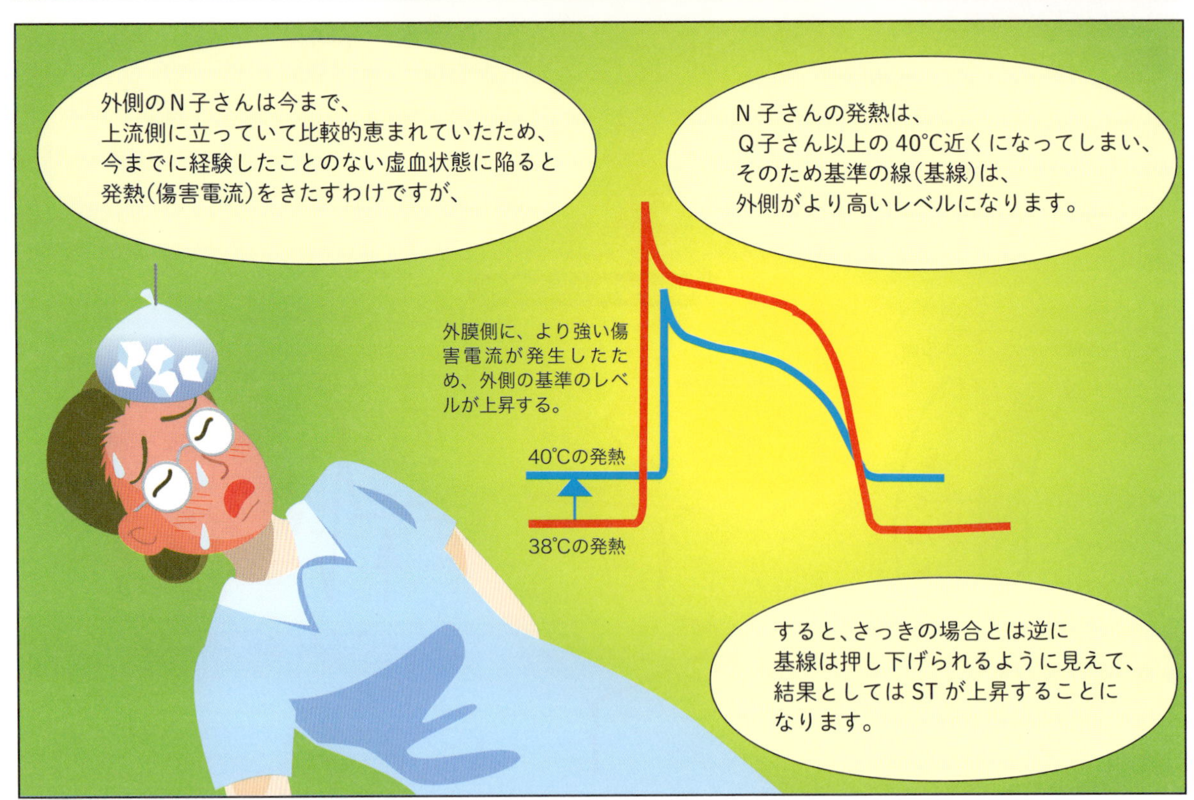
外側のN子さんは今まで、
上流側に立っていて比較的恵まれていたため、
今までに経験したことのない虚血状態に陥ると
発熱(傷害電流)をきたすわけですが、
N子さんの発熱は、
Q子さん以上の40℃近くになってしまい、
そのため基準の線(基線)は、
外側がより高いレベルになります。
外膜側に、より強い傷害電流が発生したため、外側の基準のレベルが上昇する。
40℃の発熱
38℃の発熱
すると、さっきの場合とは逆に
基線は押し下げられるように見えて、
結果としてはSTが上昇することに
なります。

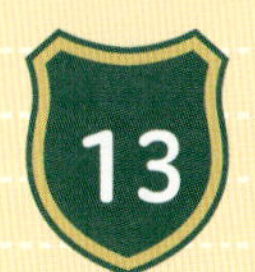

貫壁性に発生した虚血

心筋の外膜側から内膜側まで虚血が貫いた状態になると、この場合、外膜側に、より強い傷害電流が発生します。すると、外膜側の静止電位が高まることになり、結果、今度は外膜側から内膜側に向かって傷害電流が流れます。すると、これは心電図の基線を持ち上げる方向に向かうこととなり、その結果、STが上昇することになります。

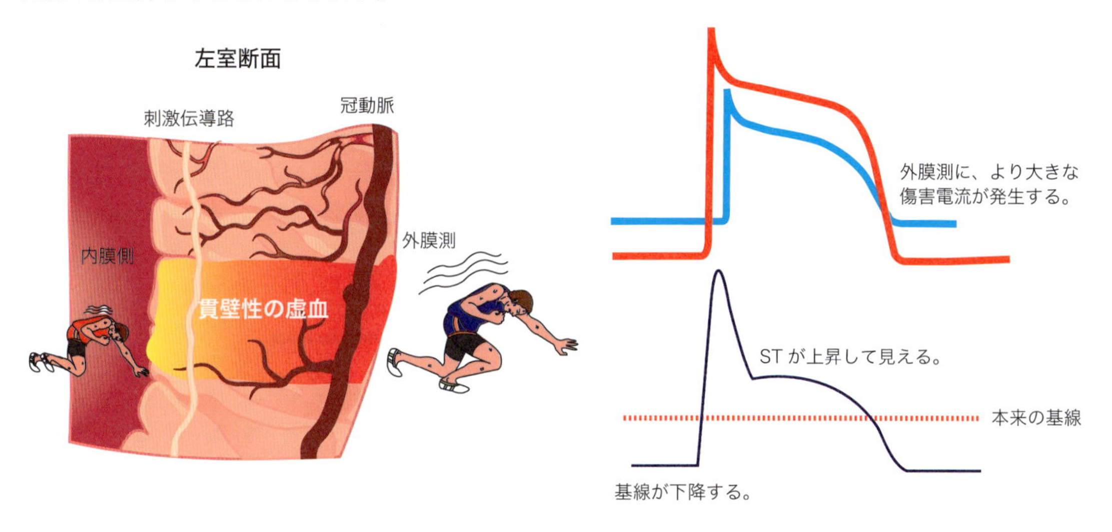

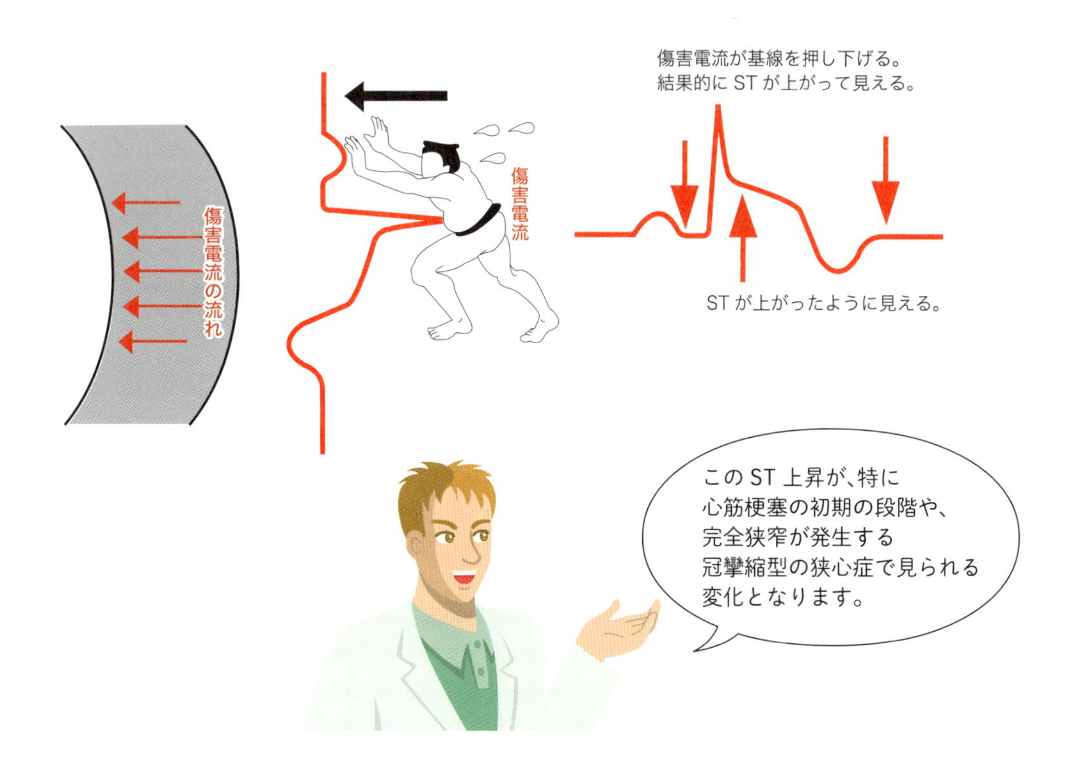

14 心筋の酸素消費と冠血流量の関係

冠血流量と心筋の酸素消費の関係は、需要と供給の関係で示されます。すなわち、冠血流量が「供給」で、心筋酸素消費が「需要」となります。正常においては、両者の関係はバランスがとれた状態となっており、運動を行って心筋の活動性が増し、酸素消費(需要)が高まった場合においても、心臓から拍出される血液量が増加し、心筋が十分な供給を受けることができることで両者のバランスは保たれています。

しかし、冠動脈に有意な狭窄が発生すると、運動時に酸素消費量が増えた状態であっても供給がおぼつかなくなり、需要と供給のバランスが崩れることから虚血が発生します。

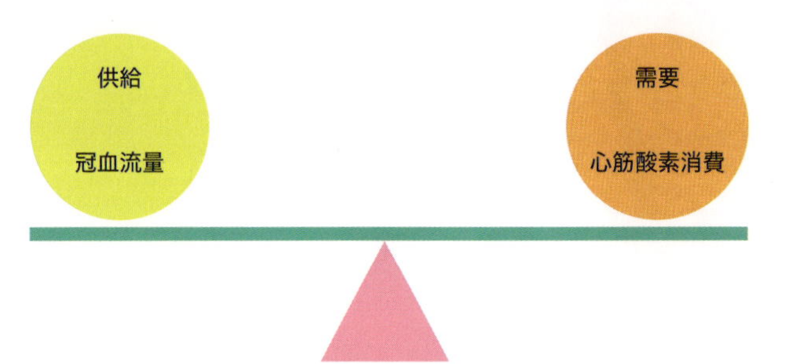

心筋の酸素消費と冠血流量の関係は、需要と供給のバランスで示される。

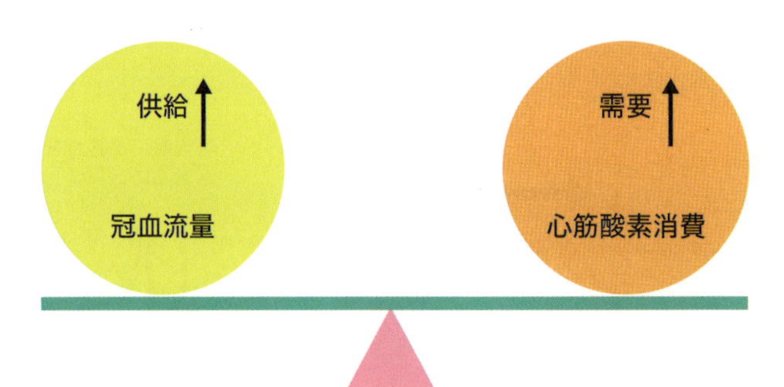

心筋の酸素消費が増えた状態（心拍数の増大など）において、供給も見合った量が送られる場合には虚血は発生しない。

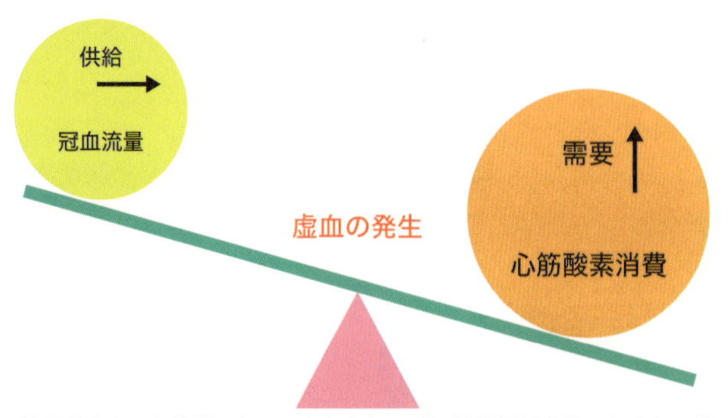

需要が高まった状態にあるにもかかわらず、供給量が十分でなくなる場合に虚血が発生する。

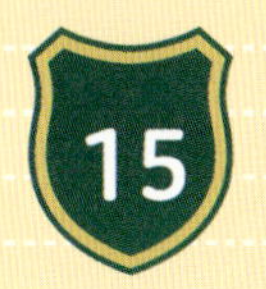

冠動脈の形態変化と狭心症・心筋梗塞の発症

正常血管

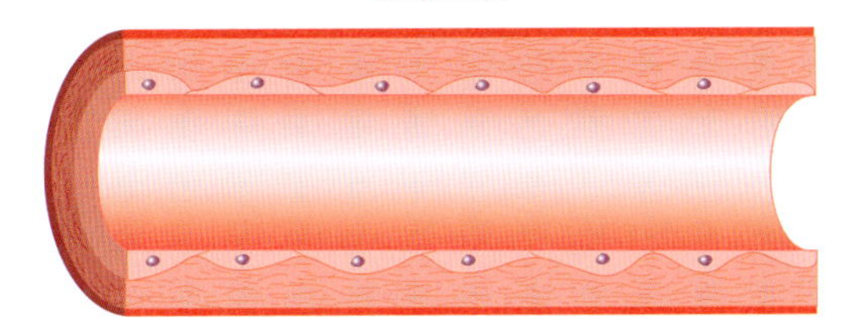

労作性狭心症（effort angina pectoris EAP）［安定狭心症（stable angina pectoris SAP）］

冠動脈に有意な狭窄（75％以上）が生じ、労作時に狭心症発作が発生するものを労作狭心症（安定狭心症）といいます。

さらに狭窄の程度が進行し、労作時に限らず安静時にも出現するようになった場合、安静時狭心症（resting angina）といいます。

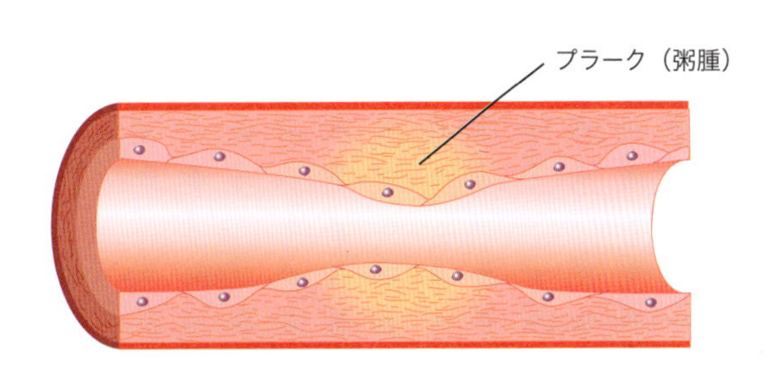

不安定狭心症（unstable angina pectoris UAP）と急性心筋梗塞（acute myocardial infarction AMI）

プラークの破裂、解離などに加えて、フィブリン塊や血小板凝集による血栓が形成され高度な虚血が発生した場合、不安定狭心症を発症します。また、この状態は急性心筋梗塞につながりやすいです。

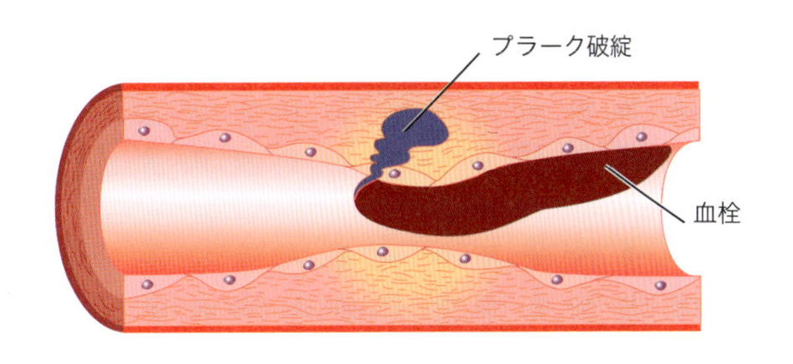

冠動脈内に発生したプラークの破裂や剥離、亀裂などによって血管の閉塞が生まれ、それによって心筋内への血液灌流が障害され、心筋が壊死に陥った状態を心筋梗塞といいます。このときの閉塞が不完全かあるいは一時的なものである場合、不安定狭心症となります。すなわち、両者は明確に区別されるものではなく関連しているものと考えます。

不安定狭心症や急性心筋梗塞、あるいはそれらによって発生する心臓突然死などを含めて急性冠症候群（acute coronary syndrome：ACS）と定義されます。

冠攣縮性狭心症（異型狭心症）

異型狭心症は、冠動脈が限局性で一過性の攣縮を生じ、それによって冠動脈がほぼ完全狭窄を生じるもので、比較的、安静時に発生する場合が多いです。これは血管の内皮機能の異常や、血管平滑筋の反応性が亢進した状態で、血管の、主に中膜の平滑筋が過収縮（攣縮）することが原因とされています。

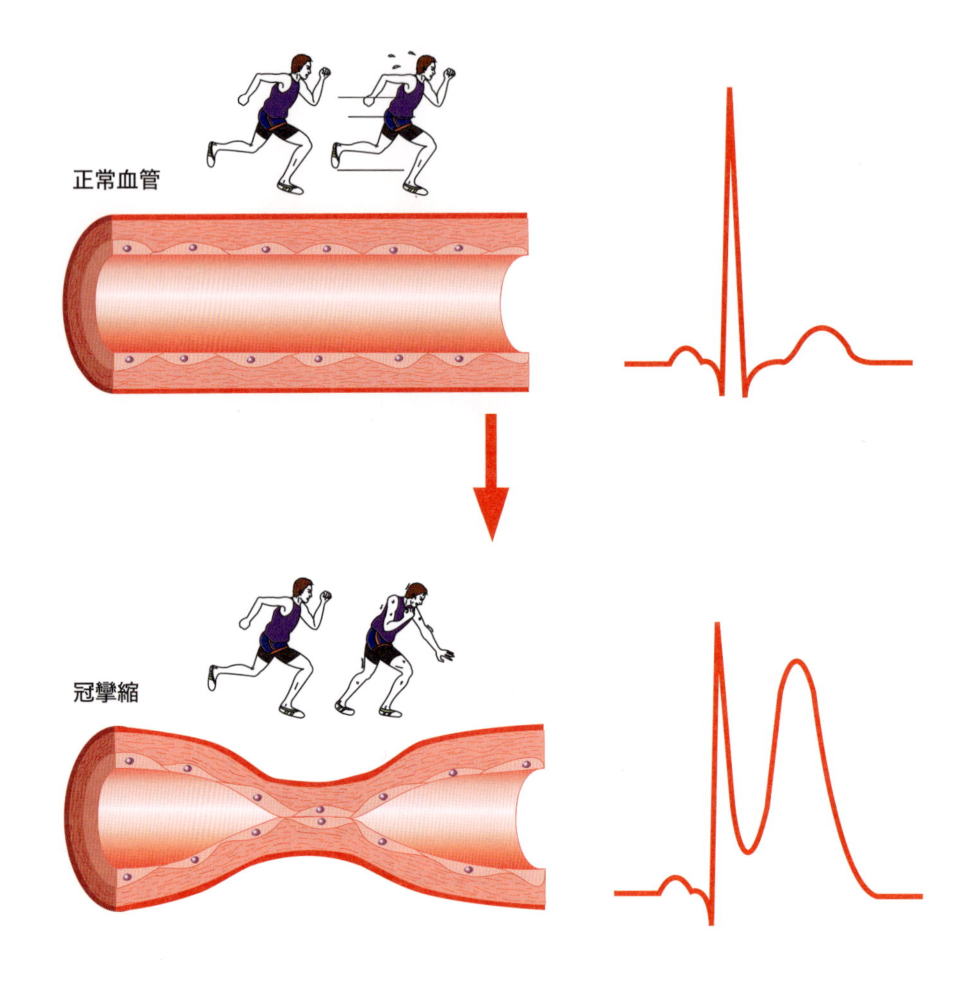

アセチルコリンのような血管作動薬で誘発でき、過換気や寒冷負荷でも誘発できる場合があります。本症は、副交感神経と交感神経の支配関係が切り替わる早朝の時間帯に起こりやすいことが知られています。

冠動脈が一時的に完全狭窄に陥ることから、心電図変化としては、STが上昇します。冠動脈が完全狭窄に陥ることで、急性心筋梗塞の初期と似た臨床所見を示すことがありますが、硝酸薬の投与（ニトロールやニトロールスプレーなど）によってすみやかに発作が寛解することで区別できます。

脳疾患患者にみられる心電図ST変化

脳出血・くも膜下出血などにおいて、心臓に疾患がないにもかかわらず心電図STが変化（ST低下）を示すことがあります。これは自律神経系の変化によるものと考えられています。

無症候性心筋虚血（silent myocardial ischemia SMI）

有意な冠動脈狭窄があり、心電図変化もとらえられているにもかかわらず、狭心痛を伴わない虚血を無症候性心筋虚血といいます。

Cohn分類

- **Ⅰ型** 心筋虚血があるものの、心筋梗塞や狭心症の既往がなく、まったく無症状
- **Ⅱ型** 心筋梗塞後に発症した症状を伴わない虚血
- **Ⅲ型** 狭心症を有する例で、症状を伴う場合と伴わない場合がある例

原因となる可能性

- 軽微あるいは短時間の虚血
- 疼痛閾値の亢進
- 糖尿病があり神経障害がある場合
- 虚血が反復して起こり、そのために耐性が高まった状態
- エンドルフィンなどの鎮痛物質の亢進

虚血の進行と症状・徴候発生の関係

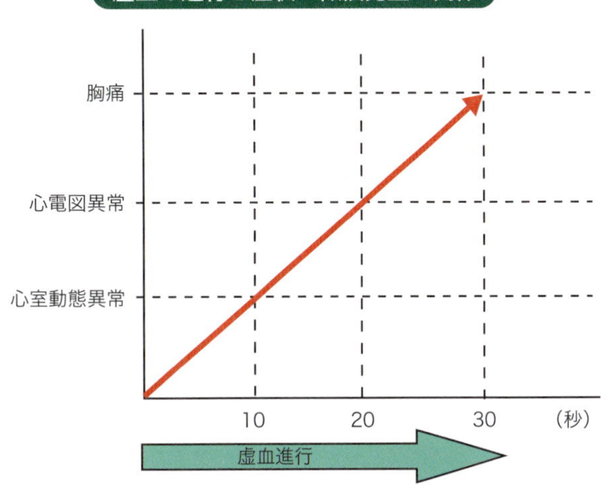

虚血の進行とともに、まず心室の動きに異常が生じ、続いて心電図変化が起こる。胸痛は最後に現れる。

更年期女性に、しばしば起こる狭心症

狭心症は、左右いずれか、あるいは両方に発生する冠動脈内の狭窄によって発症し、血管の比較的上流側で引き起こされるものですが、最近では、冠動脈の末梢側（微小血管）の狭窄によって起こされる微小血管狭心症が知られています。しかも、この病気が女性で、特に更年期に多いことが特徴とされています。

この原因は、女性ホルモン（エストロゲン）のバランスの変化とされており、特に閉経期以降では女性ホルモンの低下によって血管収縮が起こりやすくなることで、それが特に冠動脈の微小血管狭窄を引き起こし、この病気を発症させると考えられています。

また、この微小血管狭心症は、通常、狭心症治療に用いられる硝酸薬が効きにくいことも特徴で、さらに症状として一般の狭心症の「胸が痛く、絞めつけられる」というものより、肩やあご、腕の痛みであったり背中の痛みなど、必ずしも典型的な狭心症とは異なる場合があります。さらに、痛みの持続時間が一般的な狭心症では数分程度のタイプが多いところが、微小血管狭心症では20分、30分、あるいはそれ以上、長時間にわたることもあり、そのため、通常の狭心症という診断がつかず、単なる更年期障害などと一括されてしまい適切な治療を受けることができない場合があります。

この病気を診断するためには、心電図検査だけでは不十分で、負荷超音波心臓検査や負荷心筋シンチグラムなどが有用です。ニトログリセリンはあまり効きませんがカルシウム拮抗薬は有効となります。

ねえ、U子
昨日緊急入院したMさん、
アンステーブルって言っていたよね。
緊急カテになったのかな。
確か、申し送りでは
カテをして PCI もしたそうよ。
今、比較的安定しているみたい。

安静度は、
どうだっけ？
今は、まだ
シースが入っているから
臥上安静だけど、
えーっと、今 10 時か、
お昼ごろにはシースが
抜去されるはずだから、その後は
受動 45 度になると思うよ。
あっ、担当の F 先生だ。
F 先生、Mさんのことなんですが。
ああ、M さんが
どうしたの？

Mさんは、確か外来で
私がみていた患者さんなんです。
以前、通院されていましたよね。
そう。AP で
左の 7 番が 75％で、
PCI をやって、その後、
外来でフォローして
いたんだけど、
今回ライトがトータルで
緊急入院したんだよ。
コンプリートにもなって、
すぐにペーシングもする
ことになって昨夜は
大変だったんだ。
でも、ブレードのバルーンで
広げることで 50％以下となって、
全身状態も安定している。
早く運ばれていたので
よかったよ。

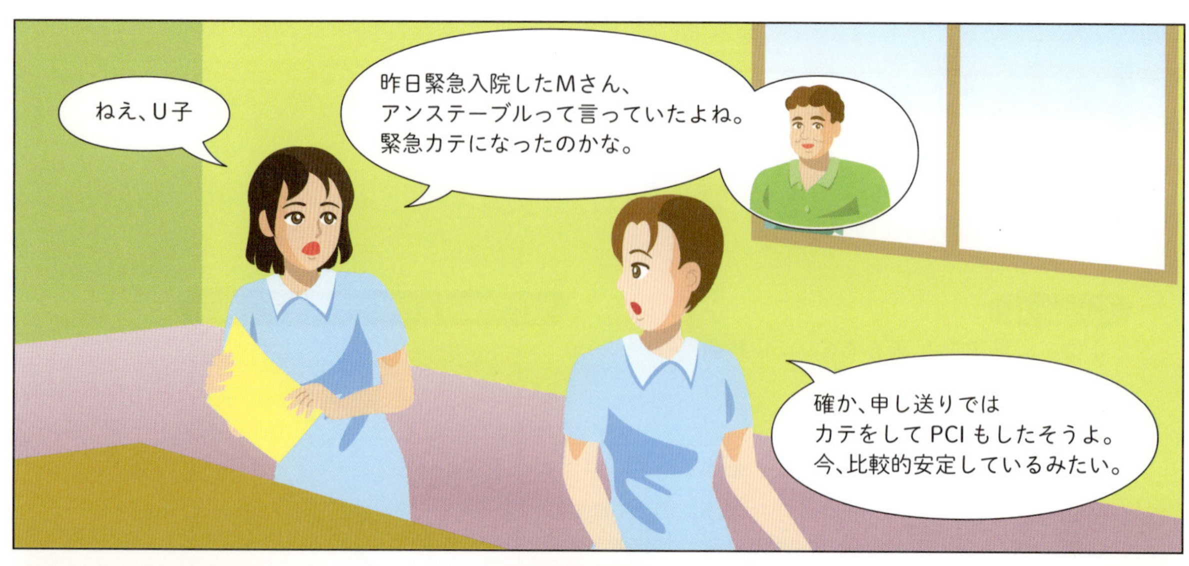

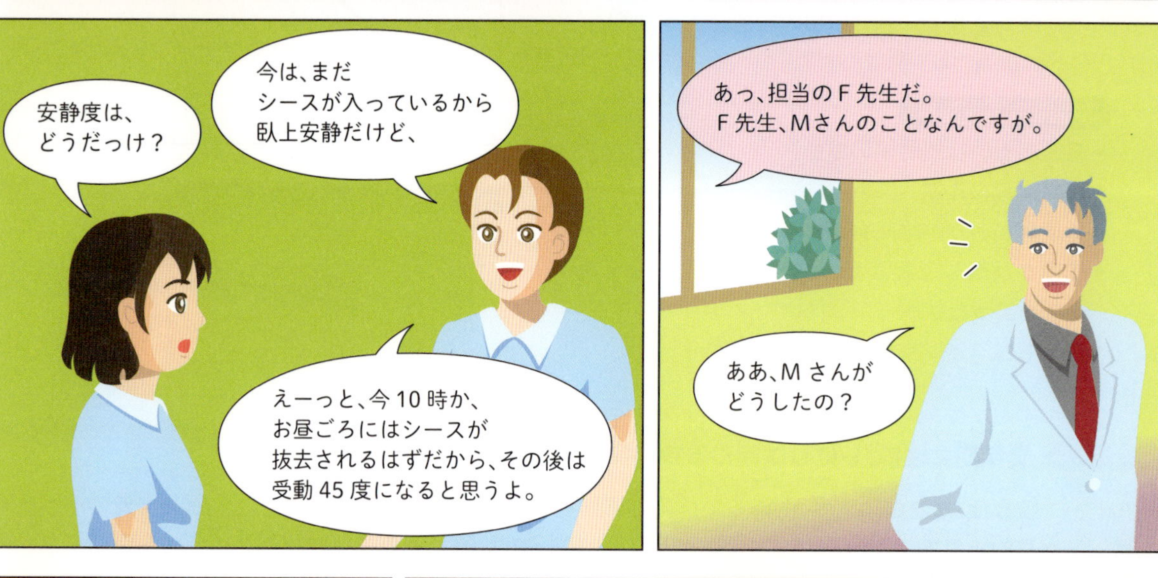

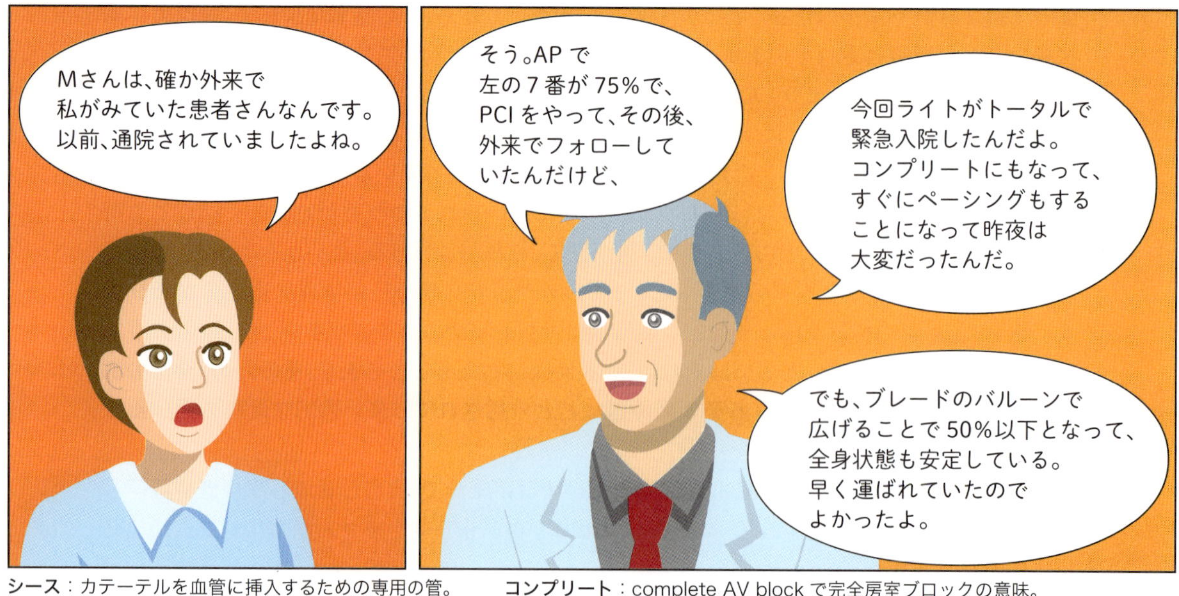

シース：カテーテルを血管に挿入するための専用の管。
トータル：total occlusion 完全閉塞の意味で使われる。
コンプリート：complete AV block で完全房室ブロックの意味。
ブレードのバルーン：風船の部分に刃が付いているカテーテル。

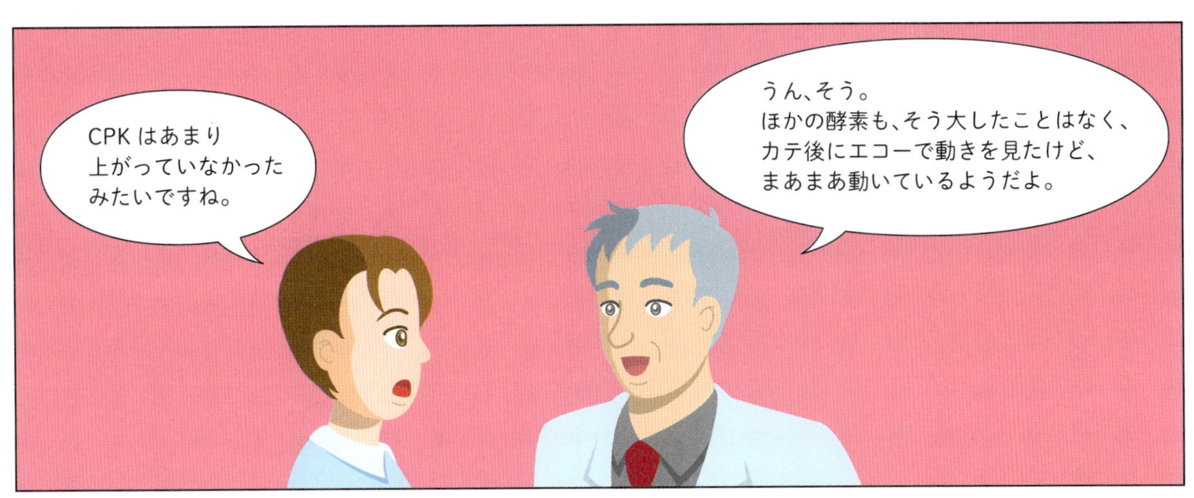
CPK はあまり
上がっていなかった
みたいですね。
うん、そう。
ほかの酵素も、そう大したことはなく、
カテ後にエコーで動きを見たけど、
まあまあ動いているようだよ。

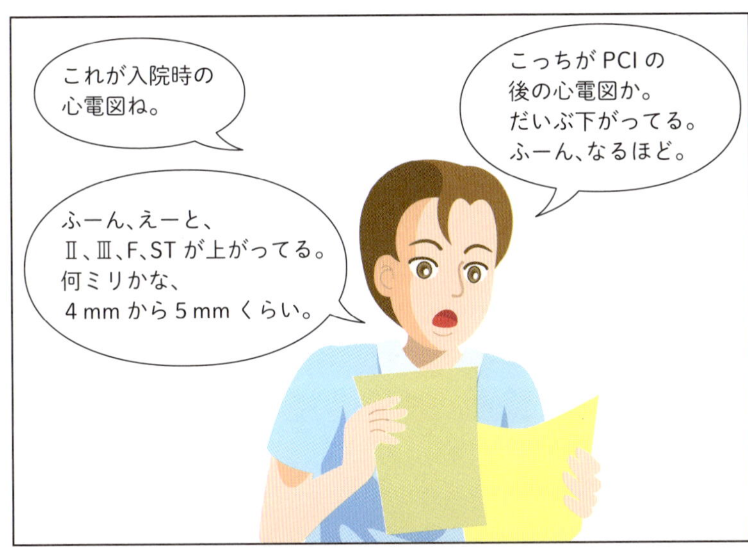
これが入院時の
心電図ね。
ふーん、えーと、
Ⅱ、Ⅲ、F、ST が上がってる。
何ミリかな、
4 mm から 5 mm くらい。
こっちが PCI の
後の心電図か。
だいぶ下がってる。
ふーん、なるほど。

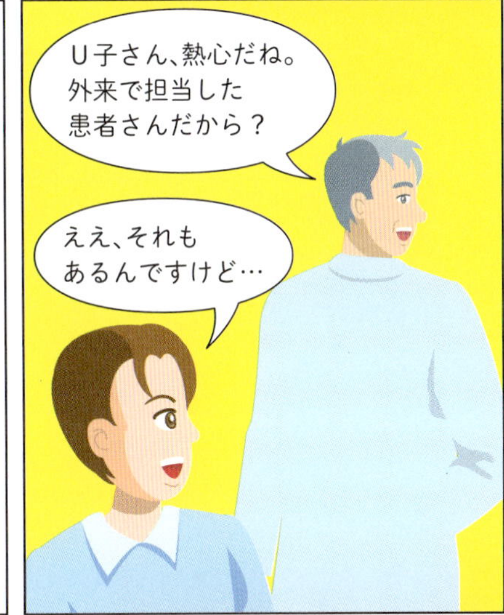
U子さん、熱心だね。
外来で担当した
患者さんだから？
ええ、それも
あるんですけど…

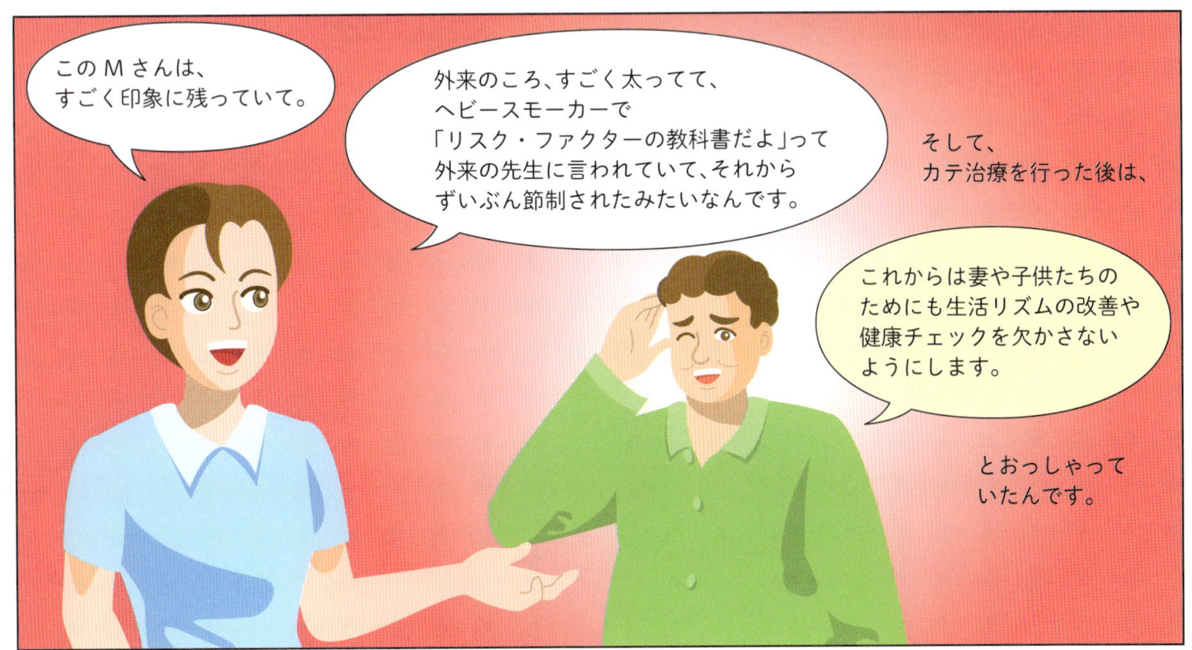
この M さんは、
すごく印象に残っていて。
外来のころ、すごく太ってて、
ヘビースモーカーで
「リスク・ファクターの教科書だよ」って
外来の先生に言われていて、それから
ずいぶん節制されたみたいなんです。
そして、
カテ治療を行った後は、
これからは妻や子供たちの
ためにも生活リズムの改善や
健康チェックを欠かさない
ようにします。
とおっしゃって
いたんです。

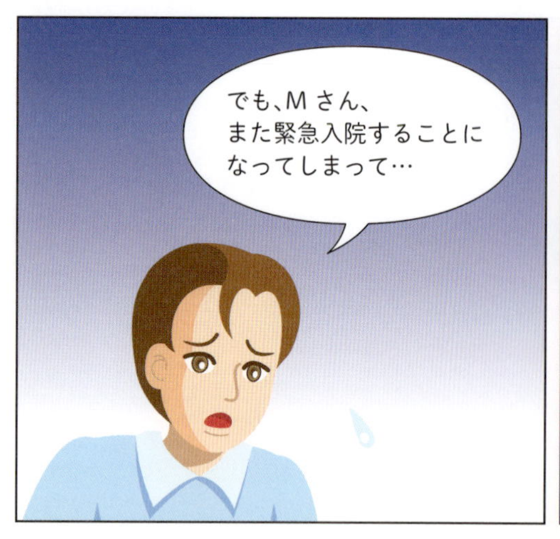
でも、Mさん、また緊急入院することになってしまって…

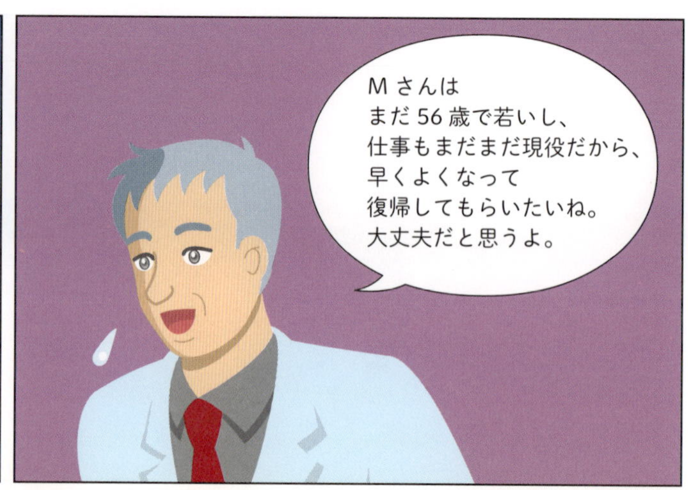
Mさんはまだ56歳で若いし、仕事もまだまだ現役だから、早くよくなって復帰してもらいたいね。大丈夫だと思うよ。

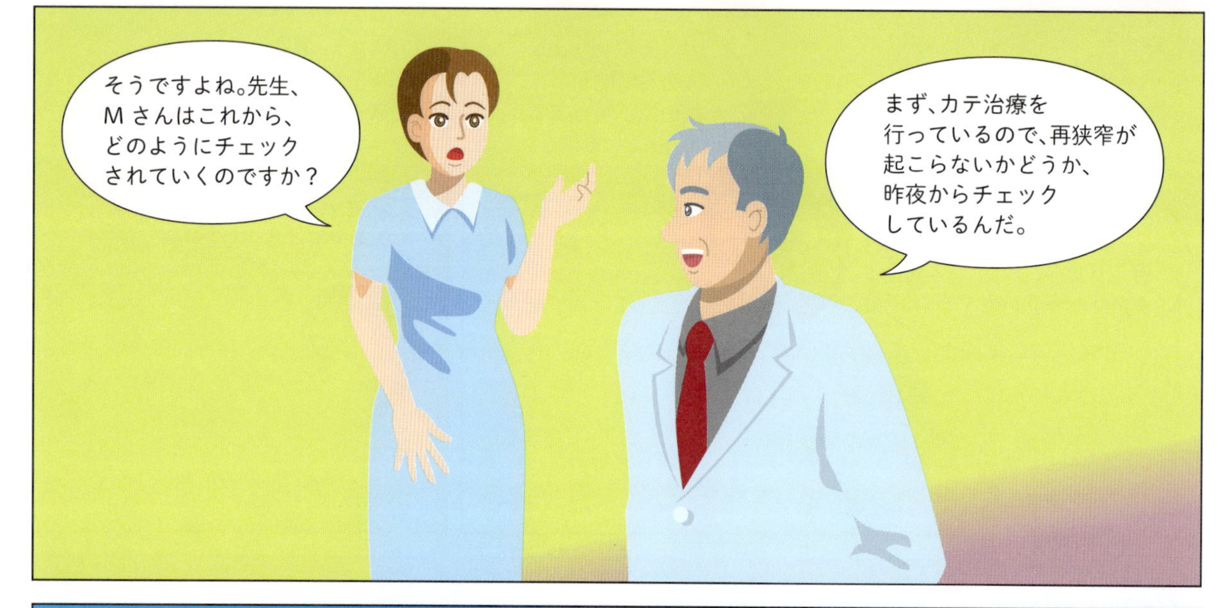
そうですよね。先生、Mさんはこれから、どのようにチェックされていくのですか？
まず、カテ治療を行っているので、再狭窄が起こらないかどうか、昨夜からチェックしているんだ。

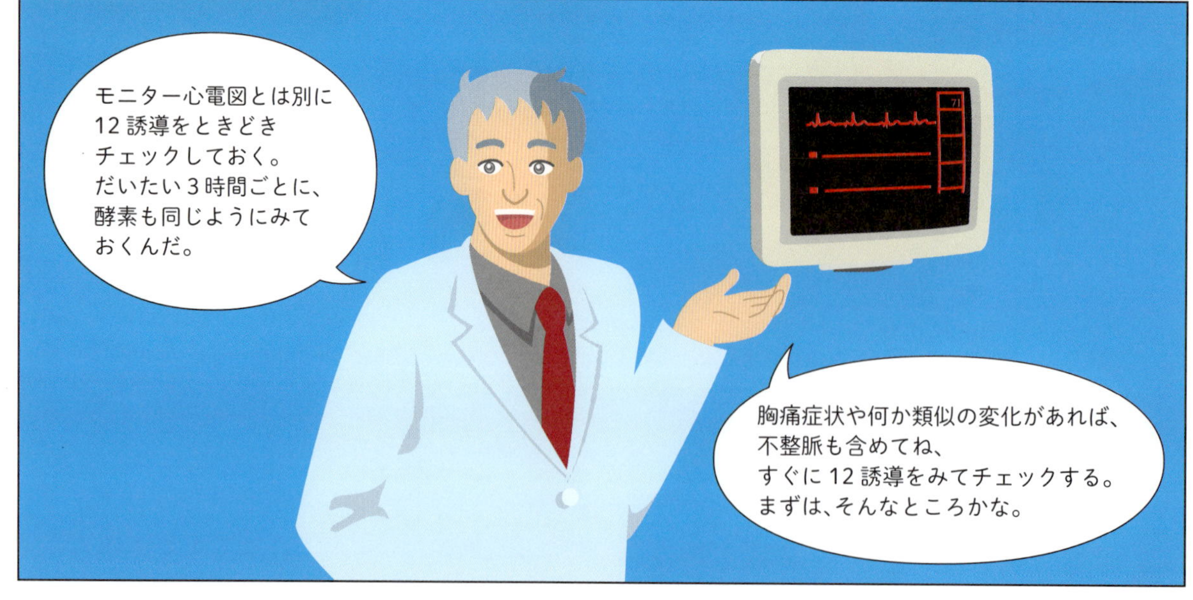
モニター心電図とは別に12誘導をときどきチェックしておく。だいたい3時間ごとに、酵素も同じようにみておくんだ。
胸痛症状や何か類似の変化があれば、不整脈も含めてね、すぐに12誘導をみてチェックする。まずは、そんなところかな。

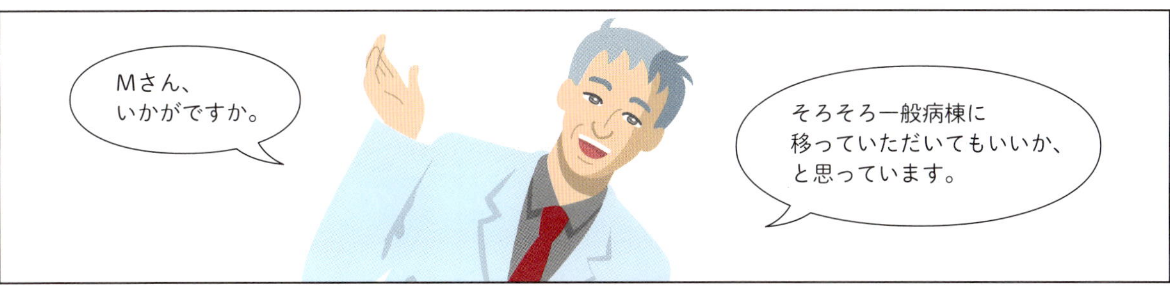
Mさん、
いかがですか。
そろそろ一般病棟に
移っていただいてもいいか、
と思っています。

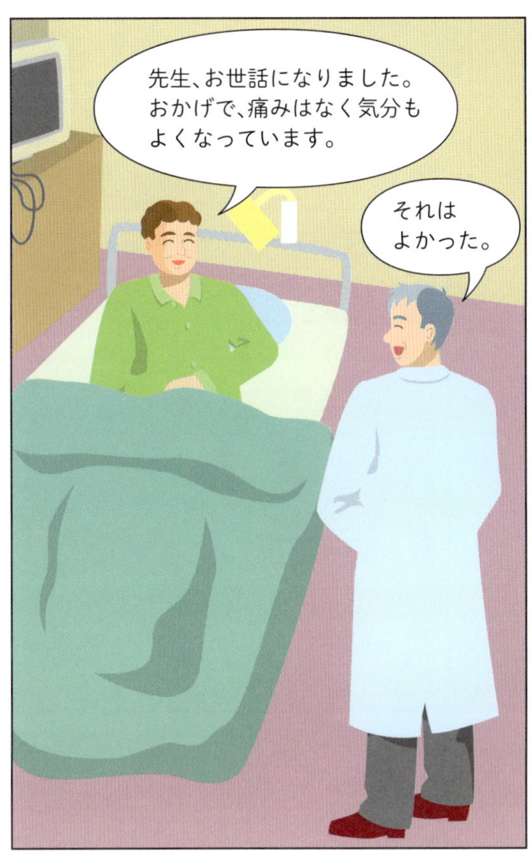
先生、お世話になりました。
おかげで、痛みはなく気分も
よくなっています。
それは
よかった。

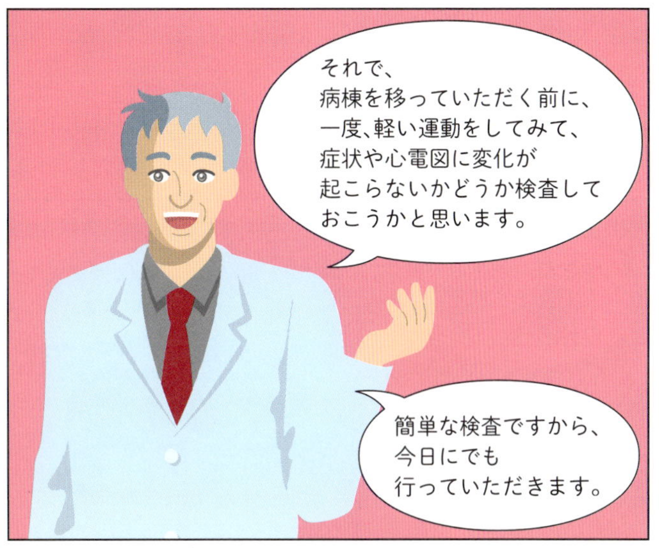
それで、
病棟を移っていただく前に、
一度、軽い運動をしてみて、
症状や心電図に変化が
起こらないかどうか検査して
おこうかと思います。
簡単な検査ですから、
今日にでも
行っていただきます。

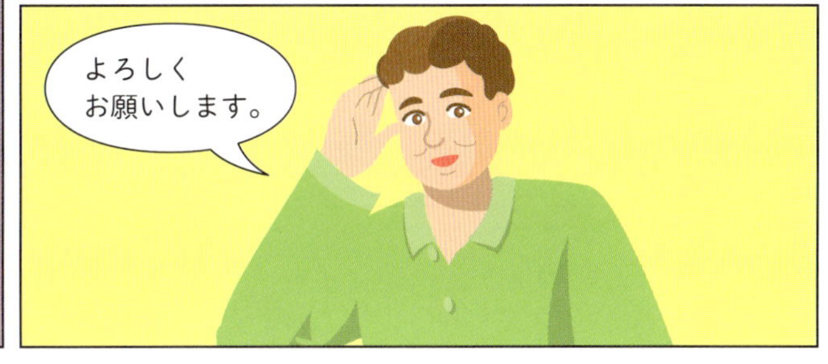
よろしく
お願いします。

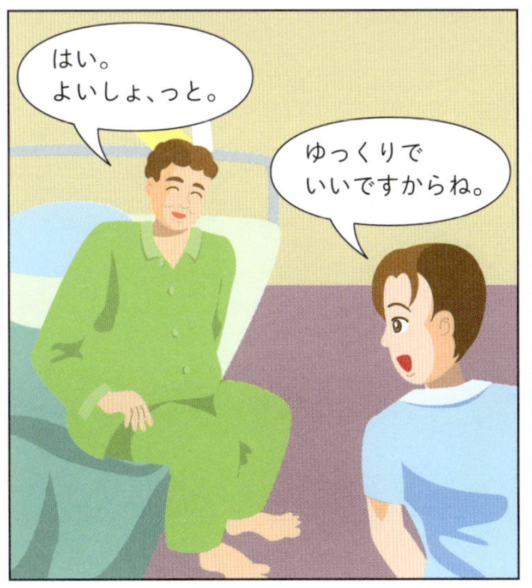
はい。
よいしょ、っと。
ゆっくりで
いいですからね。

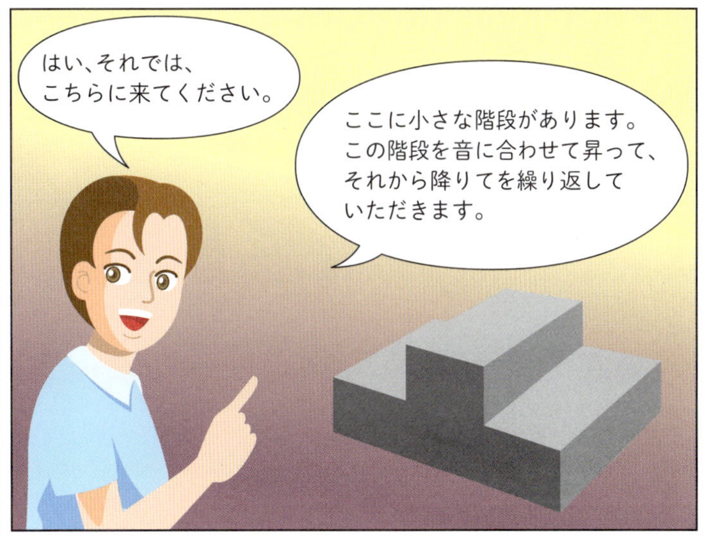
はい、それでは、
こちらに来てください。
ここに小さな階段があります。
この階段を音に合わせて昇って、
それから降りてを繰り返して
いただきます。

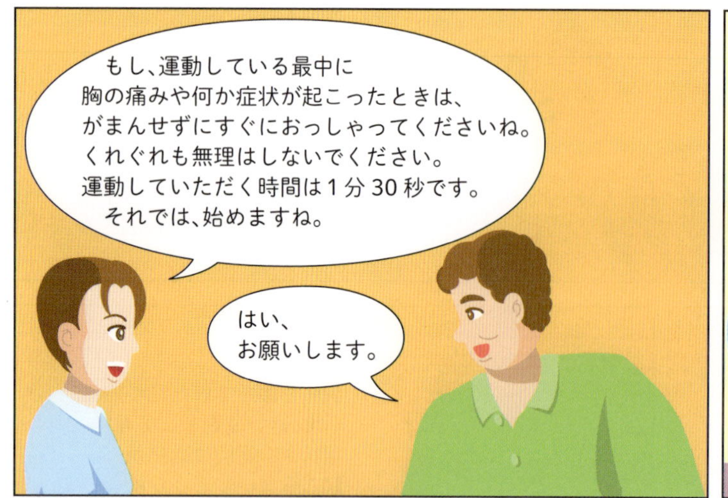
もし、運動している最中に
胸の痛みや何か症状が起こったときは、
がまんせずにすぐにおっしゃってくださいね。
くれぐれも無理はしないでください。
運動していただく時間は1分30秒です。
それでは、始めますね。
はい、
お願いします。

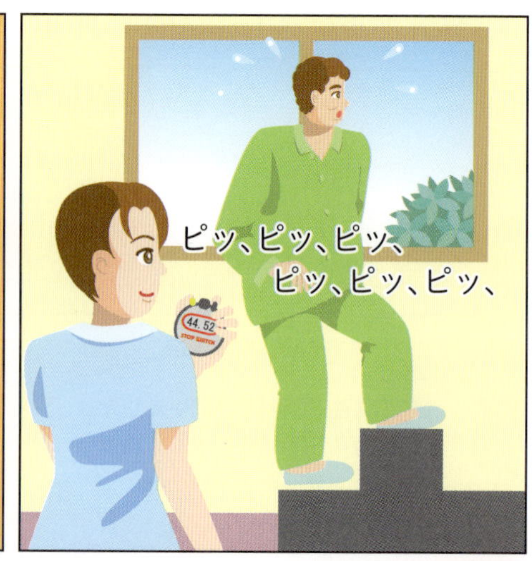
ピッ、ピッ、ピッ、
ピッ、ピッ、ピッ、

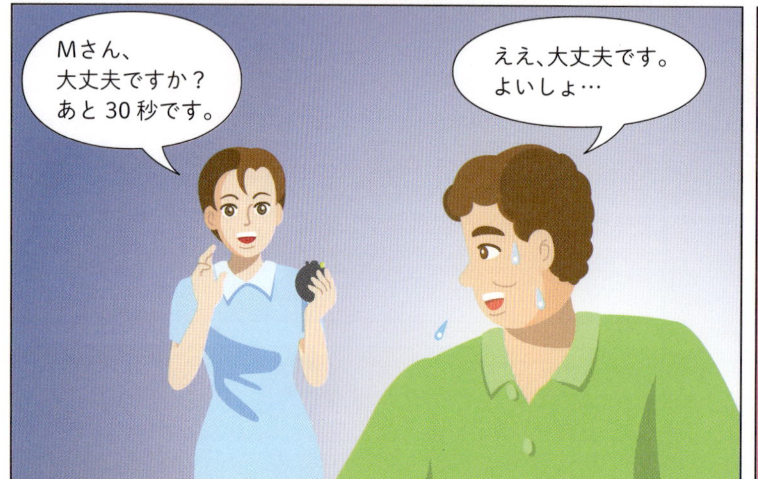
Mさん、
大丈夫ですか？
あと30秒です。
ええ、大丈夫です。
よいしょ…

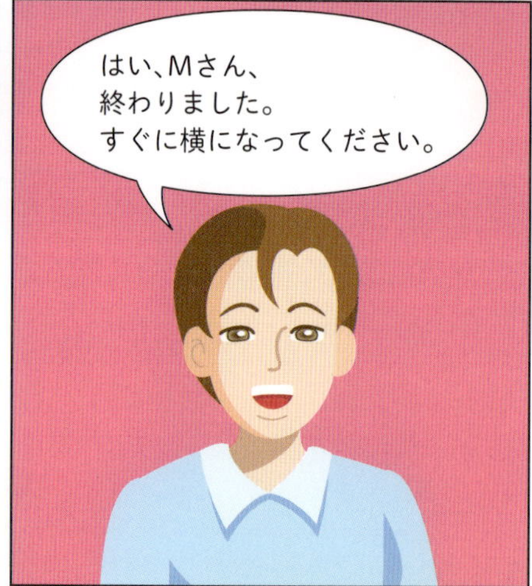
はい、Mさん、
終わりました。
すぐに横になってください。

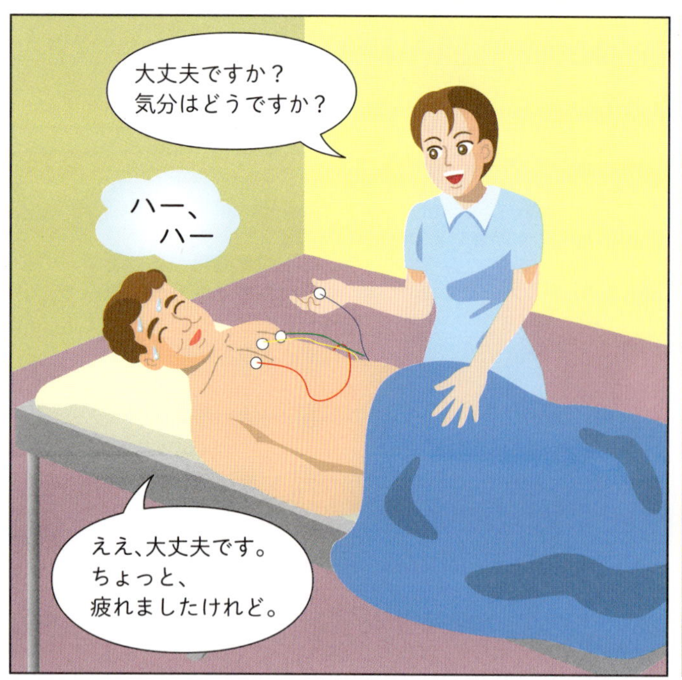
大丈夫ですか？
気分はどうですか？
ハー、
ハー
ええ、大丈夫です。
ちょっと、
疲れましたけれど。

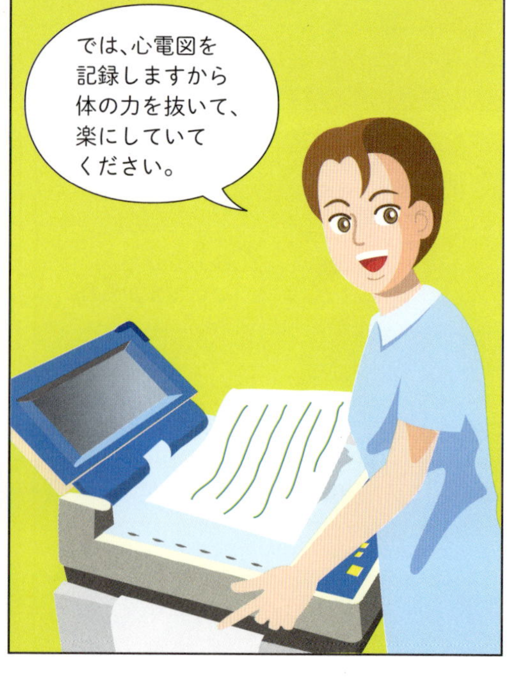
では、心電図を
記録しますから
体の力を抜いて、
楽にしていて
ください。

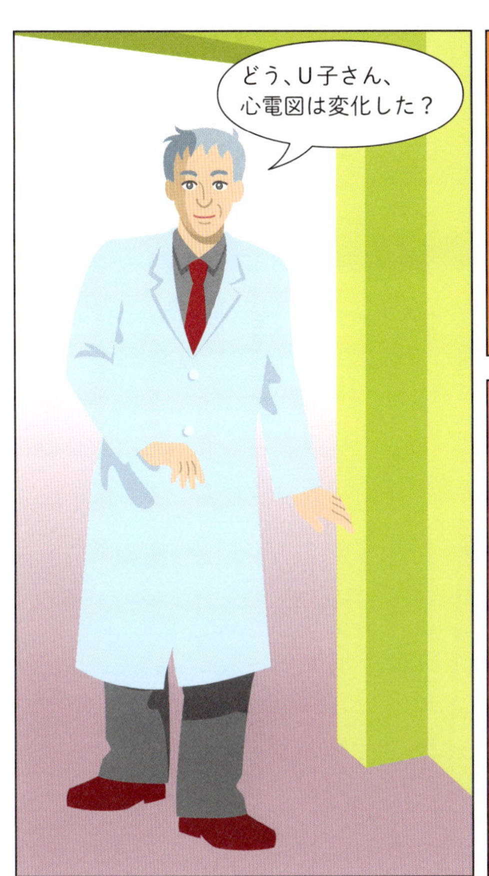
どう、U子さん、
心電図は変化した？

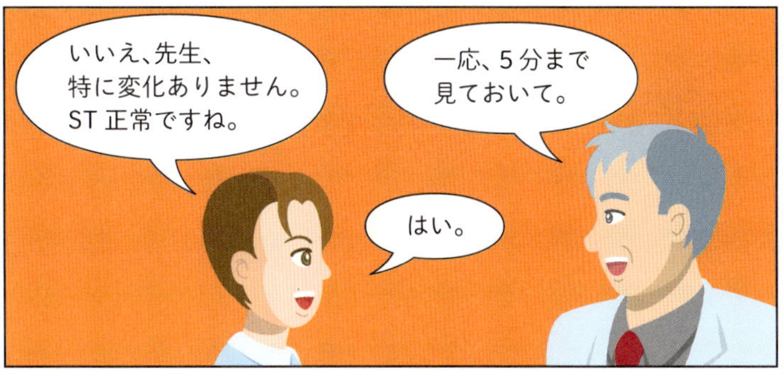
いいえ、先生、
特に変化ありません。
ST 正常ですね。
一応、5分まで
見ておいて。
はい。

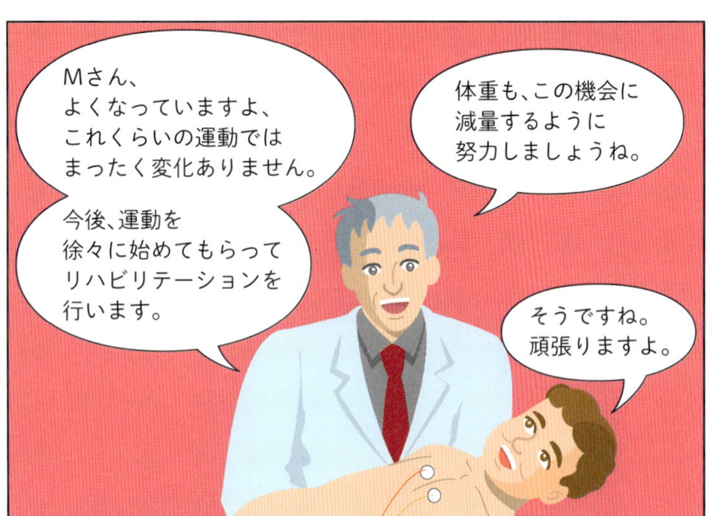
Mさん、
よくなっていますよ、
これくらいの運動では
まったく変化ありません。
今後、運動を
徐々に始めてもらって
リハビリテーションを
行います。
体重も、この機会に
減量するように
努力しましょうね。
そうですね。
頑張りますよ。

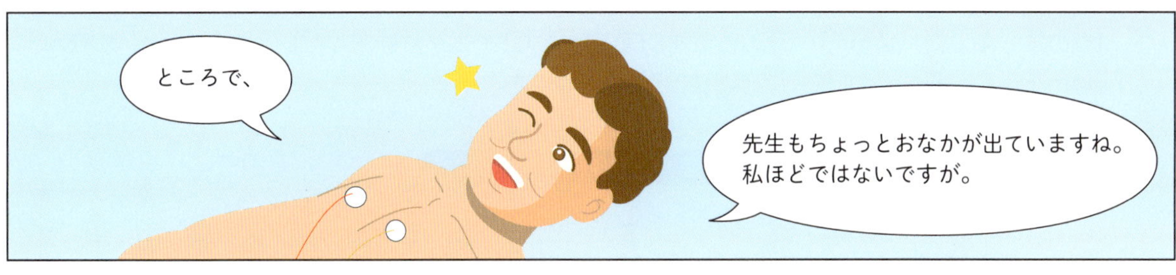
ところで、
先生もちょっとおなかが出ていますね。
私ほどではないですが。

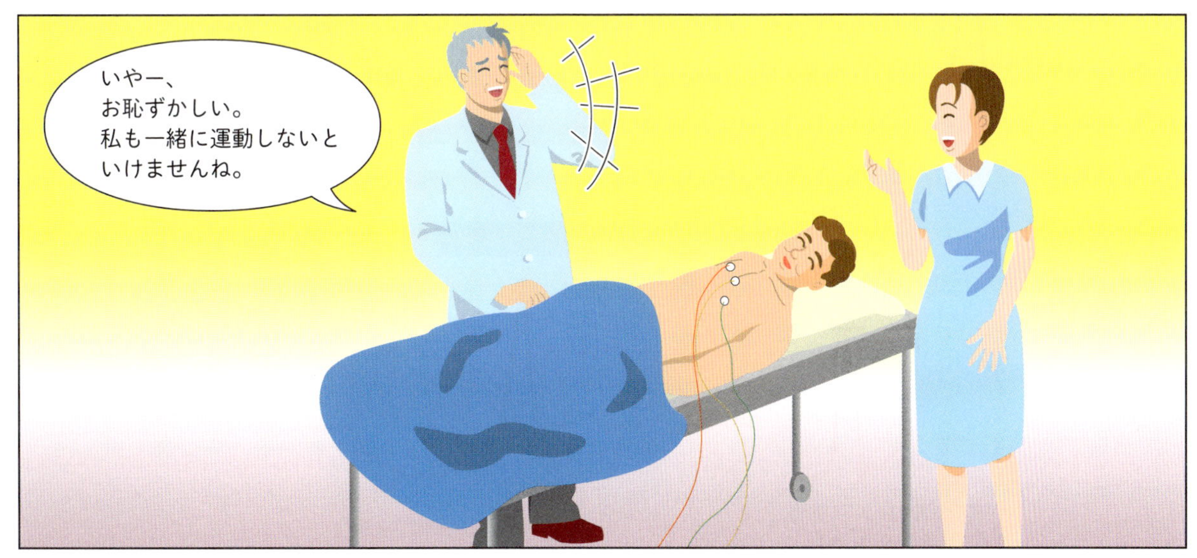
いやー、
お恥ずかしい。
私も一緒に運動しないと
いけませんね。

16 ST偏位の計測

心電図のSTレベルを計測するために、まずＪ点を見つけます。Ｊ点とは、心電図のS波から次のT波につながる変曲点を指します。この点を確認し、続いて基線を見つけます。基線は通常、心電図P波とQRSの間の平坦な部分となります。

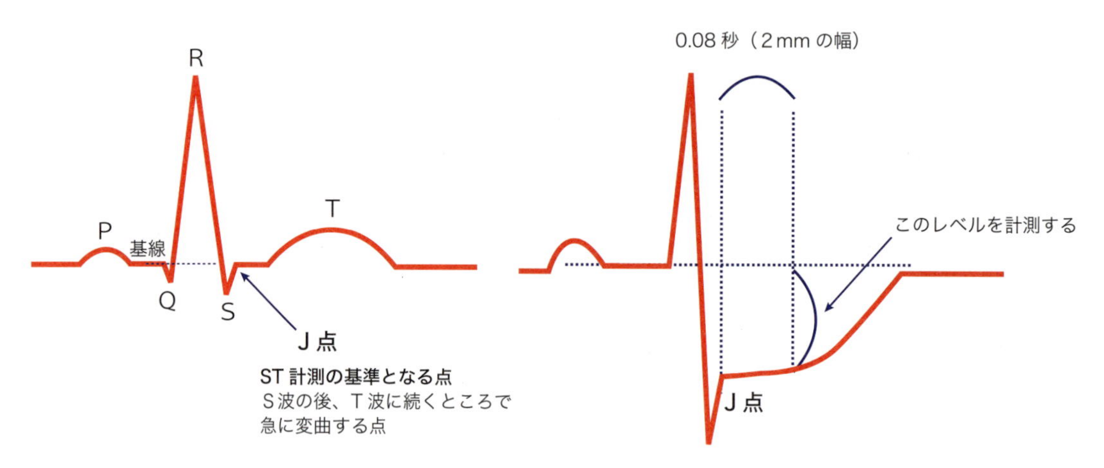

Ｊ点の後方、0.08秒（２mmの幅）の位置をST計測点とし、そこから計測したレベルが１mmないし1.5mmを超える偏位を示す場合に、有意なST偏位とします。

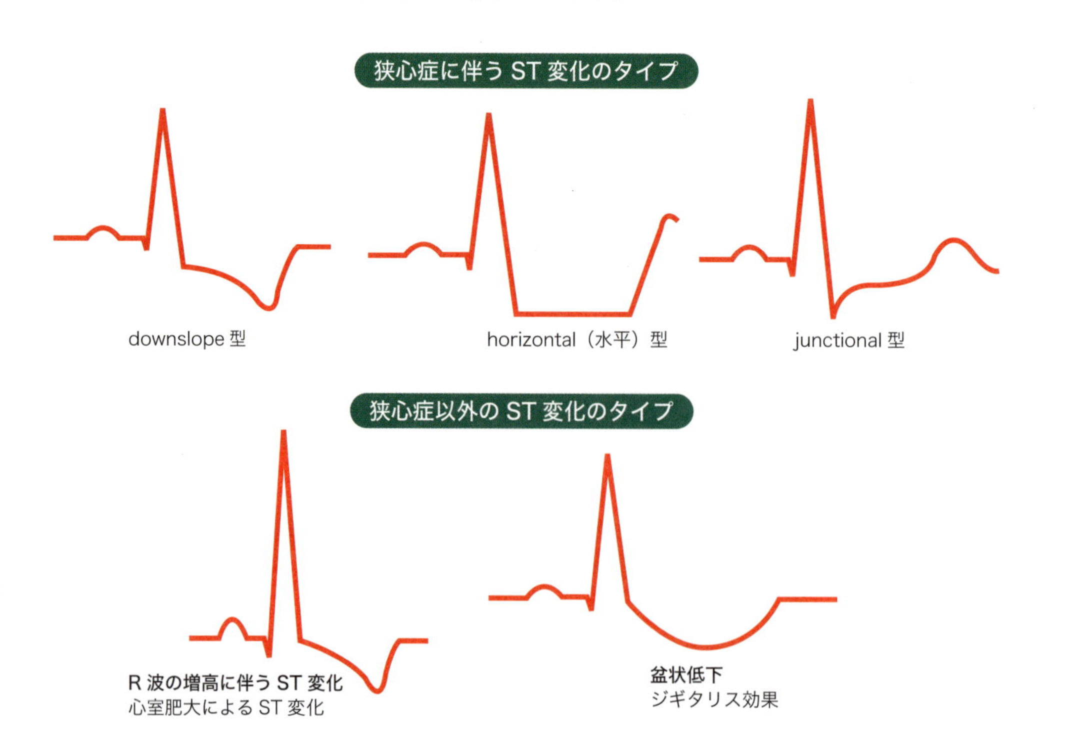

ST計測の実際

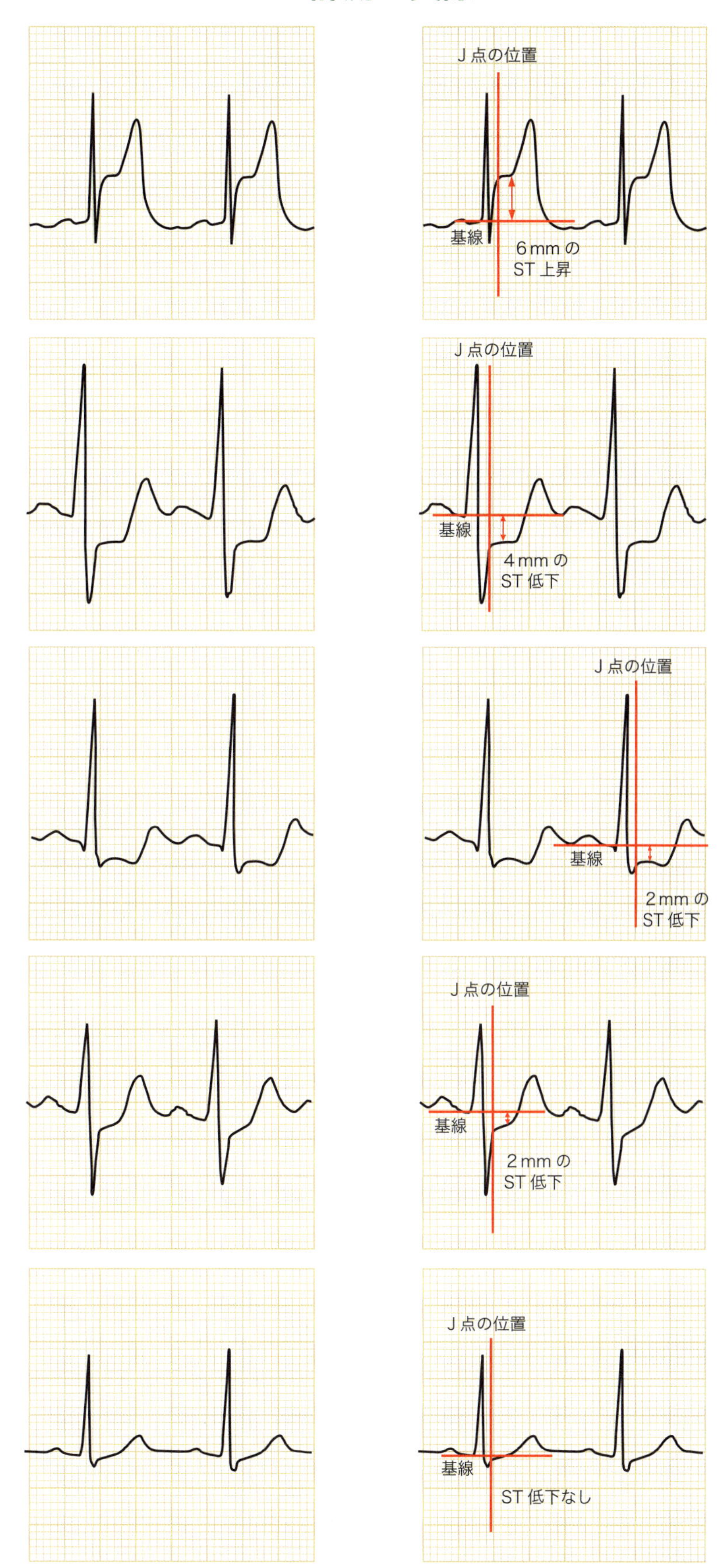
J 点の位置
基線
6 mm の
ST 上昇
J 点の位置
基線
4 mm の
ST 低下
J 点の位置
基線
2 mm の
ST 低下
J 点の位置
基線
2 mm の
ST 低下
J 点の位置
基線
ST 低下なし

17 心筋虚血の誘発試験

安静時では症状や徴候が現れない場合、種々の方法を用いて虚血を誘発する試験が行われます。
誘発の方法としては、

①運動による生理的な方法
②薬剤を使う方法
③ペーシングによって心拍数を変化させる方法

などがあります。

運動負荷試験

●マスター2階段試験

決められた大きさの階段を、年齢と体重によって規定された回数、昇り降りする方法で、手軽に行えることが特徴です。規定回数を行う場合をマスター・シングルと呼び、倍の数行うものをマスター・ダブルといいます。また、既定の半分量を行う場合には、マスター1/2と表現されます。

●トレッドミル運動負荷試験

トレッドミルと呼ばれる装置で、動くベルトの上を歩行して運動する方法で、定量的な運動が行えることや、運動中の12誘導心電図と併せて血圧測定なども行える特徴があります。ただし、装置がやや大がかりであることや、複数の医療スタッフが担当する必要がありベッドサイドで簡単にはできない欠点があります。

これらの方法のほか、自転車エルゴメータ試験（自転車を漕ぐことで運動する）やハンドグリップ試験などもあります。

寒冷昇圧試験

冷水に腕を浸すことで血圧や心拍数を高める負荷方法です。

過換気負荷試験（ハイパーベンチレーション）

過換気を行うことで交感神経が緊張し心拍数が増加します。これによって虚血を誘発できます。また、冠攣縮が誘発される場合もあります。

薬剤負荷試験

- カテコールアミン（プロタノール、ドブタミン、エピネフリン）

交感神経の緊張を促すことで心拍数が増加し、心筋の酸素需要を高めることで虚血を誘発します。

- エルゴノビン、エルゴメトリン

血管平滑筋を収縮させることで冠攣縮を誘発します。

- アセチルコリン

神経伝達物質で、副交感神経を刺激し、血管攣縮を誘発させる作用があります。

- アトロピン

副交感神経を抑制することで心拍数を速めるはたらきがありますが、洞機能の低下があると、それが起こりにくいため洞機能評価に用いられます。

- ジピリダモール（ペルサンチン）

冠動脈（特に微小血管）を拡張させるはたらきがあり、冠血流量を増やすことができます。ただし、微小の冠血管が拡張し、末梢側の血流が増加することで、逆に冠動脈の上流側に狭窄を有すると虚血状態を悪化させる場合があり注意が必要となります。

ペーシング負荷試験

心臓ペーシング（通常は右房ペーシング）を行い、心拍数を100/分から150/分程度まで増加させ、心拍増加に伴う心筋酸素需要の亢進を促すことで虚血を誘発させる方法です。この方法では、被検者に対して、運動の負担がないことや薬剤使用による副作用の問題がないことから安全性が高いものです。また、再現性がよいことも特徴です。

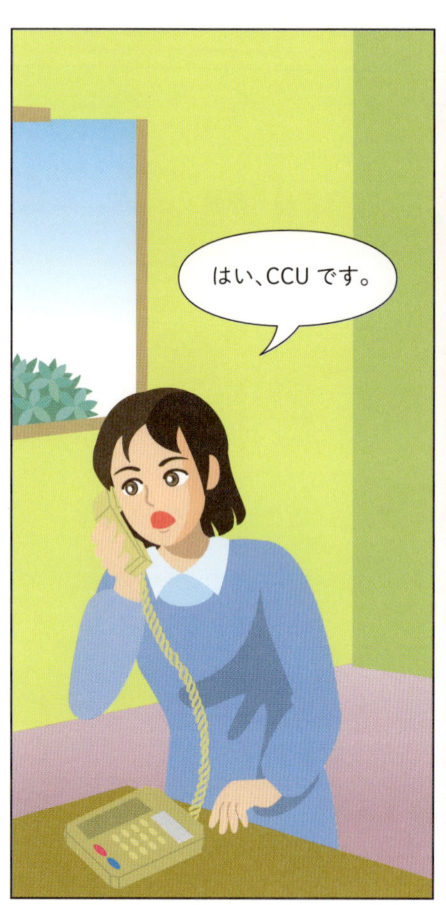
はい、CCU です。

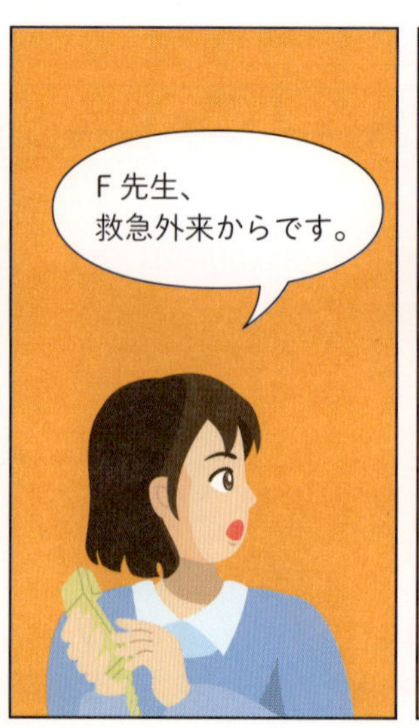
F 先生、
救急外来からです。

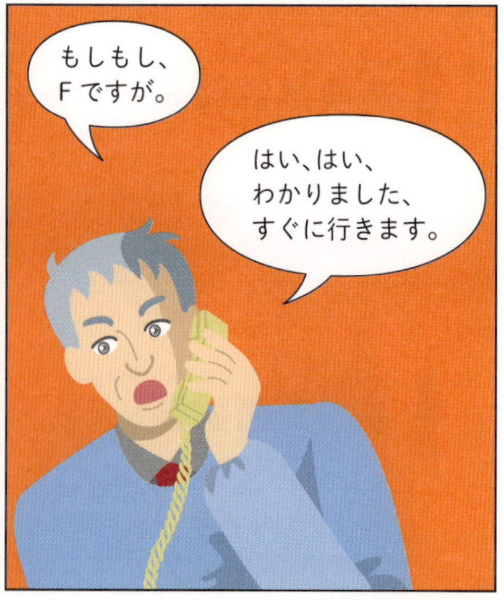
もしもし、
F ですが。
はい、はい、
わかりました、
すぐに行きます。

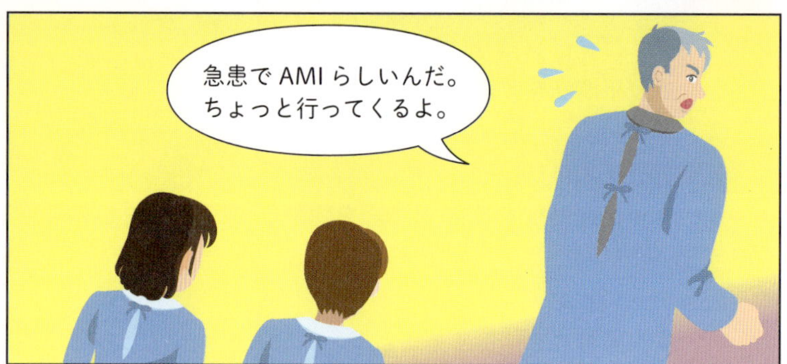
急患で AMI らしいんだ。
ちょっと行ってくるよ。

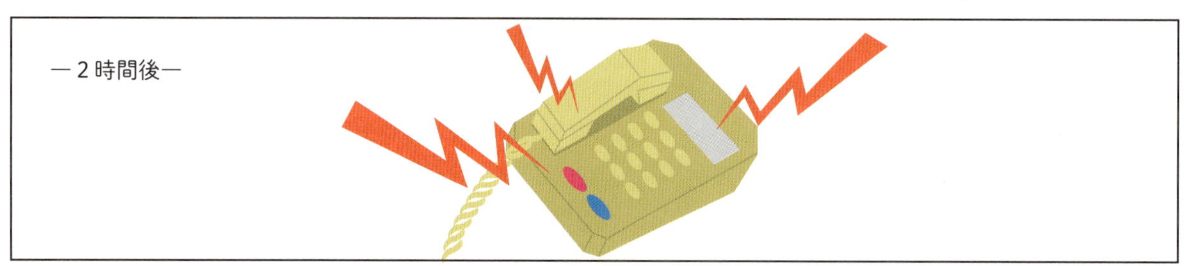
―2時間後―

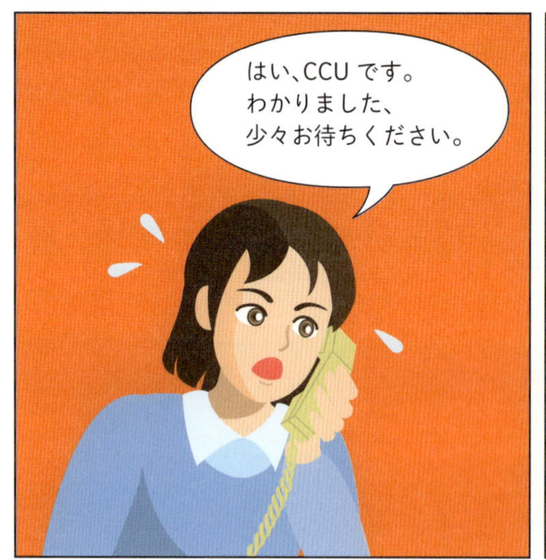
はい、CCU です。
わかりました、
少々お待ちください。

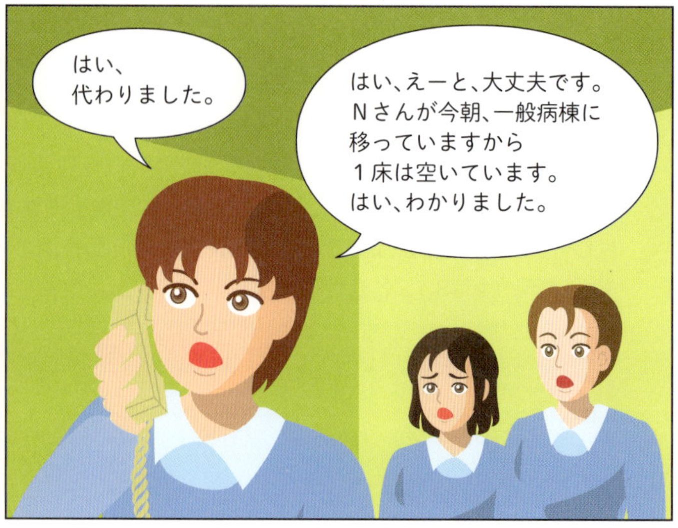
はい、
代わりました。
はい、えーと、大丈夫です。
N さんが今朝、一般病棟に
移っていますから
1 床は空いています。
はい、わかりました。

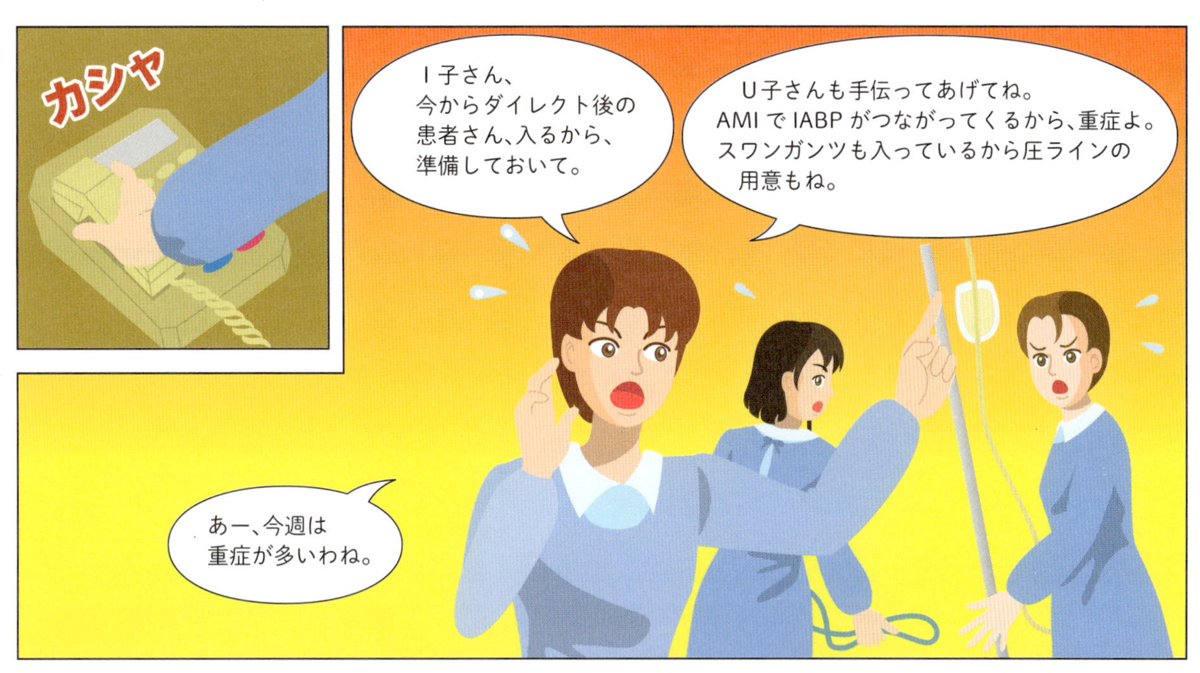
カシャ
I子さん、今からダイレクト後の患者さん、入るから、準備しておいて。
U子さんも手伝ってあげてね。AMIでIABPがつながってくるから、重症よ。スワンガンツも入っているから圧ラインの用意もね。
あー、今週は重症が多いわね。

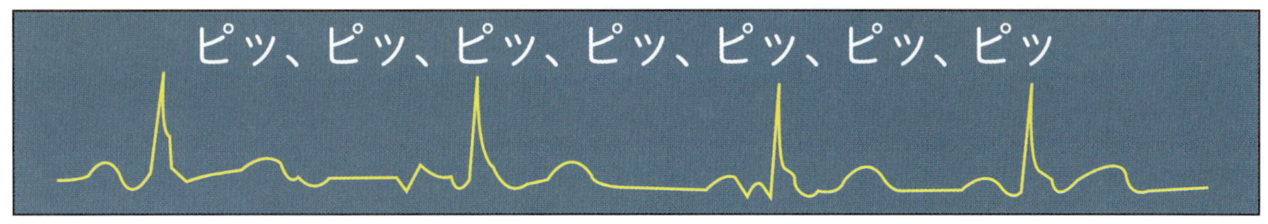
ピッ、ピッ、ピッ、ピッ、ピッ、ピッ、ピッ

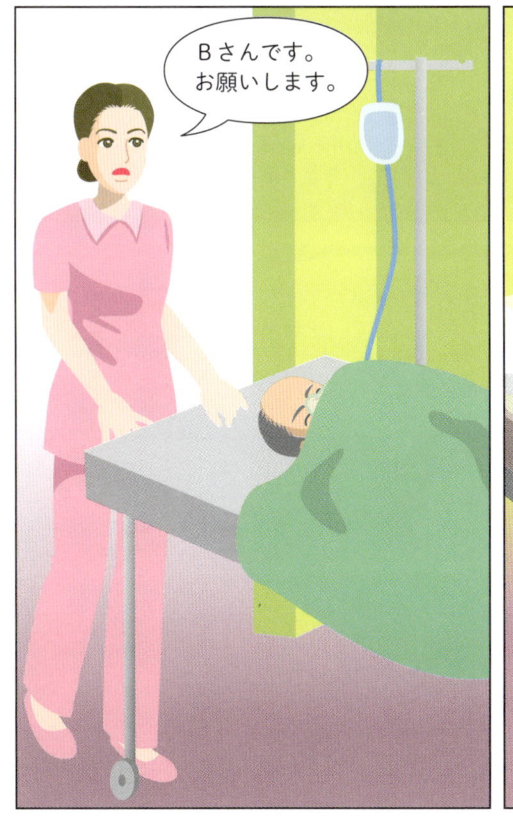
Bさんです。お願いします。

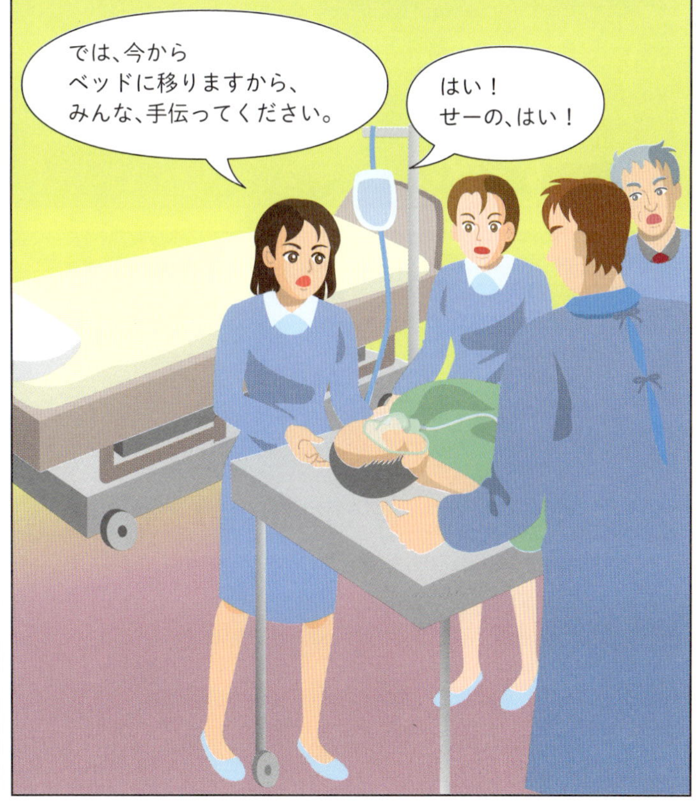
では、今からベッドに移りますから、みんな、手伝ってください。
はい！せーの、はい！

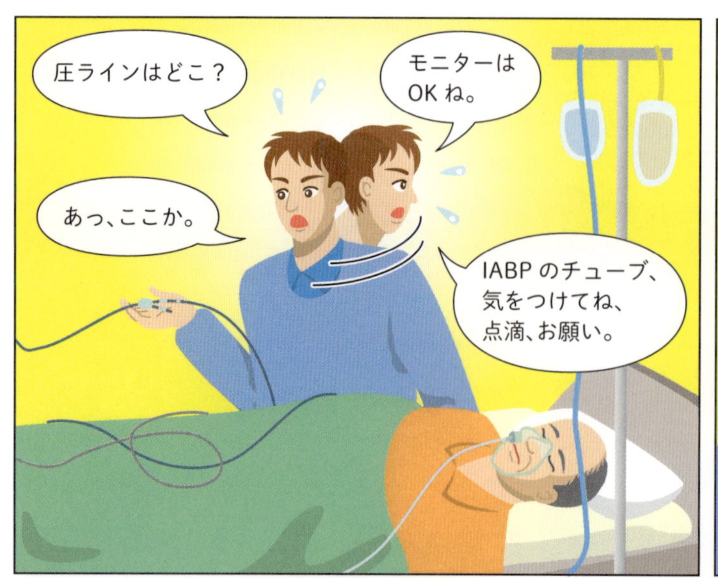
圧ラインはどこ？
モニターはOKね。
あっ、ここか。
IABPのチューブ、気をつけてね、点滴、お願い。

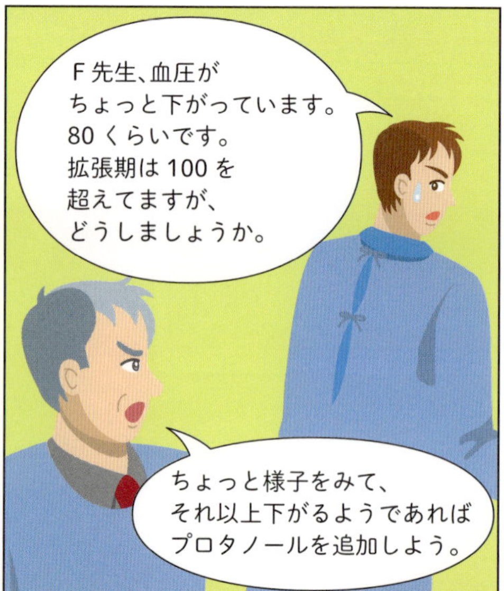
F先生、血圧がちょっと下がっています。80くらいです。拡張期は100を超えてますが、どうしましょうか。
ちょっと様子をみて、それ以上下がるようであればプロタノールを追加しよう。

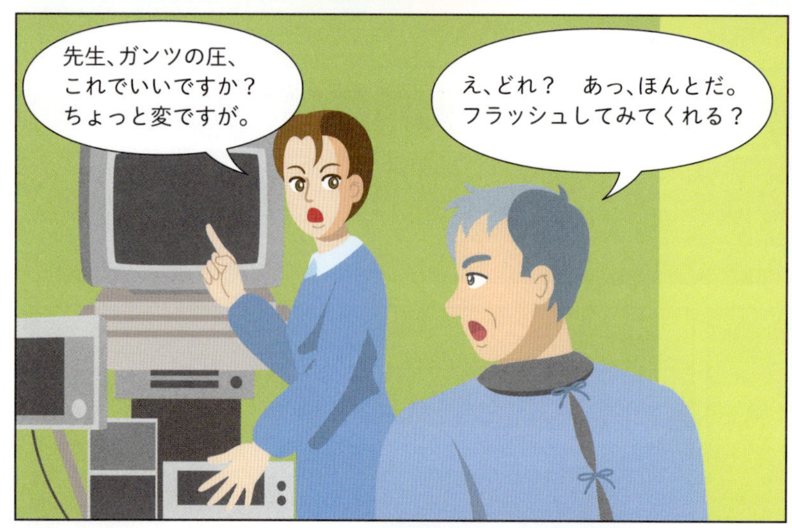
先生、ガンツの圧、これでいいですか？ ちょっと変ですが。
え、どれ？ あっ、ほんとだ。フラッシュしてみてくれる？

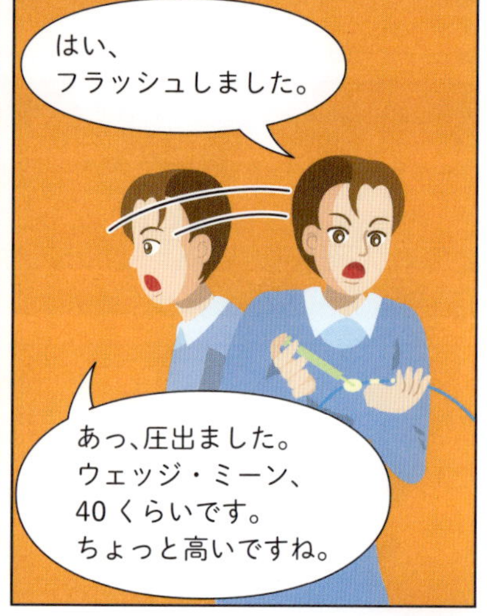
はい、フラッシュしました。
あっ、圧出ました。ウェッジ・ミーン、40くらいです。ちょっと高いですね。

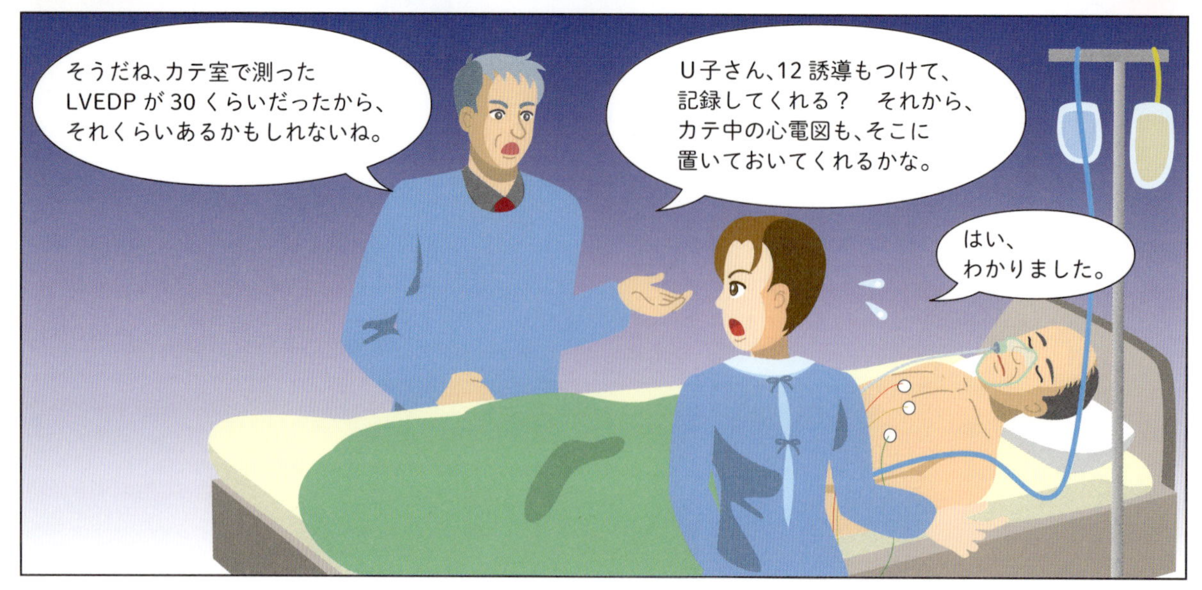
そうだね、カテ室で測ったLVEDPが30くらいだったから、それくらいあるかもしれないね。
U子さん、12誘導もつけて、記録してくれる？ それから、カテ中の心電図も、そこに置いておいてくれるかな。
はい、わかりました。

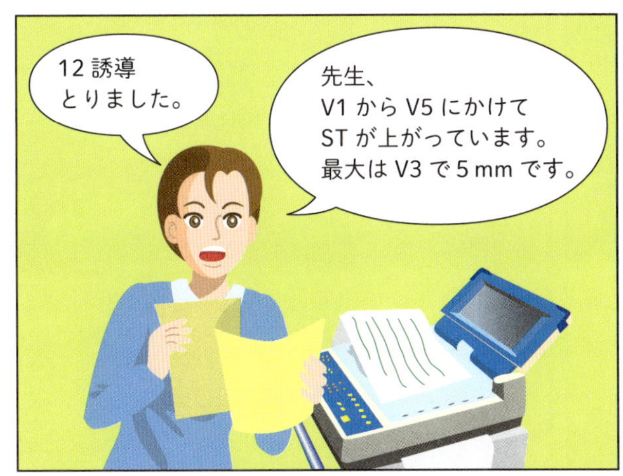
12誘導
とりました。
先生、
V1からV5にかけて
STが上がっています。
最大はV3で5mmです。

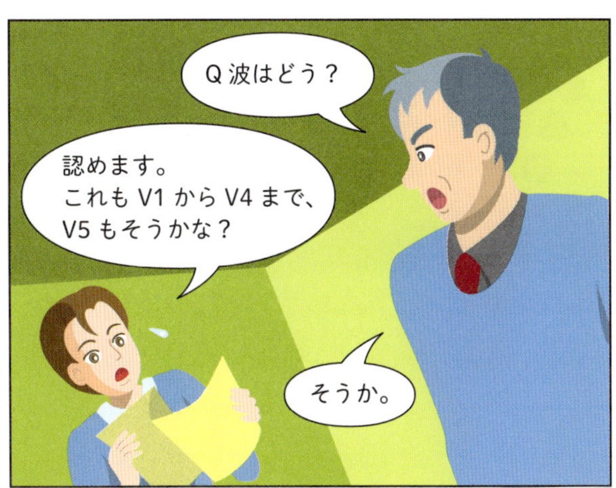
Q波はどう？
認めます。
これもV1からV4まで、
V5もそうかな？
そうか。

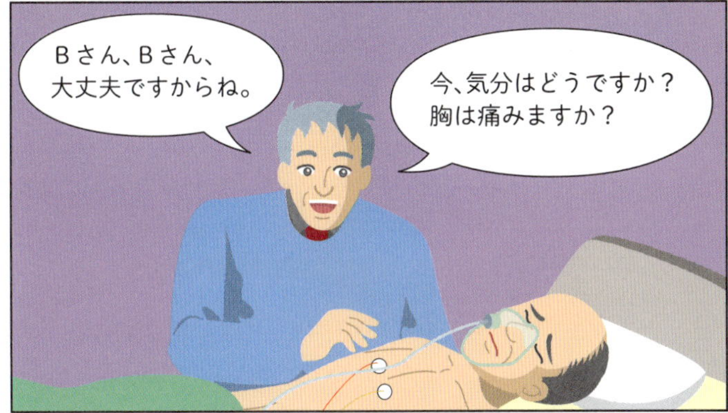
Bさん、Bさん、
大丈夫ですからね。
今、気分はどうですか？
胸は痛みますか？

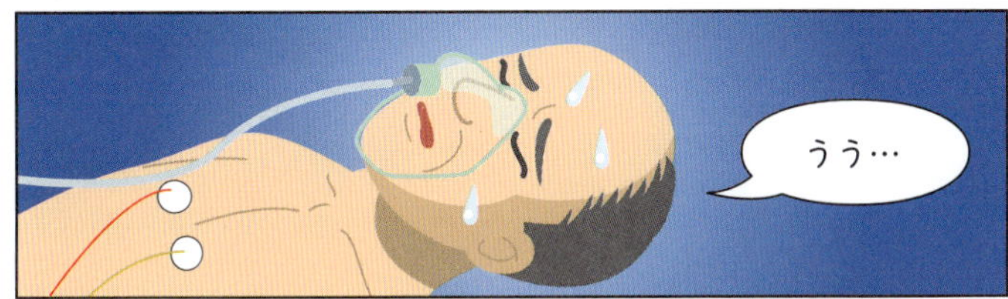
うう…

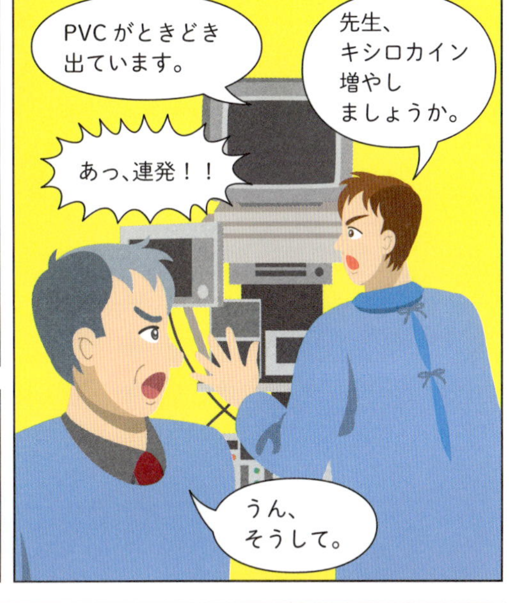
PVCがときどき
出ています。
先生、
キシロカイン
増やし
ましょうか。
あっ、連発！！
うん、
そうして。

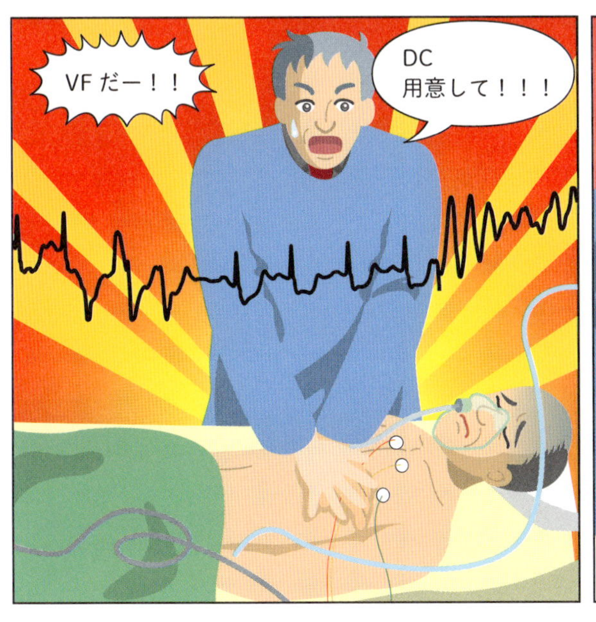
VFだー！！
DC
用意して！！！

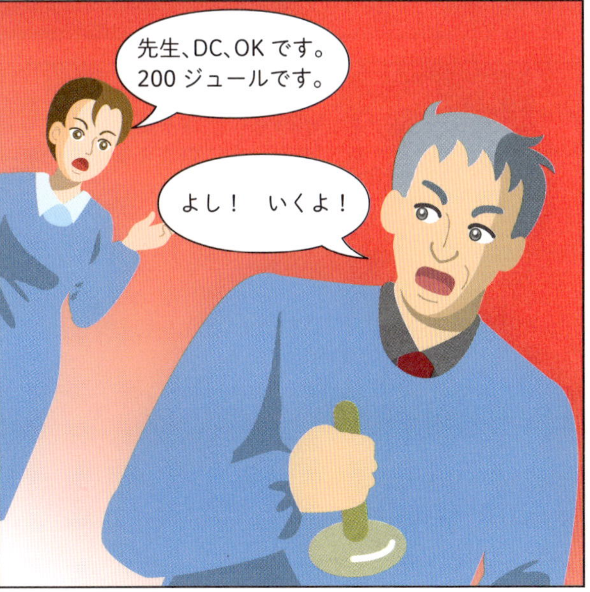
先生、DC、OKです。
200ジュールです。
よし！　いくよ！

…ドン
どう？　モニターは…
だめだ、まだ戻っていない。
250に上げてみて。
もう一度、

…ドン
よし、サイナスだね。
血液ガスと電解質、
すぐに測って。
酸素、全開ね。

Kさん、
心音と呼吸音聞いてみて。
ラ音などないかどうか。
はい、
わかりました。

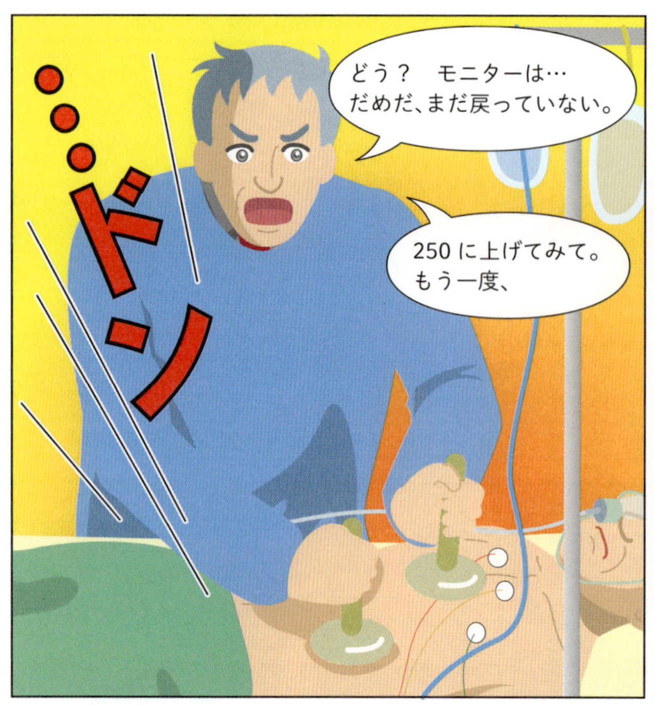

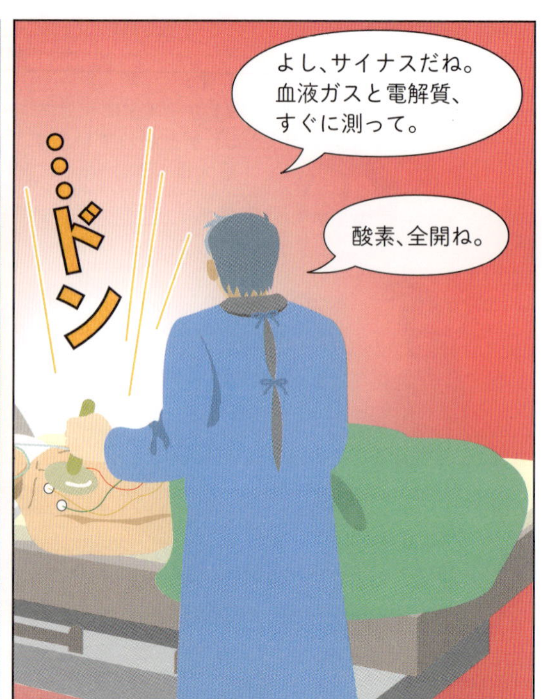

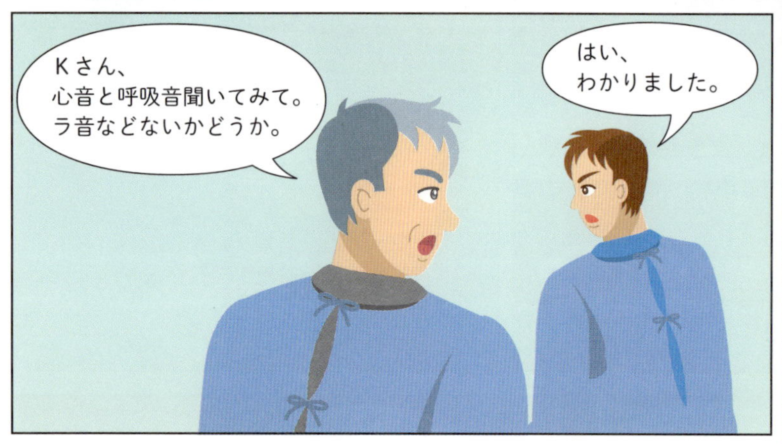

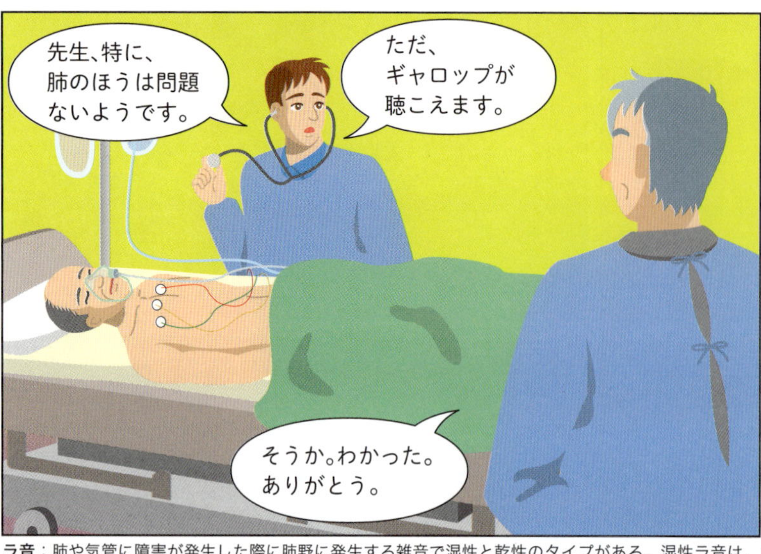

U子さん、Bさんのご家族は、
控え室かな？
説明してくる。

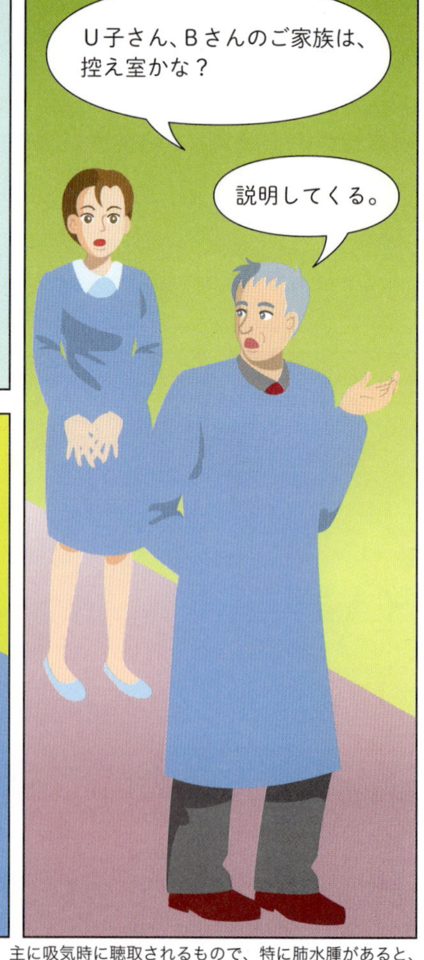

ラ音：肺や気管に障害が発生した際に肺野に発生する雑音で湿性と乾性のタイプがある。湿性ラ音は、主に吸気時に聴取されるもので、特に肺水腫があると、肺に水がたまることで水泡様（ブツブツ）の音として発生する。乾性ラ音は、気管支狭窄により生じる音で、呼気時に聴取される。

ギャロップ音：gallop 奔馬音の意味で、馬が駆けるような調子の音である。これは、Ⅲ音やⅣ音といった心音が過剰となった際に発生し、左心機能が低下したときにしばしば聴取される。

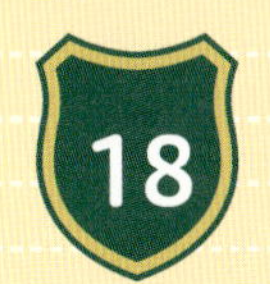

狭心症診断・治療のプロセス

狭心症を発症したと思われる場合、まず、その狭心症が安定しているタイプか、不安定なタイプかの判定が行われます。安定しているタイプと判定された場合には、通常のプロセスでの治療が始まりますが、不安定型と判断されると緊急治療（カテーテル治療）の対象となります。

狭心症発作

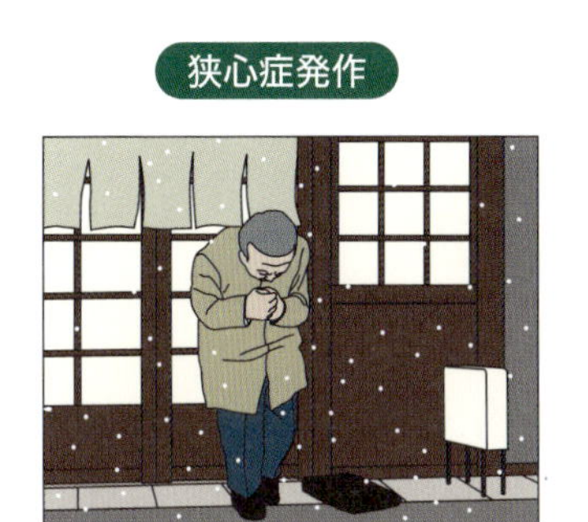

安定型

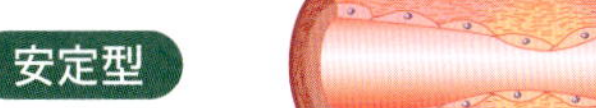

待機的冠動脈造影
（カテーテル検査の予約を取り、
そのうえで施行する）

不安定型

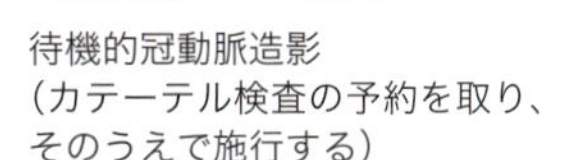

緊急カテあるいは待機的冠動脈造影

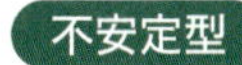

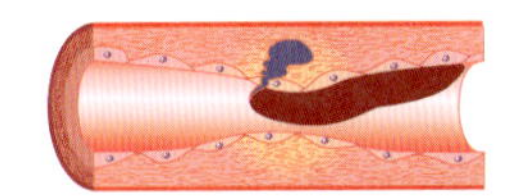

冠動脈造影の結果 → 治療方針の決定

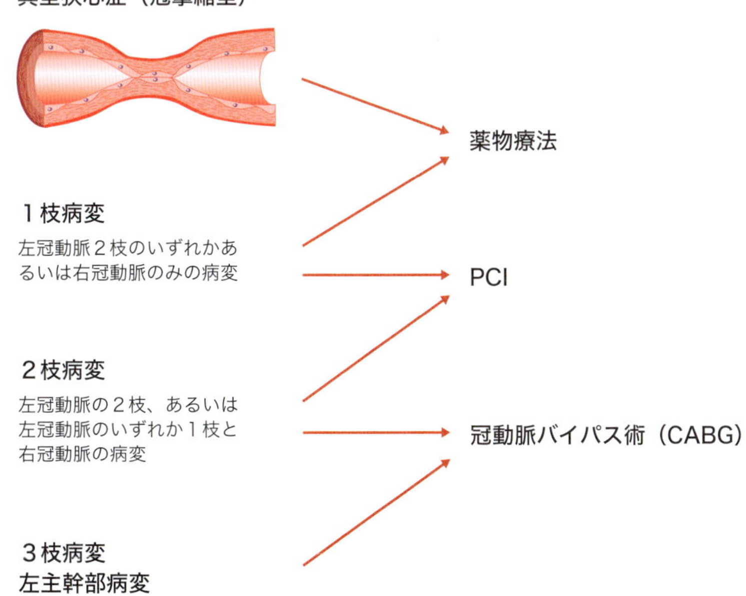

19 狭心症の治療

狭心症に対する治療の考え方の基本は、需用と供給の関係から、需用を高めないための心筋酸素消費を抑えることと、供給を増やすための狭窄に陥った冠動脈の拡張を促すところにあります。

まず、心筋酸素消費を抑えるためには、心臓を休ませる目的でβブロッカーが用いられます。また、脈を速くせず、血管の拡張も促すためにカルシウム(Ca)拮抗薬が使われます。

冠動脈の拡張を図るために、硝酸薬やニコランジル、ジピリダモールなどの薬剤も使用されます。さらに、狭くなった冠動脈を直接広げる目的でカテーテル治療が行われます。

狭心症治療に対する４つの項目

狭心症危険因子の除去
肥満、高血圧、糖尿病、高コレステロール、喫煙など

精神的・肉体的な安静

心筋酸素消費を抑える
β遮断薬、Ca拮抗薬など

心筋への酸素供給を増やす
硝酸薬、Ca拮抗薬、Kチャネル開口薬、PCI(経皮的冠動脈形成術)

狭心症治療に用いられる主な抗狭心症薬

薬剤	作用
1．硝酸薬 ニトログリセリン(ミリスロール)	• 血管拡張作用(冠血管拡張、末梢血管拡張)
2．β遮断薬 プロプラノロール(インデラル)	• 運動時の血圧・心拍数の上昇を抑え心筋酸素需要を低下させる • 高血圧患者に有用
3．Ca拮抗薬 ベラパミル(ワソラン)	• 心収縮力を抑え心筋酸素消費を抑制する • 末梢血管抵抗を下げ、血流循環を改善する • 冠血管攣縮を抑制　房室伝導時間の抑制
4．Kチャネル開口薬 ニコランジル(シグマート)	• 血管拡張作用 • 冠血管攣縮寛解作用
5．その他の冠拡張薬 ジピリダモール(ペルサンチン)	• 冠血流増加作用に加えて、抗血小板作用を有し血栓・塞栓の抑制作用がある

β遮断薬（βブロッカー）

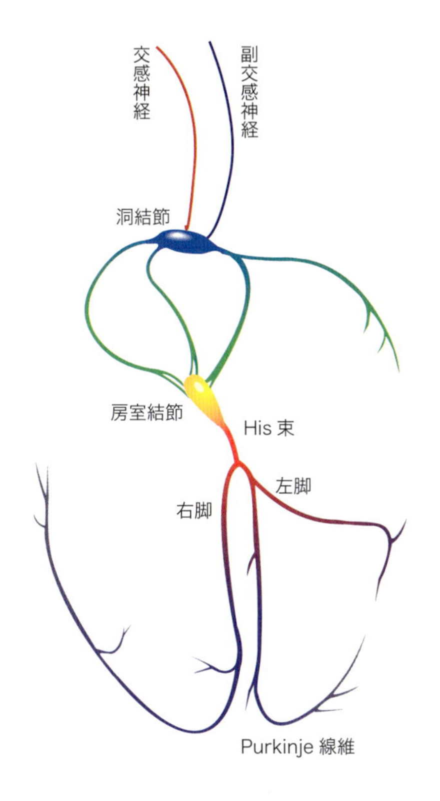

自律神経には、交感神経と副交感神経（迷走神経）があり、交感神経の神経伝達物質であるノルアドレナリンが細胞表面の「受容体」と呼ばれる部分と結合することで、交感神経の興奮が心臓や血管に伝わります。

交感神経のβ受容体が刺激を受けると、Caの流入による興奮の立ち上がりが、より急峻となり、その結果、洞結節では心拍数の増加を生じ、房室結節では伝導速度の増大が起こります。そのため、β受容体への信号伝達を抑えるはたらきのβブロッカーを使用すると、β受容体への信号伝達を遮断し、心臓に対する興奮指令を抑制することで、頻脈を抑え、血圧を降下させます。

βブロッカーは「心臓を休ませる薬」で、これを使用することで、心機能を改善するはたらきもあります。以前は、心不全例に対しては、βブロッカーは使ってはいけないものと理解されていましたが、最近では逆に、心不全でしばしば活用されています（アーチストなど）。

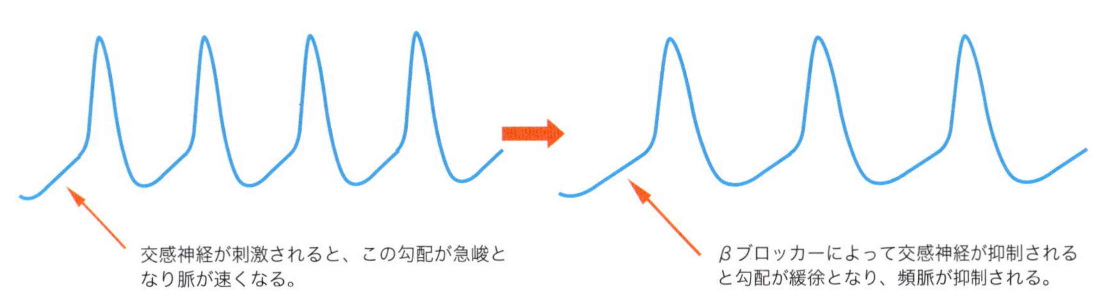

心臓の神経支配

心臓は、心拍数を増加させる役割の交感神経と、逆に低下させる副交感神経（迷走神経）に支配されています。心臓の刺激発生を支配する洞結節の末端部には、これらの神経終末が多く存在し心拍数の調節を行っています。

交感神経は心臓全体に分布し、神経伝達物質作用により興奮頻度が増し心拍数が増加します。

副交感神経は主に刺激伝導系と冠動脈に分布し、心室より心房に多く存在します。副交感神経は伝導速度を抑制し、徐脈を生じます。

カルシウム(Ca)拮抗薬

Ca拮抗薬は、細胞内へのCaの流入を抑制する薬剤です。もともと、Caは筋肉の収縮や心筋の活動に関与し、Caが細胞内に流入することで血管収縮や刺激伝導路系でのメッセージの伝播が円滑に行われます。この、Caの細胞内への流入を抑制するCa拮抗薬を用いると、刺激伝導路の伝導時間を抑えることや血管の収縮を低下させるはたらきが起こります。

Ca拮抗薬の中でもベラパミル(ワソラン)は刺激伝導系に対する作用が強く、それに対して、ジヒドロピリジン系のニフェジピン(アダラート)は血管に対しての作用が強いです。また冠攣縮の予防にもつながります。Ca拮抗薬を狭心症に対して用いることで、冠血流の増加、心筋酸素消費量の低下がはかられます。また、血管の弛緩(拡張)によって末梢血管抵抗が低下し、左室が血液を全身に送り出す際の力が少なくて済むようになります(後負荷の低下)。

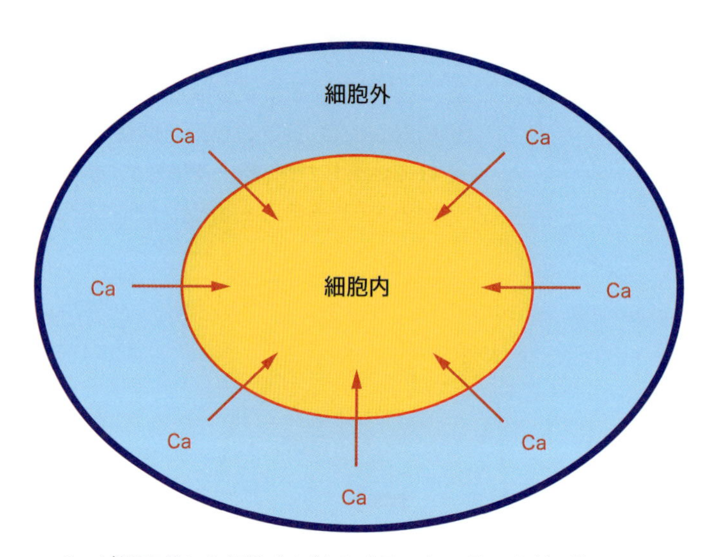

Ca が細胞外から細胞内に流入することで筋の収縮が起こる。

マグネシウム(Mg)

Mgも自然のCa拮抗薬とされ、Ca拮抗薬と同様の作用を有します。特に、Mgが低下すると逆に、細胞内のCaが上昇し、それによる不整脈の出現や血管収縮が起こりやすくなります。

さらに、心筋梗塞ではMgの低下が起こりやすく、Mgを与えることで不整脈の出現を抑えることや死亡率を下げることができるとされています。

硝酸薬

硝酸薬は、その分子構造に有しているNO(一酸化窒素)は可逆性グアニル酸シクラーゼという細胞外からきた指令を細胞内に伝える情報伝達物質を活性化させることで、これも細胞内の生理的な情報伝達物質であるサイクリックGMP(cGMP)が生成されます。

サイクリックGMPはプロテインキナーゼという酵素を活性化させる結果、細胞内からのCaの排泄が促進され、Caが細胞外に出ていくことで血管内平滑筋の弛緩が起こり、血管が拡張します。

これは主に太い動脈や静脈に作用し、逆に微小血管には作用しません。この点がCa拮抗薬やKチャネル賦活薬とは異なるところです。

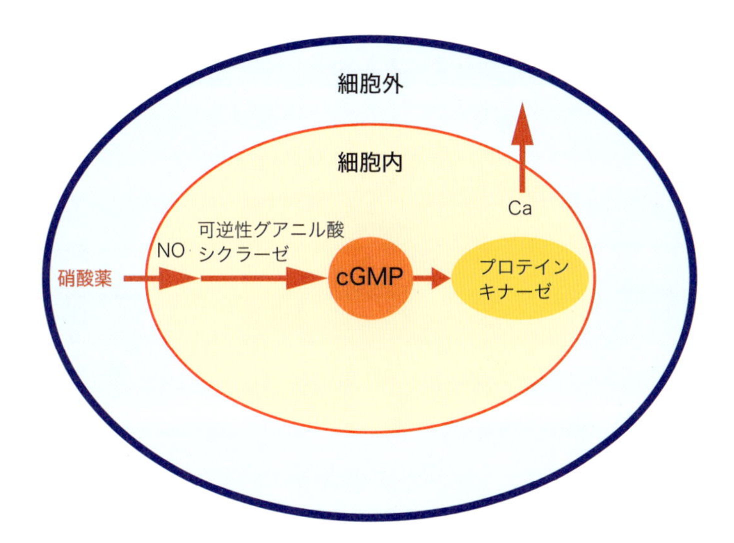

ニトログリセリン(ニトロペン、ミリスロールなど)は速効性の硝酸薬で通常、舌下投与されます。これは、内服した場合、ただちに代謝され効果が十分に発揮されないためです。

これに対して、二硝酸イソソルビド(ISDN：ニトロール、フランドルなど)は肝臓で代謝されて一硝酸イソソルビドという物質に変化し、それが効果を発揮するため、舌下および経口で使用できる特徴があります。このタイプの薬では貼付薬(フランドールテープ)としても活用されています。

硝酸薬の副作用としては、血圧低下や、それに伴う頻脈、顔面紅潮などがあります。また、頭痛などの症状を伴う場合もあります。しかし、そのほとんどは一過性のものですが、頭痛が治まらない場合にはアスピリンの投与などで消失します。

硝酸薬を長期にわたって使用すると耐性が起こり、薬が十分に効かなくなることがあります。このような場合には、使用量、頻度などを考慮する必要があります。

ニコランジル(シグマート)は、硝酸エステルのニコチン酸誘導体で、Kチャネル開口作用というものを有し、それによって、まず硝酸薬と同様の血管拡張作用をもち、硝酸薬の副作用である低血圧の発生も少なく、耐性も起こりにくい特徴があります。さらに、心筋の酸素消費を抑えるはたらきもあります。

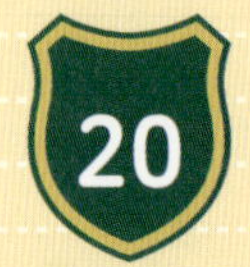

心臓カテーテル治療

バルーンカテーテルを用いた血管拡張術や金属材料を使うステント術など、カテーテルを用いて冠動脈の狭窄を拡張する方法を総称してPCI(percutaneous coronary intervention：経皮的冠動脈拡張術)といいます。

PCI

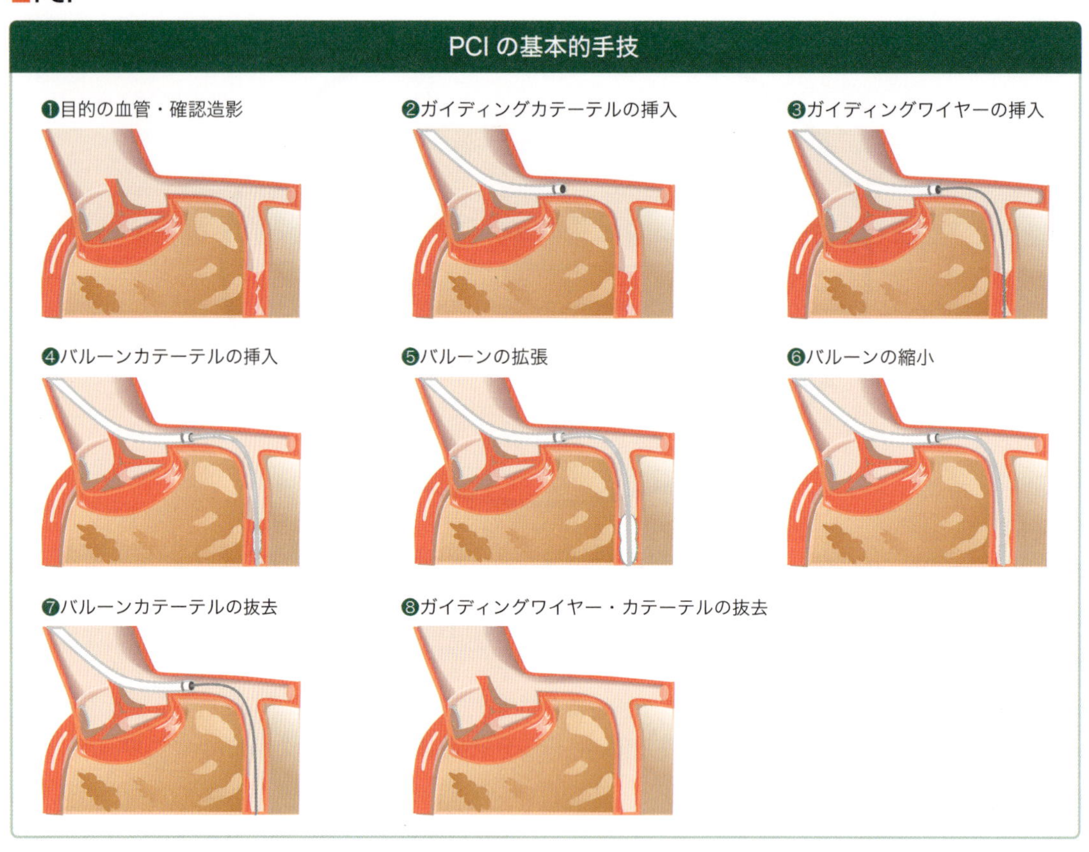

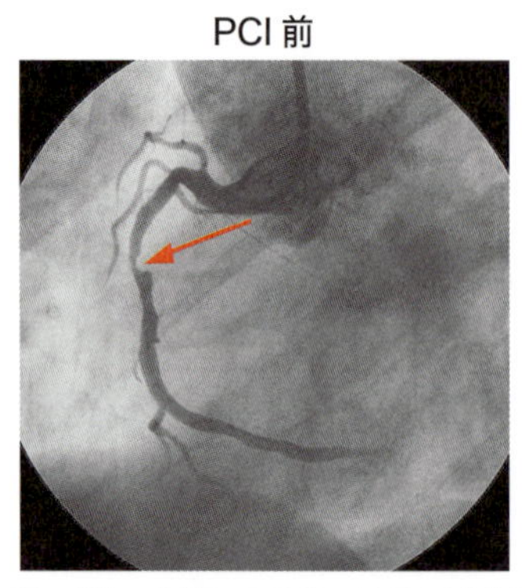

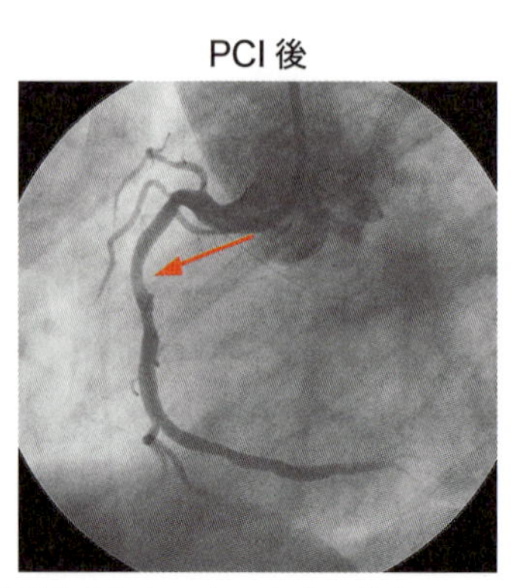

矢印の部分の血管にPCI前では75%を超える有意狭窄を認めるが、PCI後は消失している。

■ステント(stent)術

バルーンカテーテルを用いた冠動脈拡張術は、再狭窄を起こす率が高いところに問題点がありますが、その再狭窄を最も少なくできる方法としてステント(stent)術があります。

ステント術の基本手技

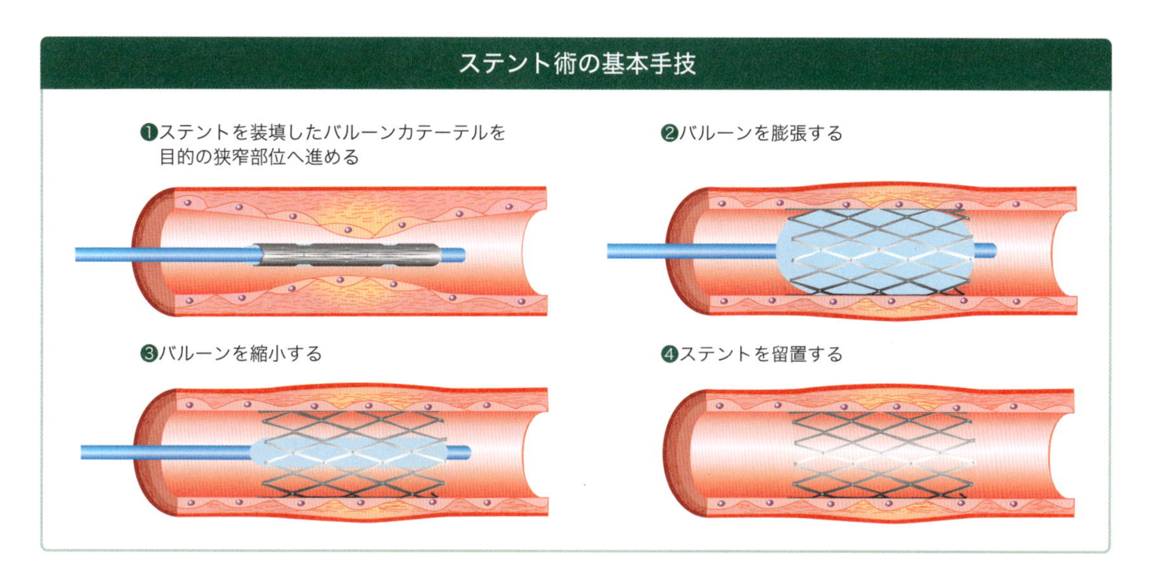

■再灌流療法

急性心筋梗塞症に対する再灌流療法には、t-PAという血栓溶解剤を冠動脈内や経静脈内に注入する血栓溶解療法と、冠動脈内にバルーンカテーテルを挿入し、直接、冠動脈狭窄を拡張するPCIがあります。

血栓溶解療法は1980年代に広く行われていましたが、1990年代からはPCIも行われるようになり、この治療はdirect PCIと呼ばれています。しかし、カテーテル治療が困難と思われる場合には薬剤による再灌流療法が用いられます。再灌流の分類にはTIMI分類(thrombolysis in myocardial infarction trial)が用いられます。

■TIMI分類

0　完全閉塞
1　造影剤が病変部を通過するが末梢まで造影されない
2　末梢まで造影されるが、造影速度が遅い(遅延がある)
3　末梢まで遅延なく造影される

気絶心筋と冬眠心筋

急性心筋梗塞に対して、発症後早期に再灌流療法を行い、血液の灌流が再開すると、その部分の心筋は壊死には陥らないものの、収縮性が低下した状態で、気絶したかのように長い時間壁運動異常が残った状態をつくります。これを気絶心筋(stunned myocardium)と呼びます。しかし、徐々に回復してくるものが多いことが特徴です。

一方、長期にわたって虚血状態にさらされて、収縮する能力が低下した状態を冬眠心筋(hibernating myocardium)といいます。これは、虚血状態が続いているところで、心筋自らが酸素消費量を下げ、まさに冬眠したかのように活動状態を低下させて生きながらえている、1つの生体の防御的な反応です。

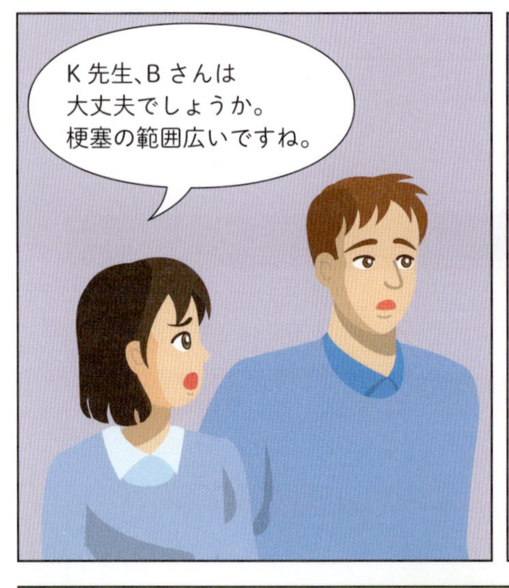
K 先生、B さんは
大丈夫でしょうか。
梗塞の範囲広いですね。

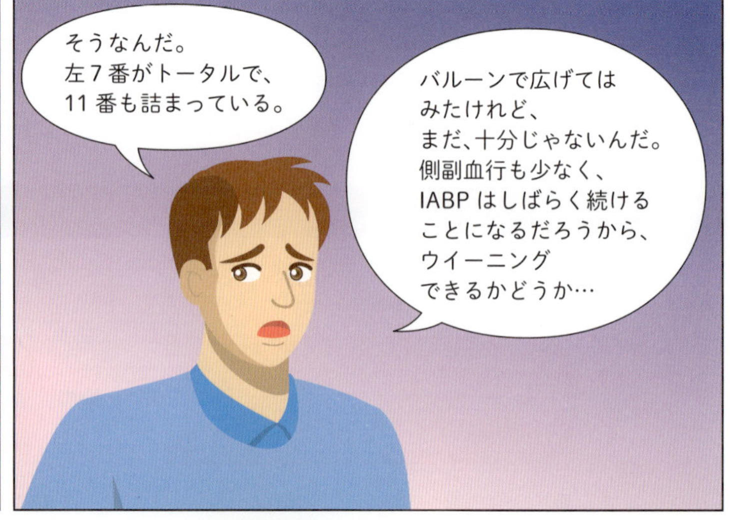
そうなんだ。
左 7 番がトータルで、
11 番も詰まっている。
バルーンで広げては
みたけれど、
まだ、十分じゃないんだ。
側副血行も少なく、
IABP はしばらく続ける
ことになるだろうから、
ウイーニング
できるかどうか…

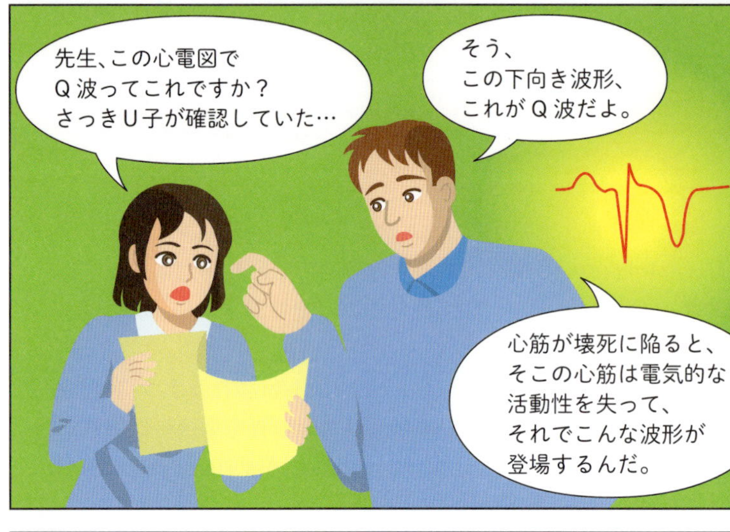
先生、この心電図で
Q 波ってこれですか？
さっきU子が確認していた…
そう、
この下向き波形、
これが Q 波だよ。
心筋が壊死に陥ると、
そこの心筋は電気的な
活動性を失って、
それでこんな波形が
登場するんだ。

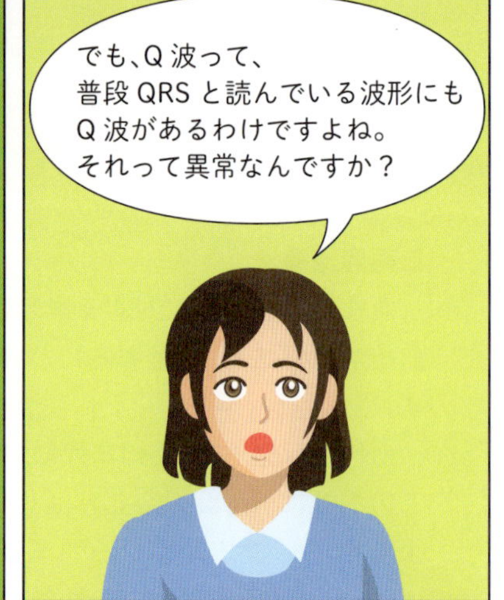
でも、Q 波って、
普段 QRS と読んでいる波形にも
Q 波があるわけですよね。
それって異常なんですか？

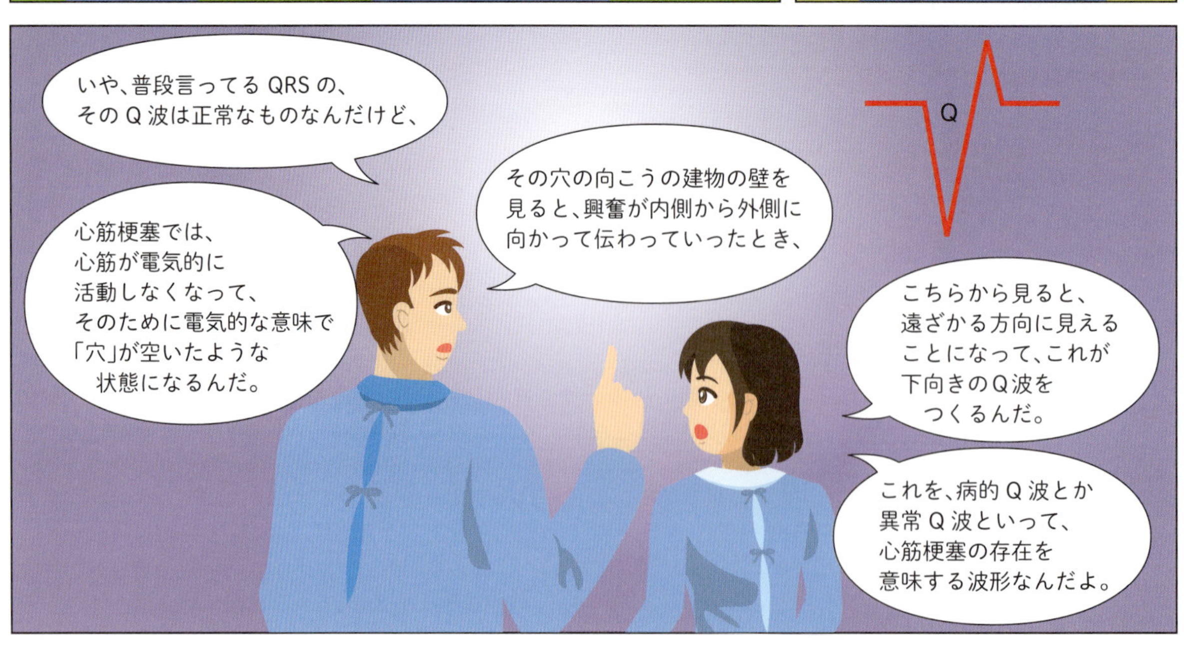
いや、普段言ってる QRS の、
その Q 波は正常なものなんだけど、
Q
心筋梗塞では、
心筋が電気的に
活動しなくなって、
そのために電気的な意味で
「穴」が空いたような
状態になるんだ。
その穴の向こうの建物の壁を
見ると、興奮が内側から外側に
向かって伝わっていったとき、
こちらから見ると、
遠ざかる方向に見える
ことになって、これが
下向きのQ波を
つくるんだ。
これを、病的 Q 波とか
異常 Q 波といって、
心筋梗塞の存在を
意味する波形なんだよ。

21 梗塞による異常Q波の出現とR波の減高

梗塞に陥った心筋は、電気的な活性を失います。そのため、心室には電気的な穴が空いたような状態となり、体表の心電図電極では、真向かいの（反対側の）心室の壁の興奮を見ることになります。それは遠ざかっていくものとして観察できることから、はじめに下を向くQ波が現れます。

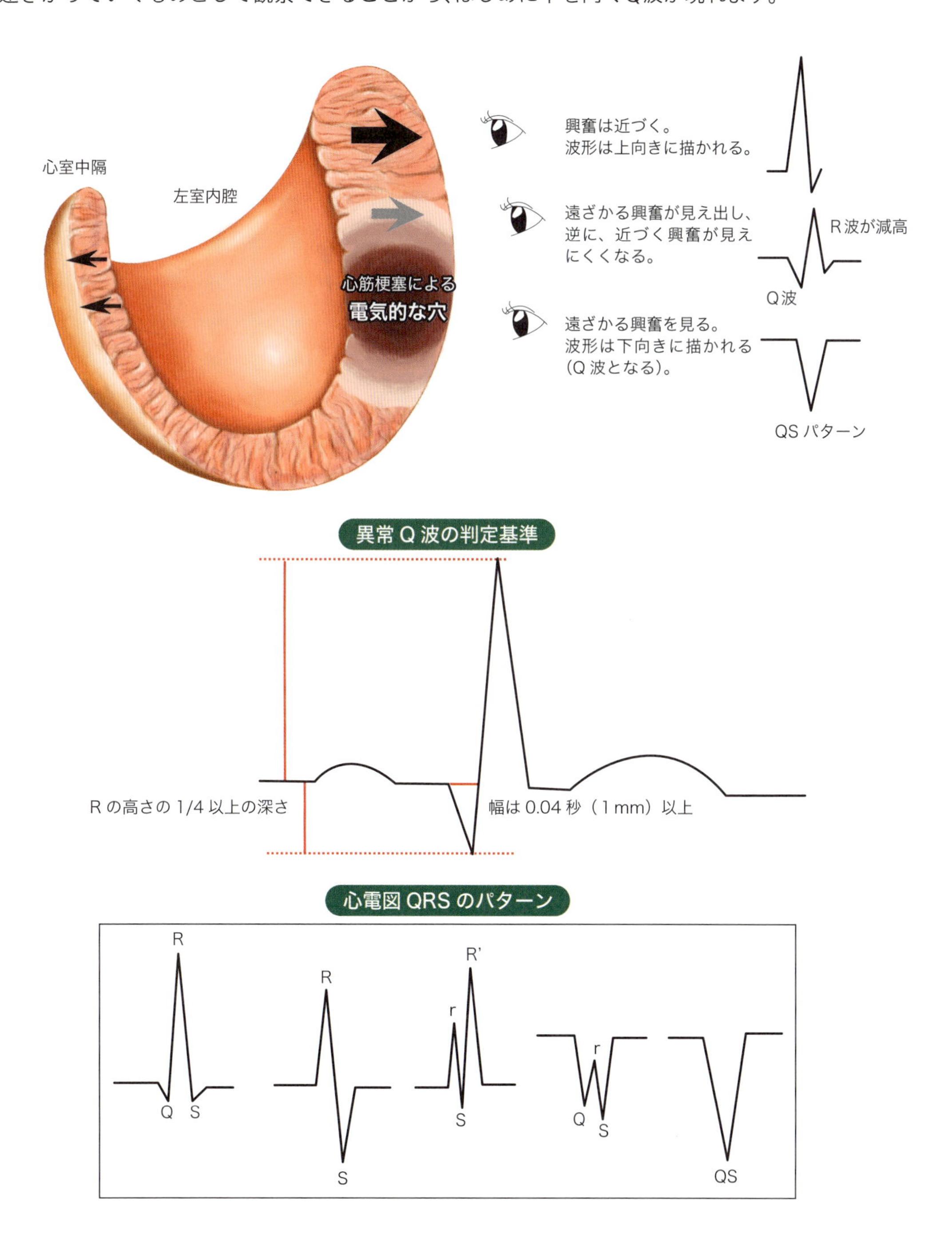

22 心筋梗塞における心電図変化

心筋梗塞の症状としては、突然発症する激しい胸痛を訴えることが多く、急性期には心室頻拍や心室細動などの危険性の高い不整脈を発症することがあり、また、心原性ショック、急性左心不全、心破裂などに陥ることもあります。

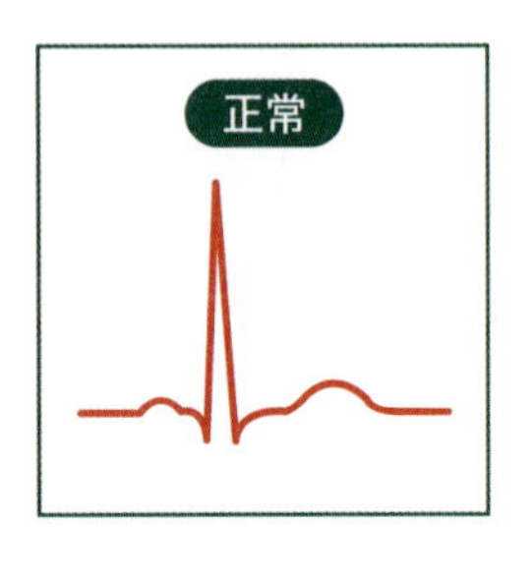

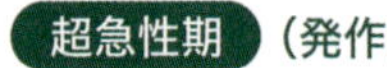

超急性期（発作直後〜数時間）

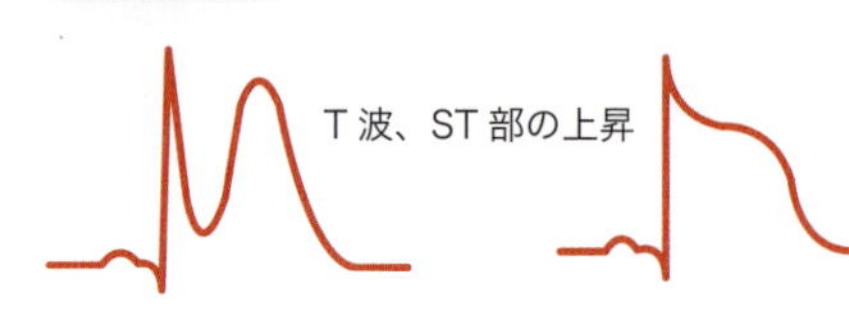

この段階ではまだ心筋は壊死に陥っていない。カテーテル治療（再灌流療法）が可能。再灌流療法で冠血流が再開した場合、元の正常な状態に戻ることができる。

急性期（数時間〜 24 時間）

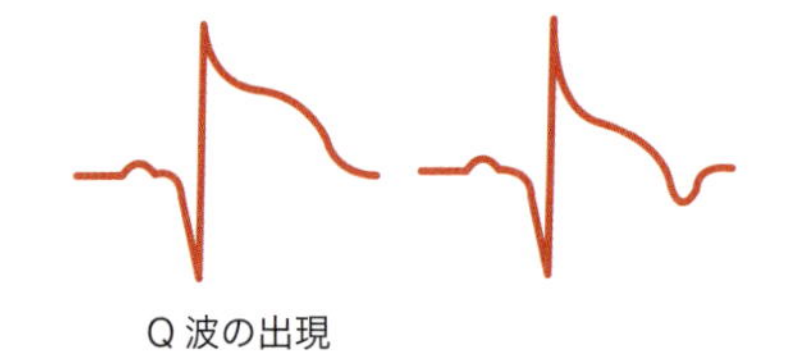

心筋が壊死に陥った状態で、なかなか元には戻れない。

亜急性期（数日〜２週間）

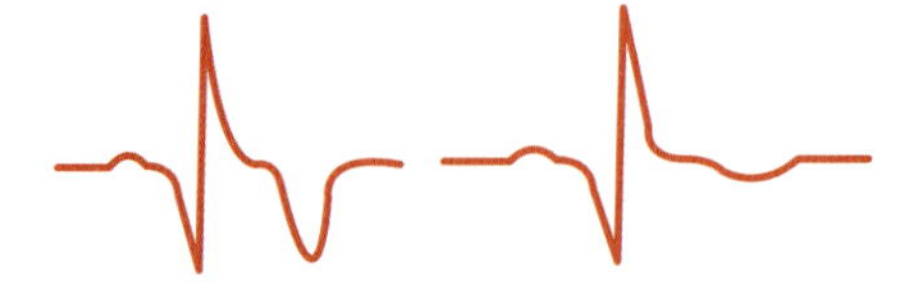

その後、ST-T 波は徐々に元の正常な状態に回復するが、Q 波（壊死層）は残り続ける。

慢性期（２週間以降）

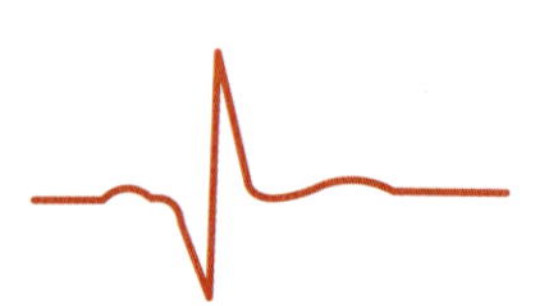

１年以上

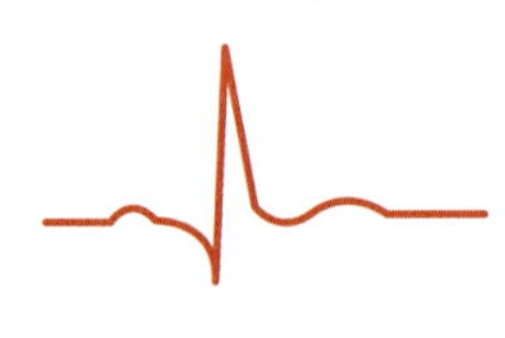

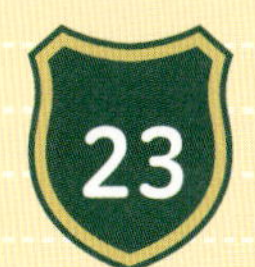

冠動脈の灌流領域と梗塞部位

心臓に血液を供給する冠動脈は右冠動脈と左冠動脈の2本あり、さらに左冠動脈は前下行枝と回旋枝に分岐します。そのため冠動脈は3本あります。

そのうちの右冠動脈は主に左室の下壁と後壁、さらには右室に血液を供給します。

一方の左冠動脈については、まず、左前下行枝は左室の前壁と心室中隔に血液を供給し、回旋枝は左室の側壁から後壁にかけて血液供給を行っています。

左室断面図と肝動脈の灌流領域

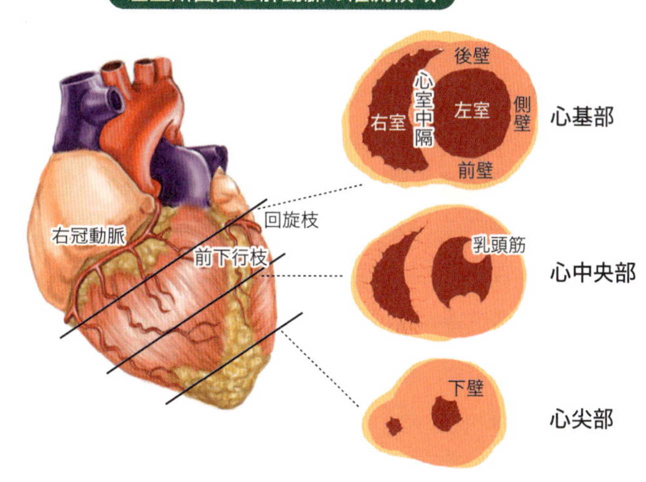

冠動脈の灌流領域

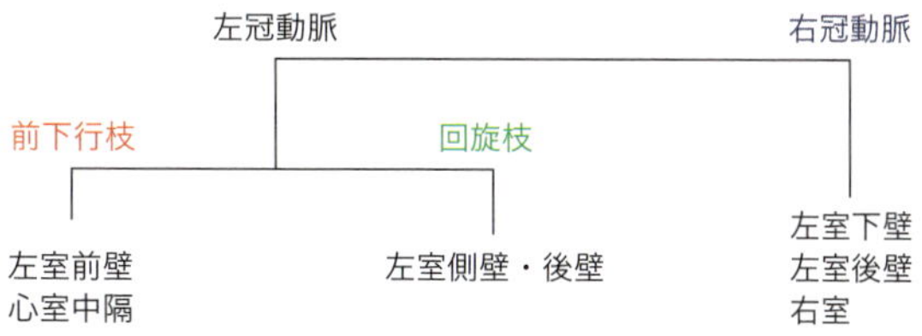

冠動脈の支配領域と、発生する梗塞部位の関係

	前壁中隔梗塞	前壁梗塞	広範前壁梗塞	前壁側壁梗塞	高位側壁梗塞	側壁梗塞	後壁梗塞	下後壁梗塞	下側壁梗塞	下壁梗塞	右室梗塞
左前下行枝											
左回旋枝											
右冠動脈											

前壁中隔梗塞（anteroseptal infarction）

左冠動脈前下行枝に閉塞が起こり、前壁と中隔にかけて梗塞が生まれます。

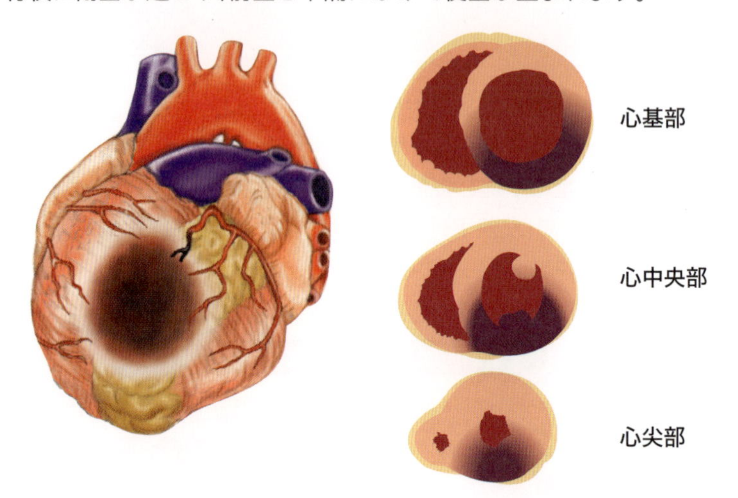

胸部誘導のV1、V2、V3に下向き波形（異常Q波）を認めます。四肢誘導には変化はみられません。

25mm/sec

Ⅰ
Ⅱ
Ⅲ
aVR
aVL
aVF

V1
V2
V3
V4
V5
V6

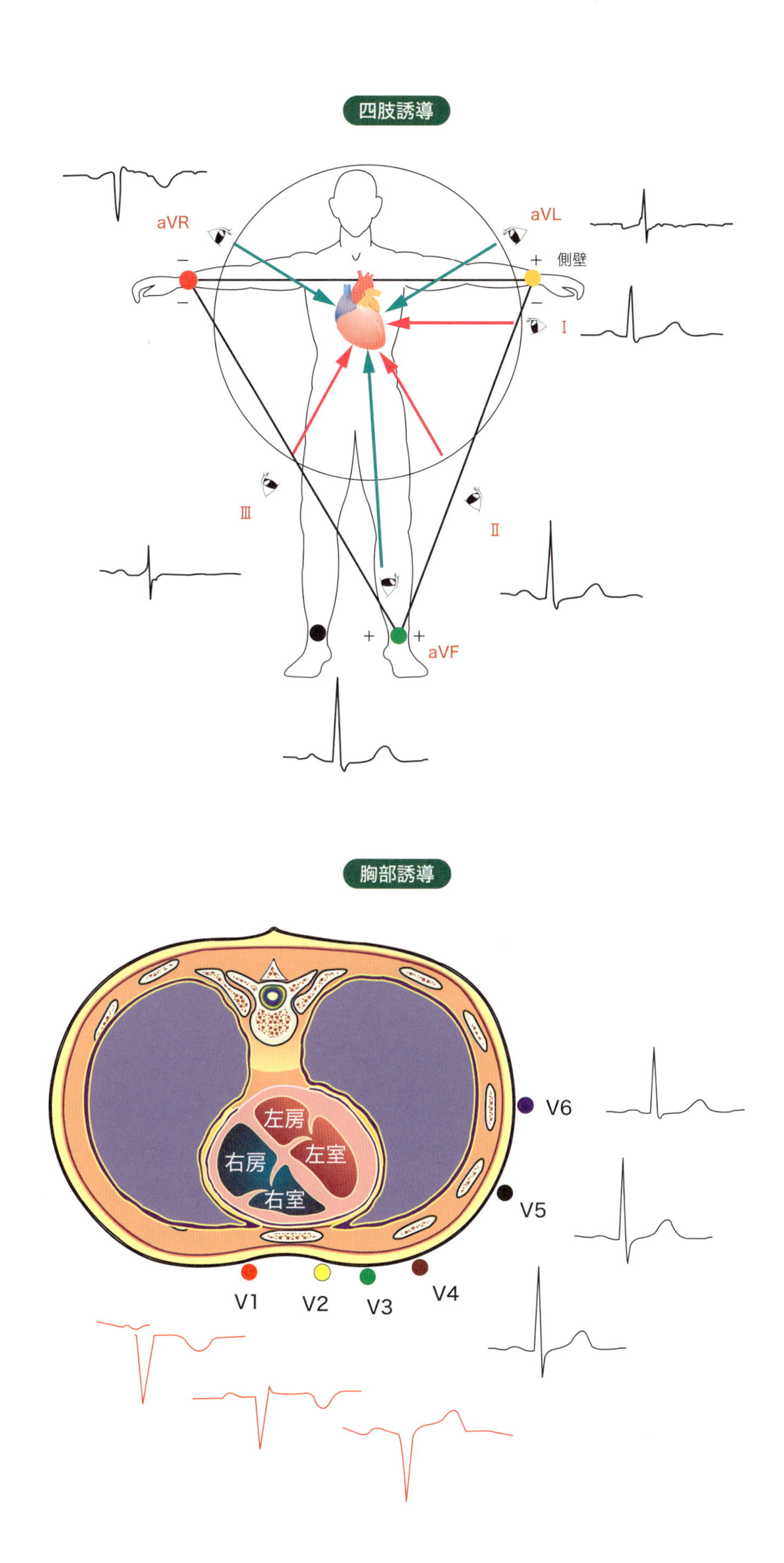
四肢誘導
aVR
aVL
側壁
I
III
II
aVF
胸部誘導
左房
右房
左室
右室
V1
V2
V3
V4
V5
V6

前壁側壁梗塞（anterolateral infarction）

左冠動脈前下行枝に閉塞が起こり、前壁から側壁にかけて梗塞が生まれます。

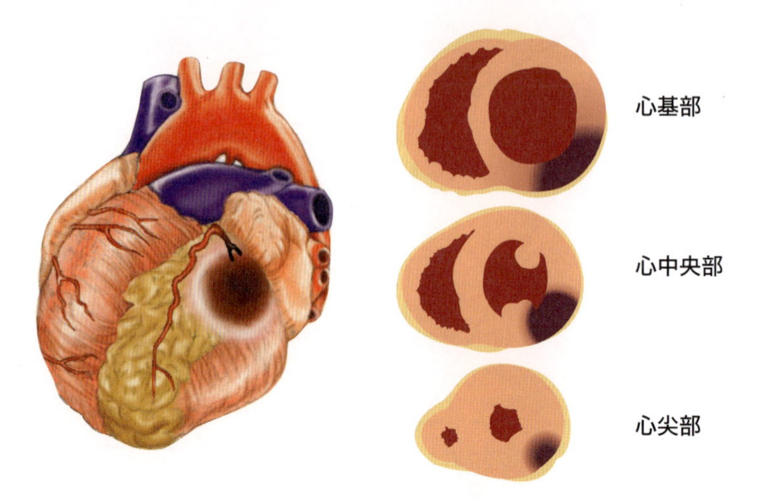

胸部誘導のV3、V4、V5付近に変化を認めます。四肢誘導の、Ⅰ、aVLでも変化がみられます。

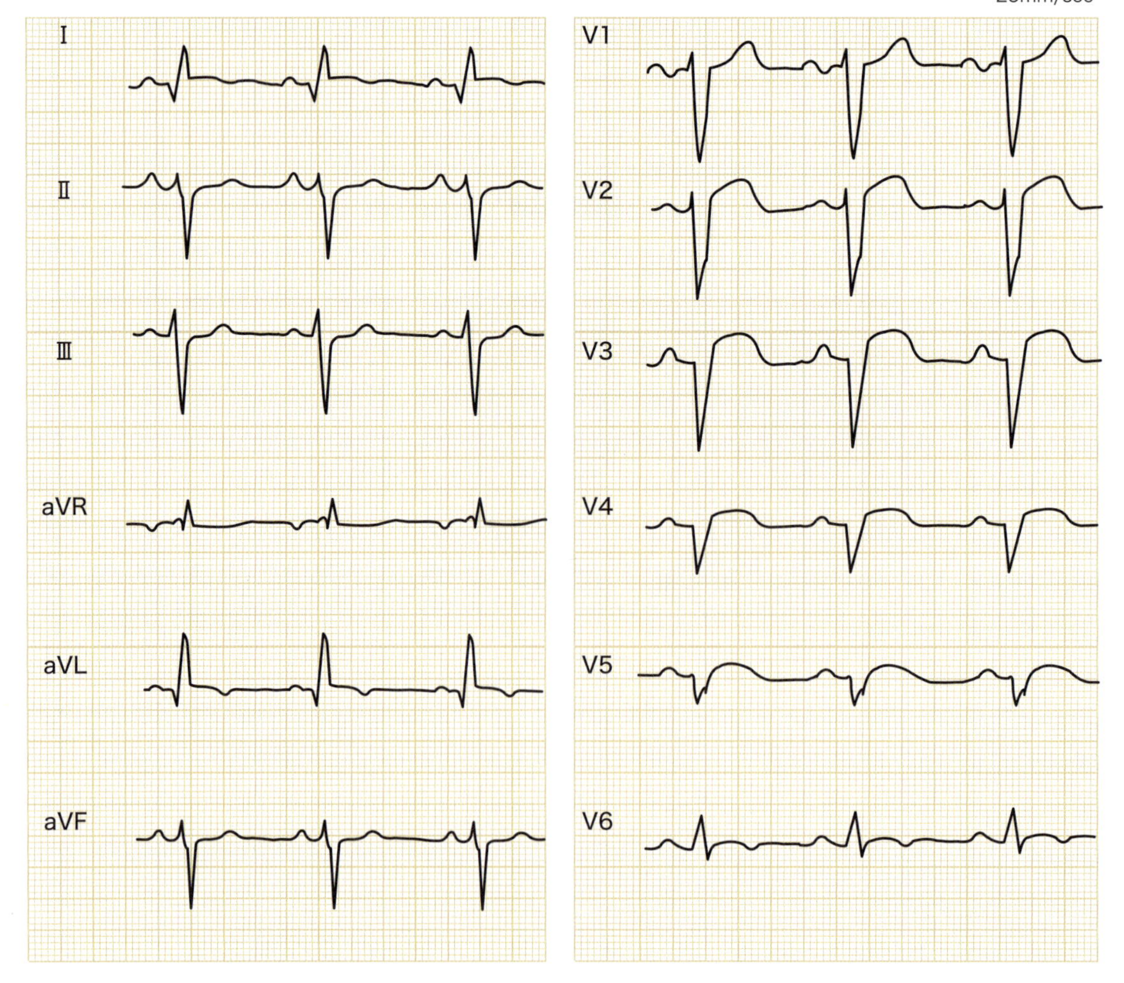

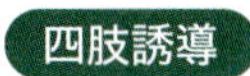

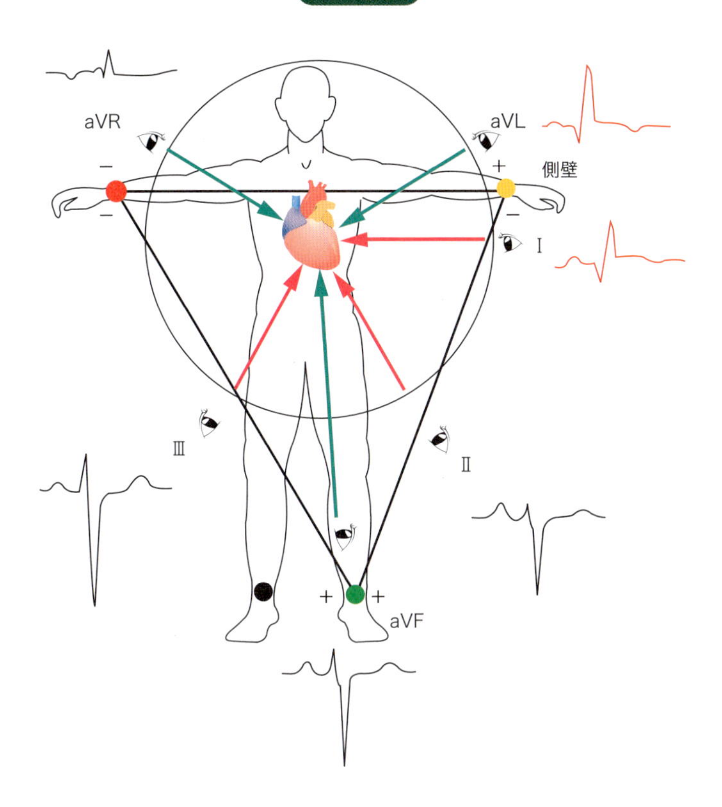

胸部誘導

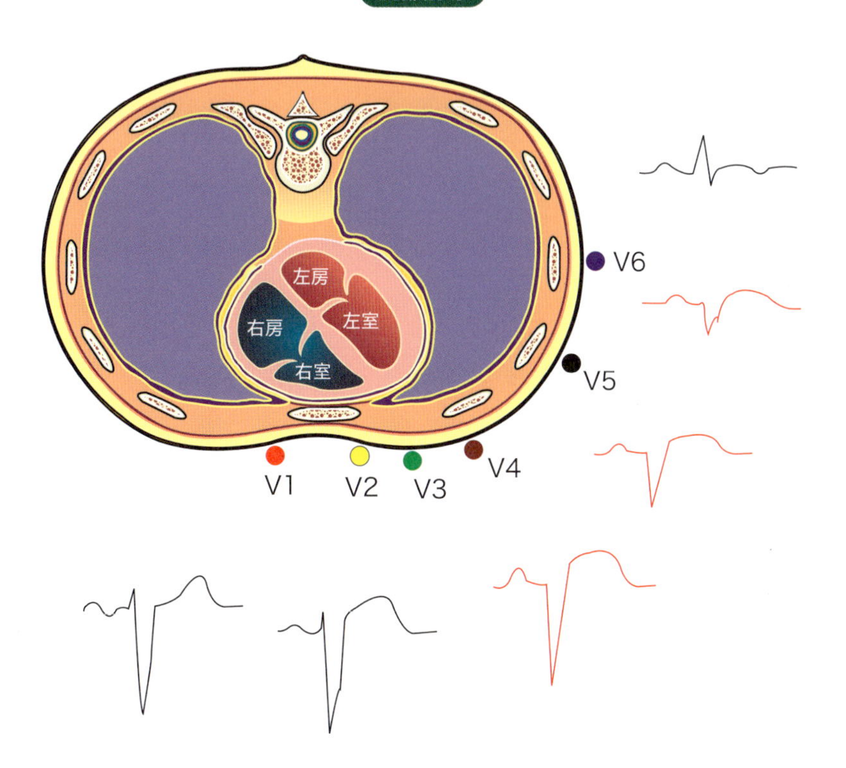

側壁梗塞（lateral infarction）

左冠動脈の前下行枝あるいは回旋枝に閉塞が起こり、側壁が梗塞となります。

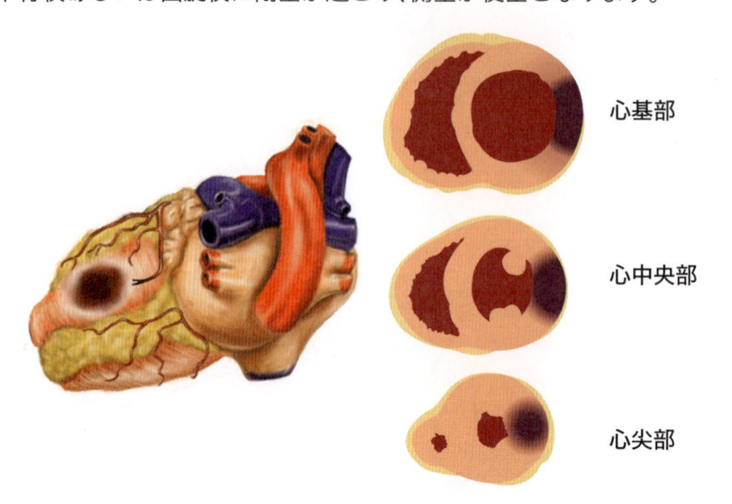

胸部誘導のV5、V6と四肢誘導のⅠとaVLで変化がみられます。

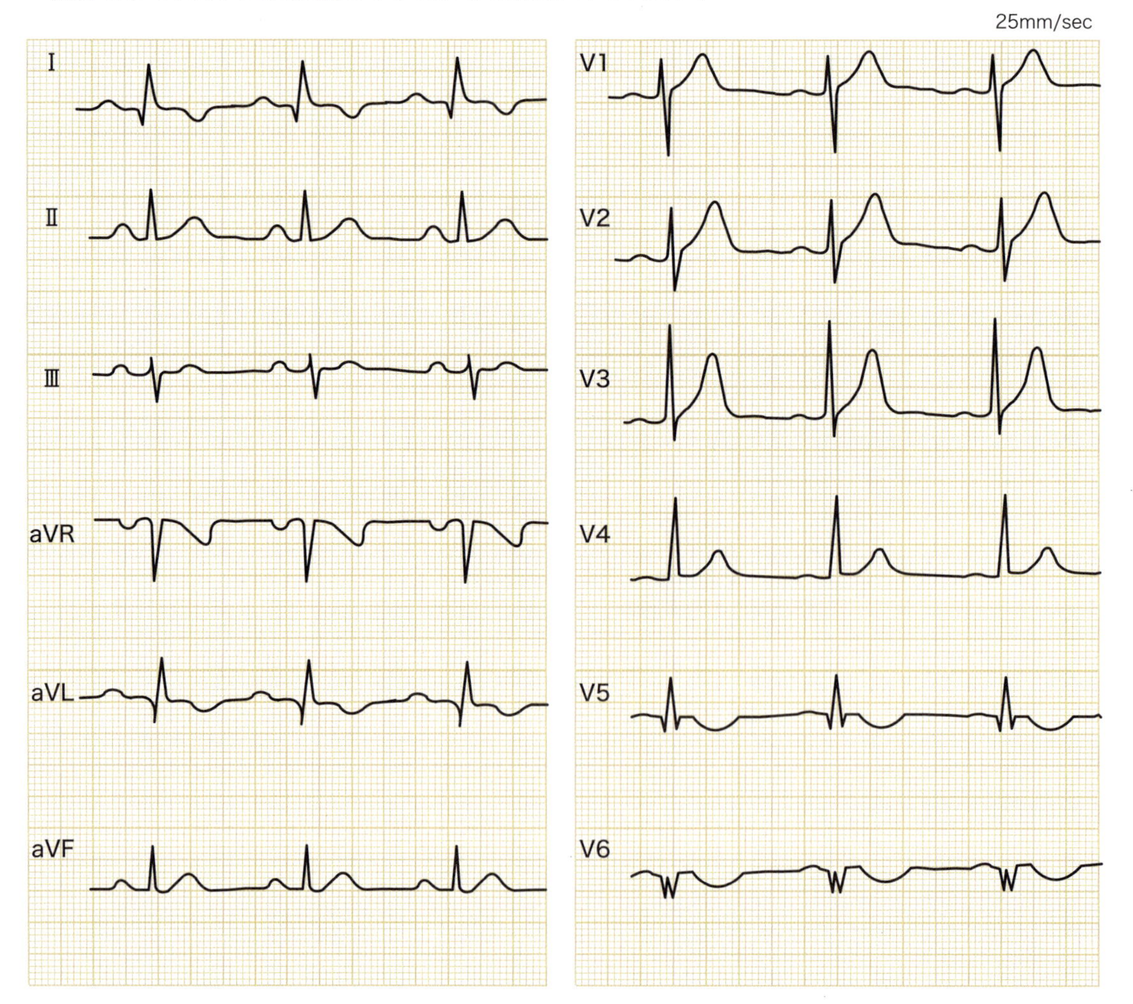

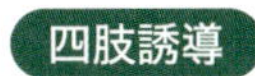
四肢誘導

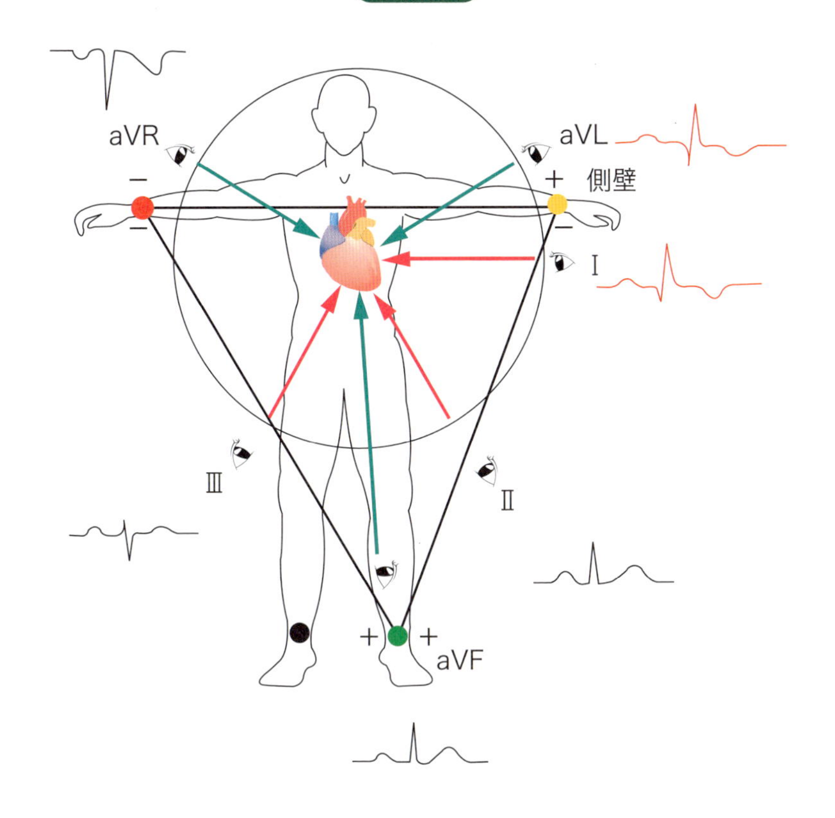
aVR
aVL
側壁
I
Ⅲ
Ⅱ
aVF

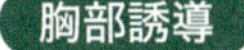
胸部誘導

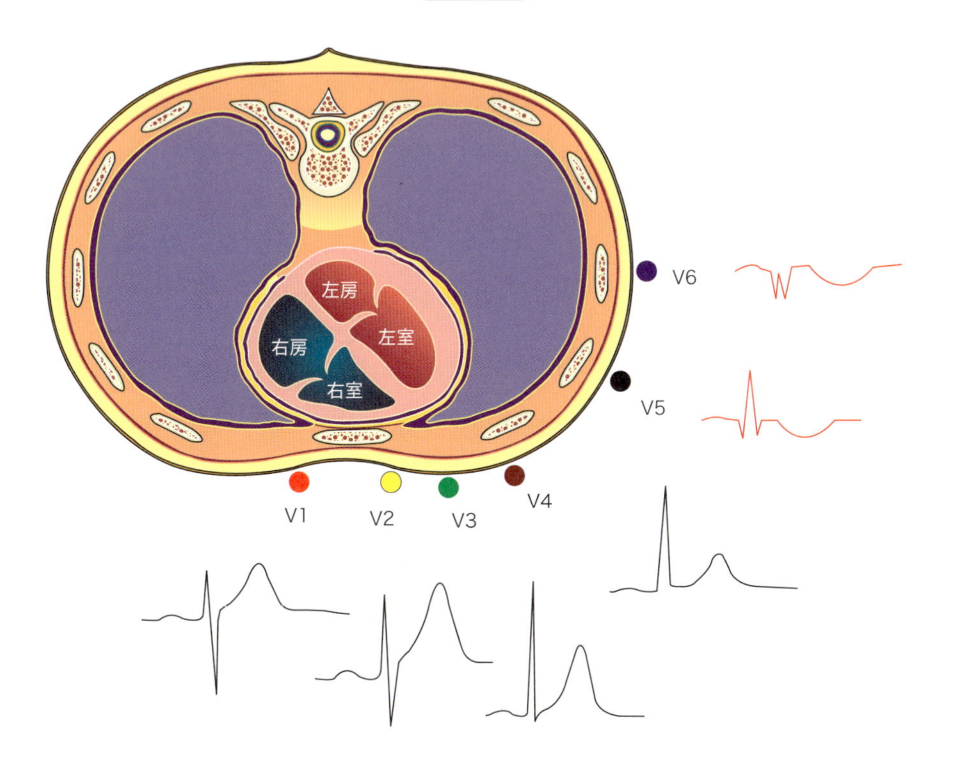
左房
左室
右房
右室
V6
V5
V1
V2
V3
V4

高位側壁梗塞（high lateral infarction）

左冠動脈の回旋枝の閉塞で起こることがあり、側壁の上部が梗塞に陥ります。

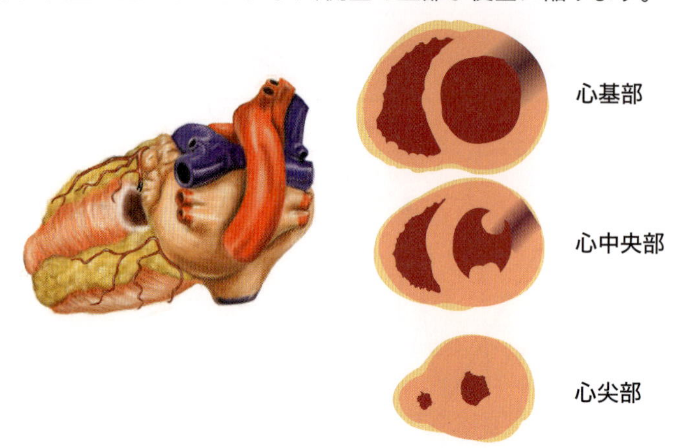

四肢誘導のⅠとaVLに変化がみられますが、胸部誘導では明らかな変化は認めません。これは、胸部誘導で眺めている側壁は第５肋間の水準で、それは側壁のやや低い位置であるのに対して、ⅠとaVLで見ている場所は、側壁のやや高い位置を見ていることによります。

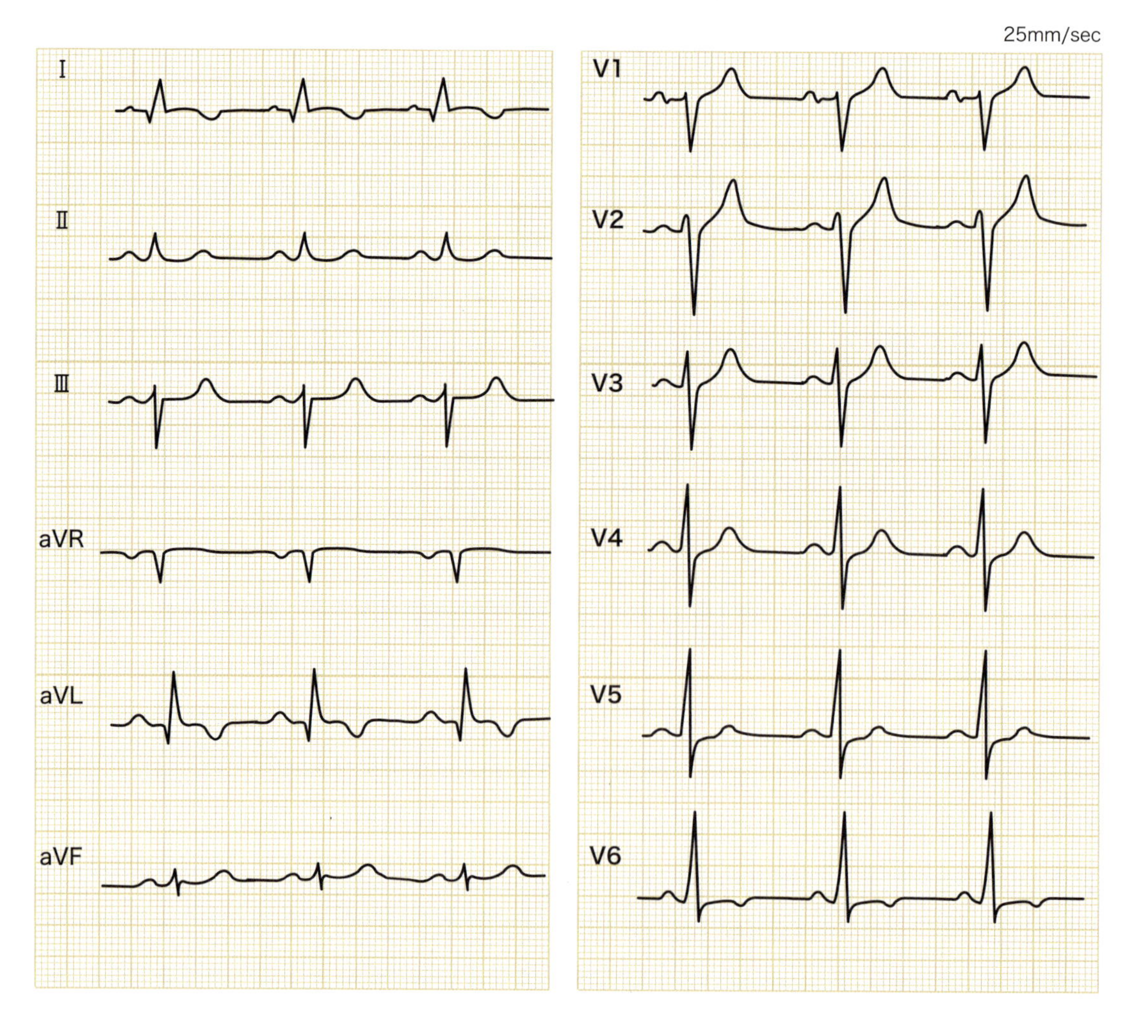

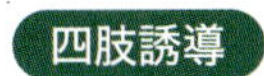

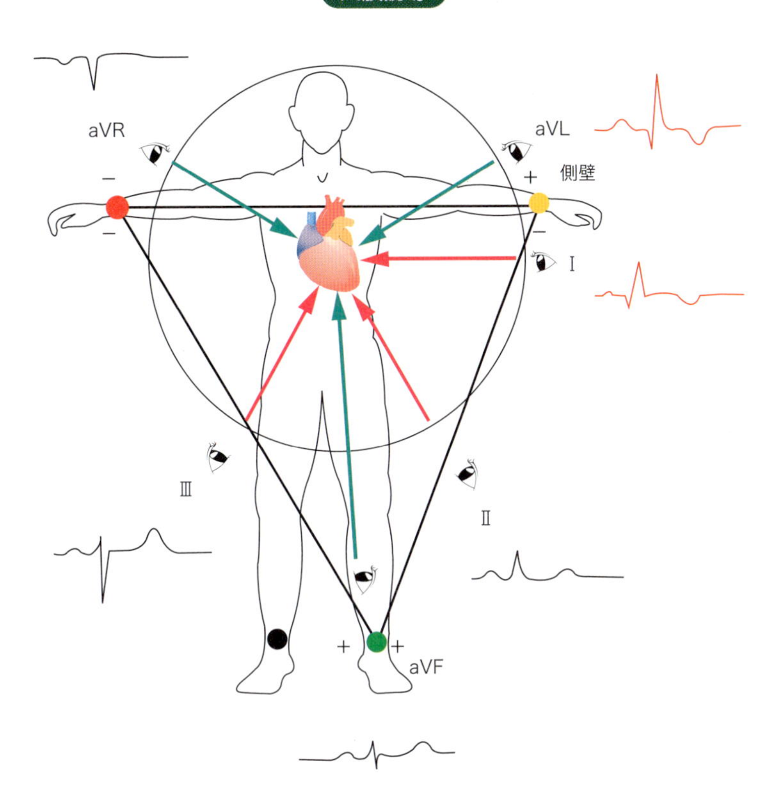

胸部誘導

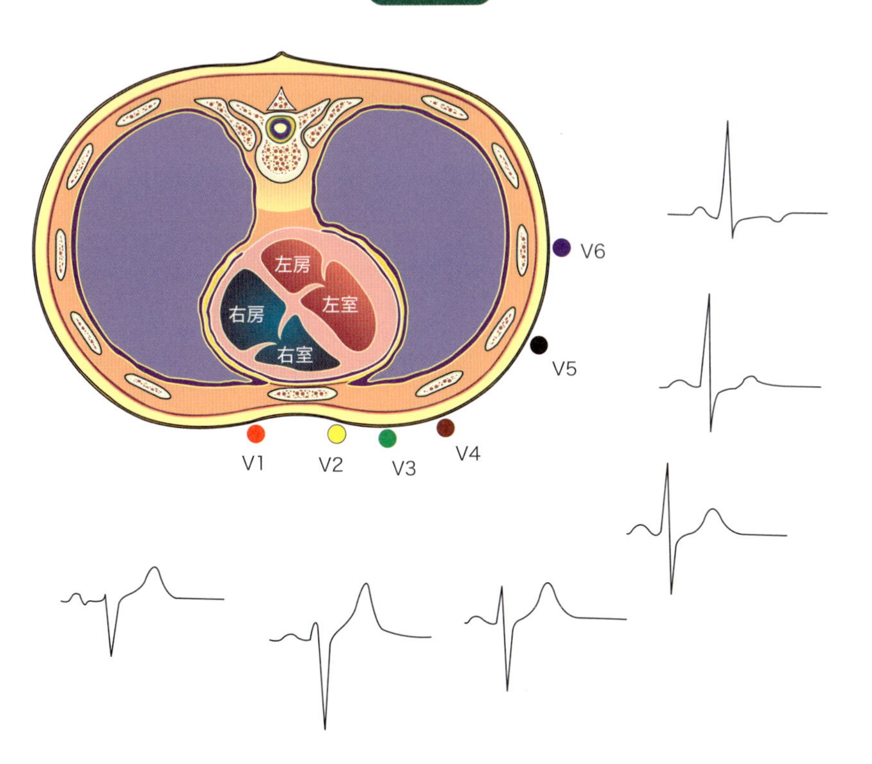

下壁梗塞（inferior infarction）

右冠動脈に閉塞が起こり、下壁の横隔膜面が梗塞に陥ります。

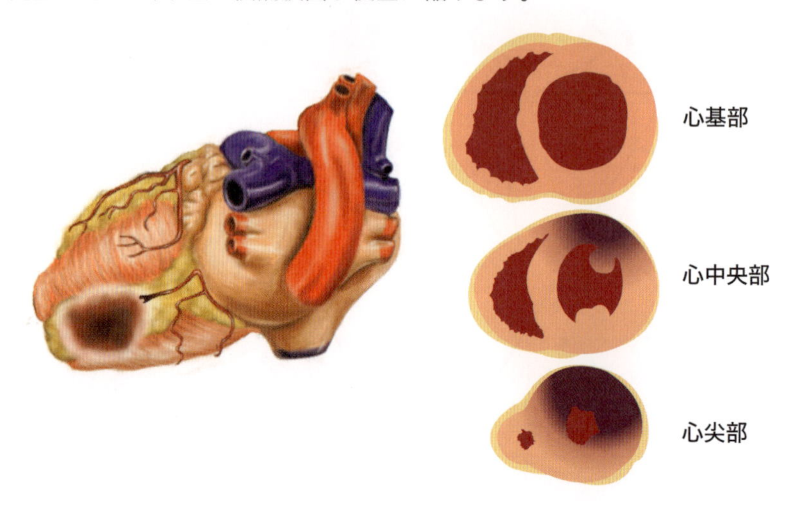

四肢誘導のⅡ、Ⅲ、aVFにQ波が見られますが、胸部誘導では明らかな変化は認めません。

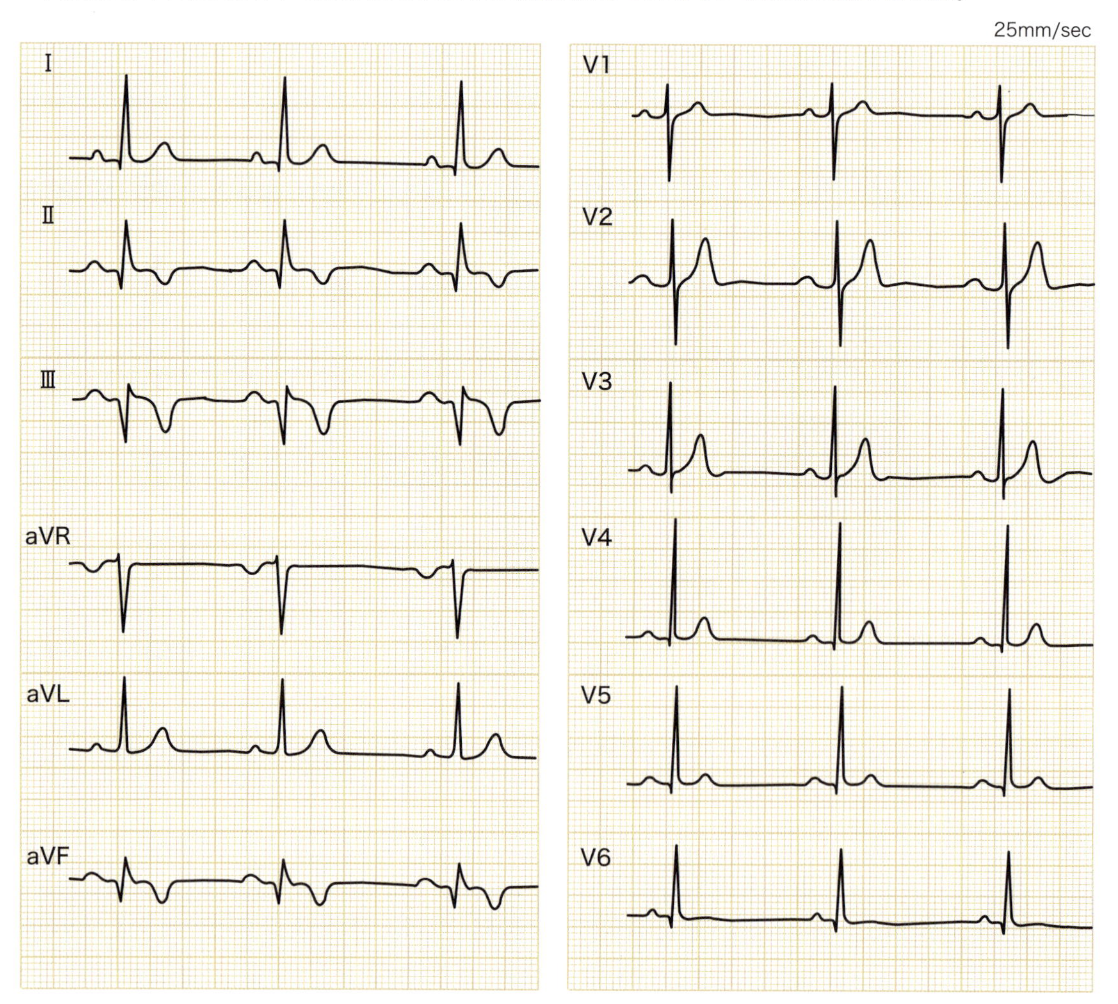

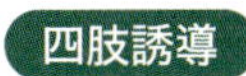
四肢誘導

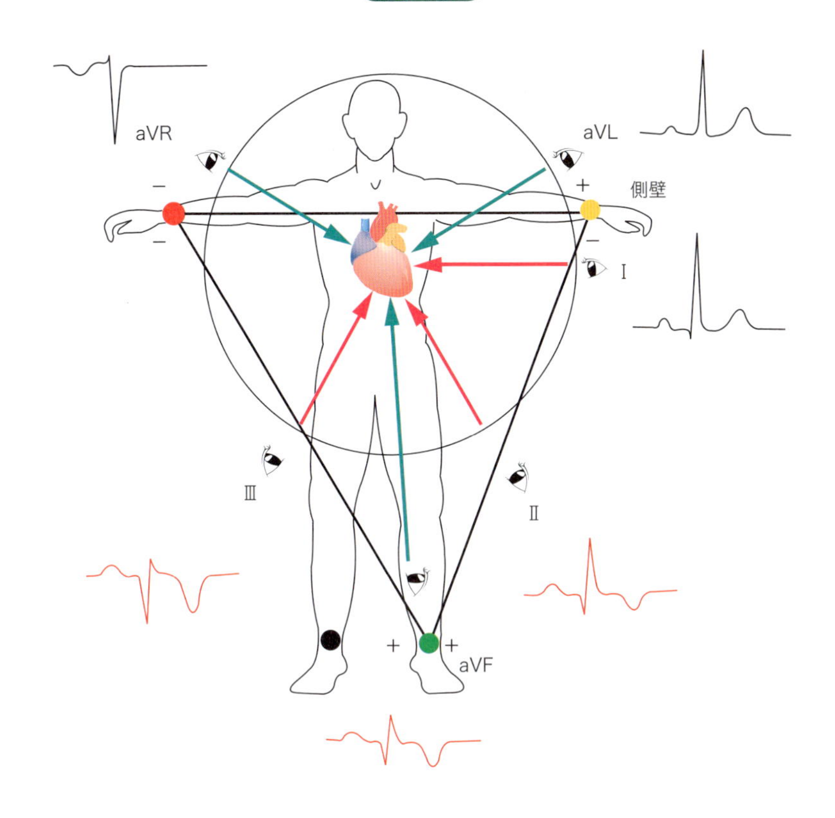
aVR
aVL
側壁
I
III
II
aVF

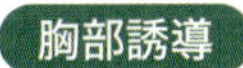
胸部誘導

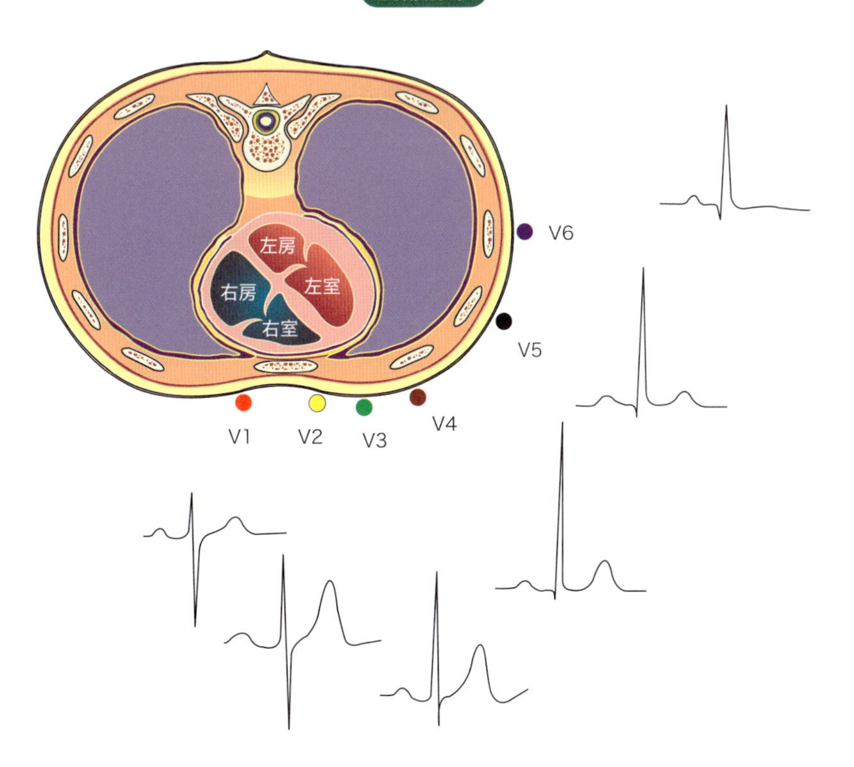
左房
左室
右房
右室
V6
V5
V1
V2
V3
V4

後壁梗塞

後壁梗塞では後壁で発生したST上昇が、後壁の反対方向にある胸部誘導のV1、V2、V3付近で、反転した像（鏡に映った像：鏡像）として見ることができます。そのため、V1、V2、V3付近でSTが低下する所見として見られます。

鏡像（ミラー・イメージ）

鏡像とは、今見ている心電図波形を180°回転することで、誘導の目の位置を真向かいに移して見ることができる方法です。例えば、後壁に心筋梗塞が起こると背部の誘導で虚血変化を見ることもできますが、この場合、反対側に位置するV1の誘導波形を反転して見ることで背中側の様子を知ることができます。

この方法で、例えば、aVRの波形を反転することで心尖部を見ることができます。また、Ⅲ誘導とaVLは鏡像の関係に近いため、第Ⅲ誘導からaVLを、あるいはその逆を使って、それぞれの波形を確認することもできます。

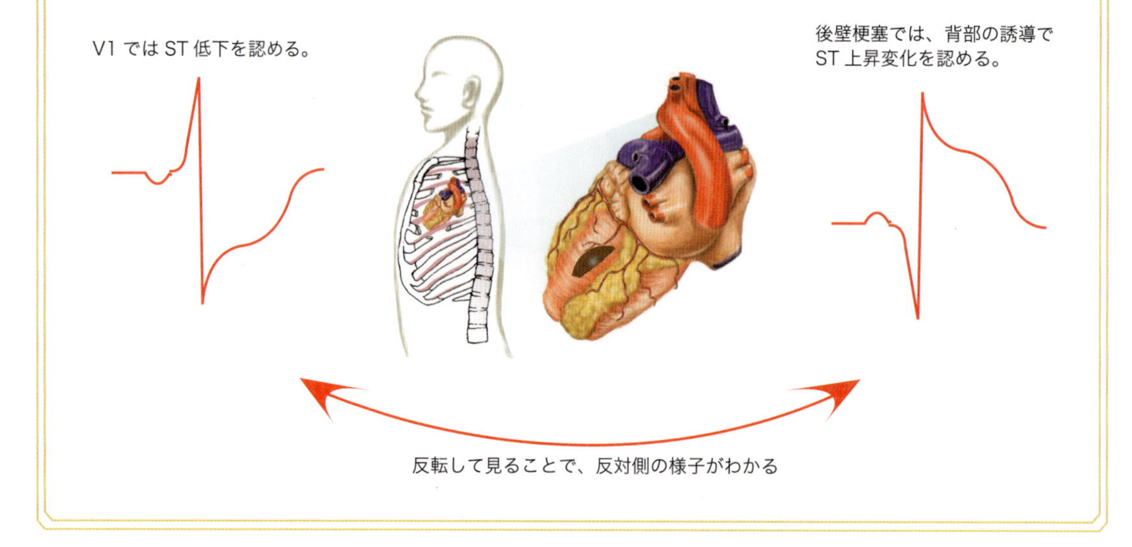

心室瘤

心室瘤とは、心筋梗塞によって心室壁が菲薄化し、かつ、その部分に加わる左室内圧によって左室壁が外側に膨隆するもので、心電図変化としてはST上昇が長期にかけてみられます（１か月以上）。

心内膜下梗塞

心内膜下に発生する梗塞は、心内膜側で円周上に発生します。そのために胸部誘導のV2～V6誘導にかけて四肢誘導の、ほぼすべてにST低下や陰性化したT波が見られます。異常Q波は認めないことから非Q波心筋梗塞とも呼ばれています。

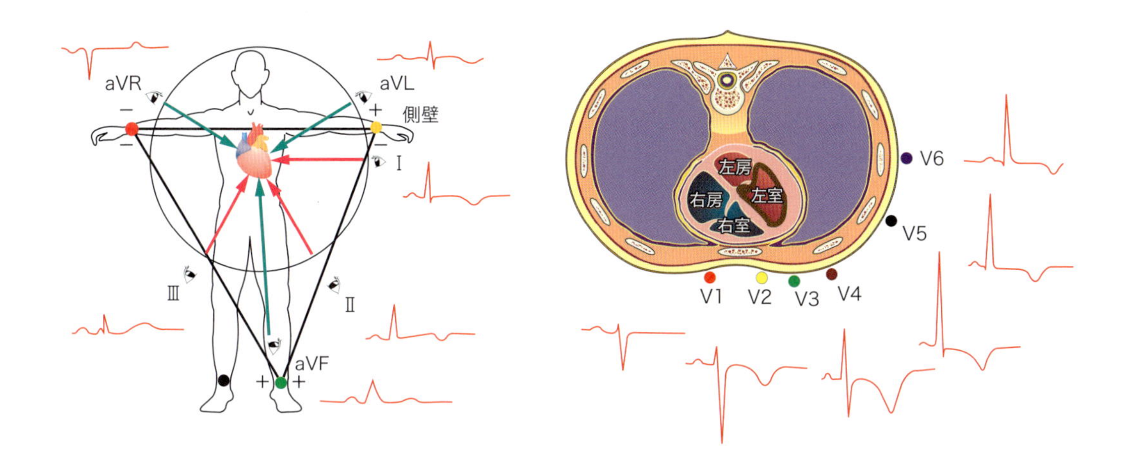

右室梗塞

右室梗塞は、下壁梗塞や後壁梗塞に伴って発生することがあります。これは、右室の自由壁が梗塞に陥るもので、心電図変化はⅡ、Ⅲ、aVFの下壁領域やV1、V2、V3付近にST上昇が見られることがあります。また、右側の胸部誘導であるV3RやV4R、V5RでST変化(上昇)を見ることもできます。

右側胸部誘導の位置

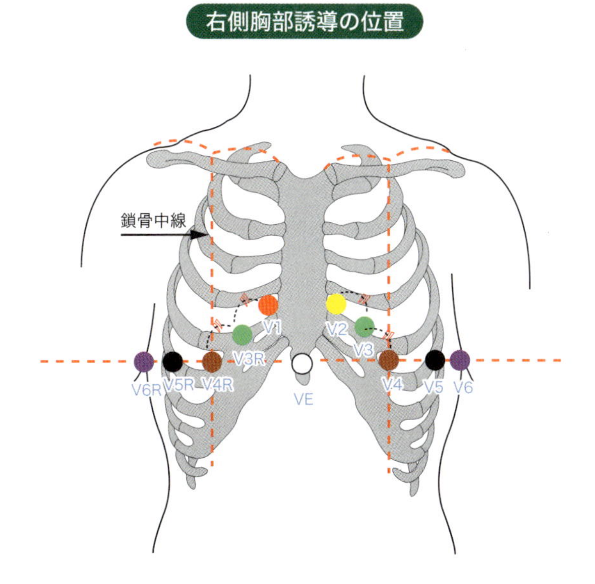

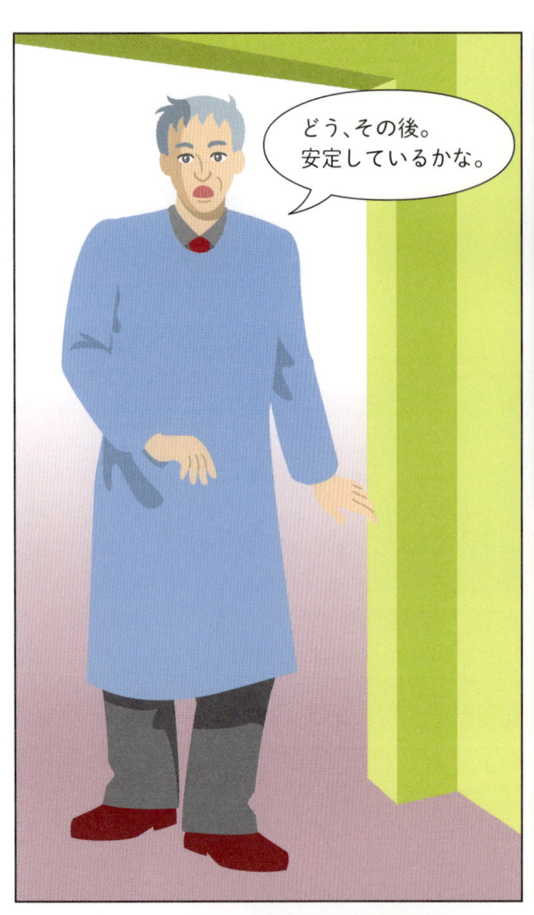

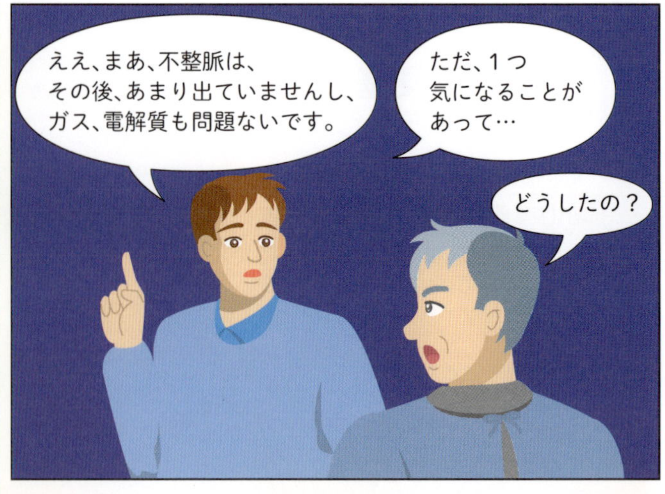

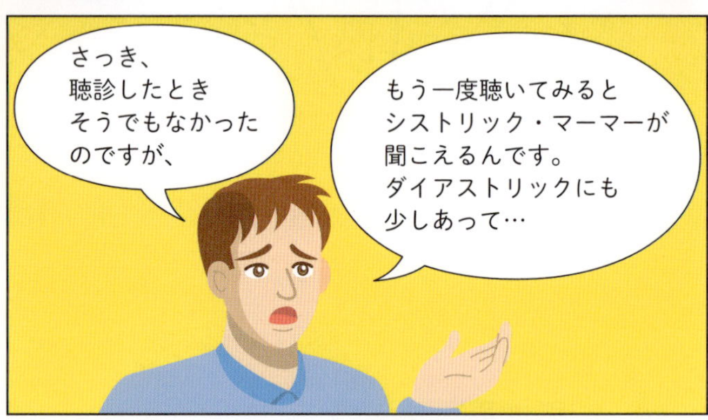

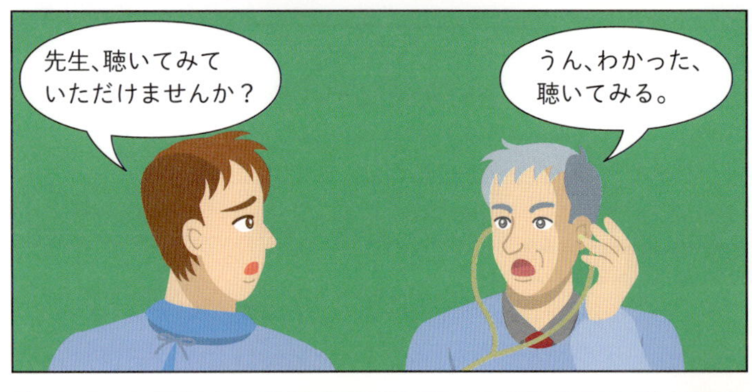

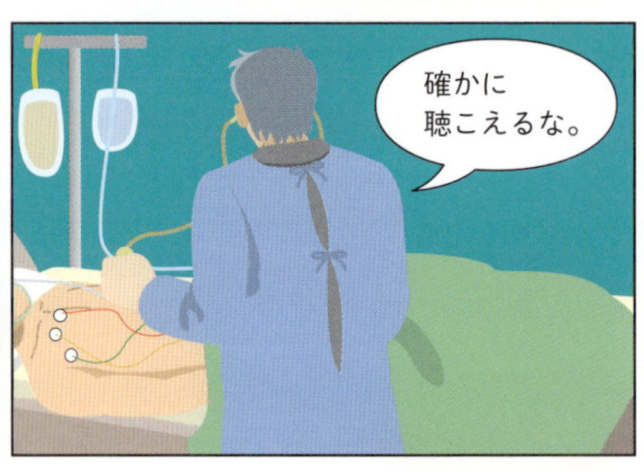

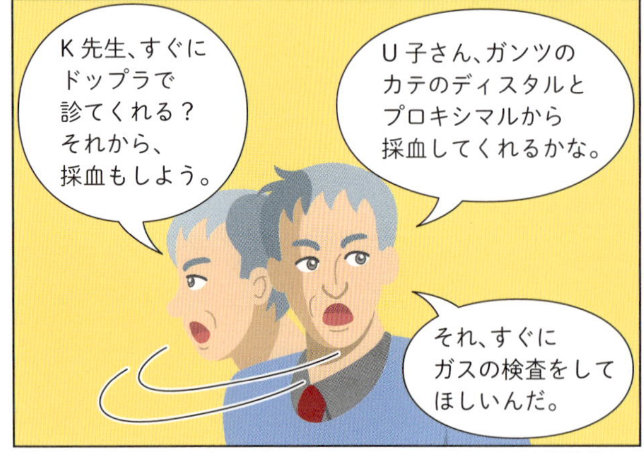

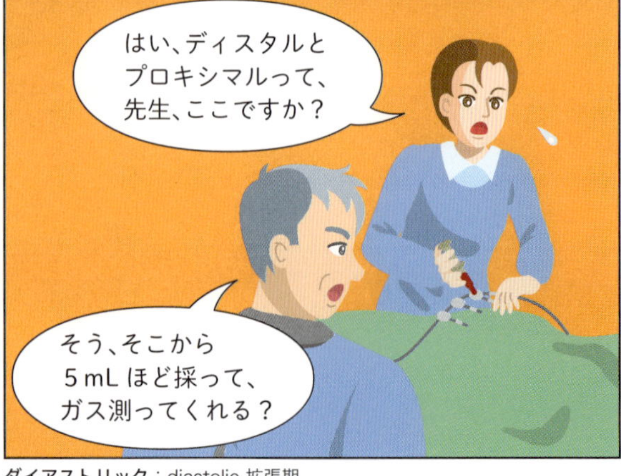

ガス：血液ガス　**シストリック・マーマー**：systolic murmur 収縮期性雑音　**ダイアストリック**：diastolic 拡張期
ガンツ：Swann-Ganz catheter スワンガンツ・カテーテル　**RA**：right atrium 右房　**PA**：pulmonary artery 肺動脈

先生、
ガスの結果が出ました。
ディスタルの血液は、
pH が 7.4…
サチュレーションの
値だけでよいから、
言ってくれるかな。

そうか。
中隔穿孔（p.119）
かもしれないな。
中隔穿孔って？

それからディスタルを
RA としてプロキシマルは
PA とラベルしておいて。
はい。えーと、
RA が 72% で
PA が 80% です。

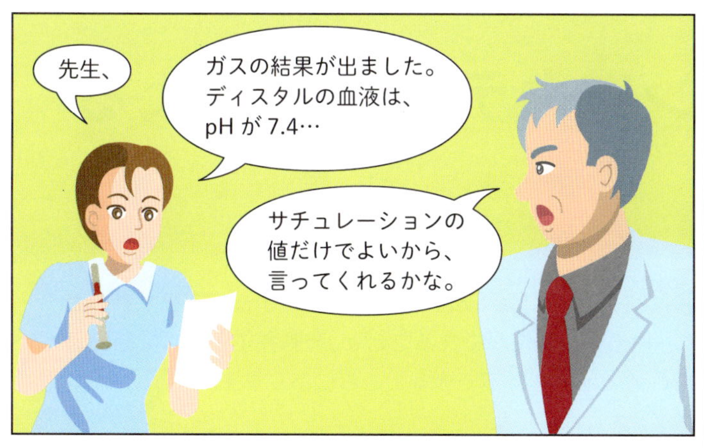

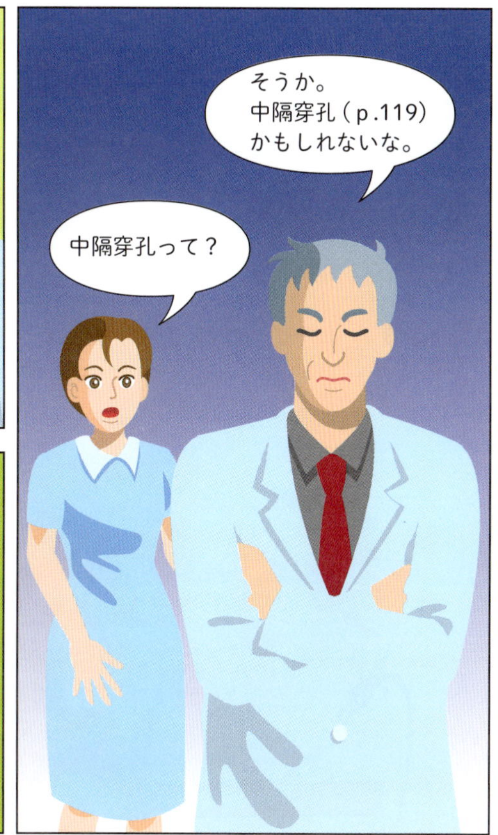

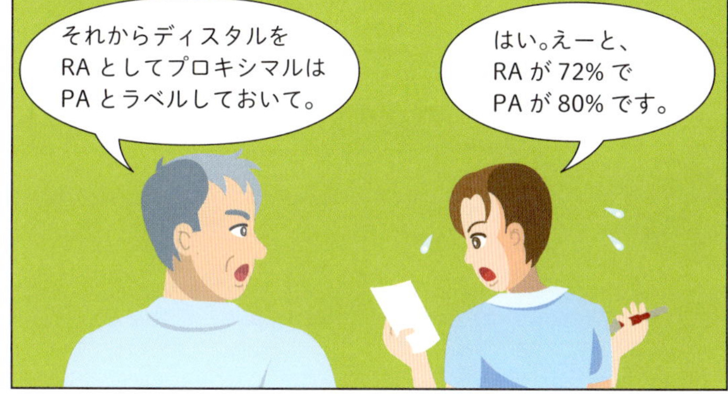

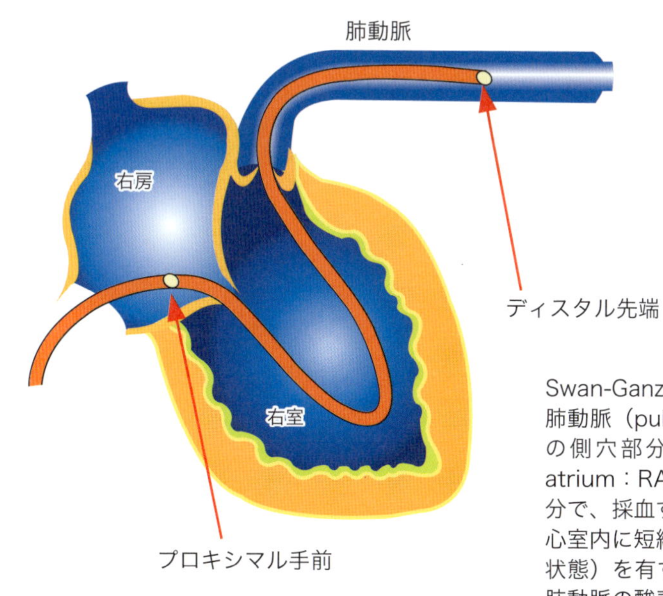

Swan-Ganz カテーテルの先端（distal：ディスタル）を肺動脈（pulmonary artery：PA）に位置させると、手前の側穴部分（proximal：プロキシマル）は右房（right atrium：RA）に位置することになります。それぞれの部分で、採血すると肺動脈と右房の血液が採取できます。

心室内に短絡（右室に、左室から動脈血が一部流れている状態）を有する場合、右房の血液の酸素飽和度に対して、肺動脈の酸素飽和度が上昇することになります（ステップ・アップという）。このステップ・アップをみることで、短絡の有無や、その程度を知ることができます。

24 スワン・ガンツカテーテルによる心機能評価

Swan-Ganz（スワン・ガンツ）カテーテルは、1970年にDr. SwanとDr. Ganzによって開発されたカテーテルで、その特徴は、熱希釈法によって心拍出量の測定ができることと、肺動脈圧を介して肺動脈楔入圧を記録でき、それによって左室の容量負荷の程度を評価できるところにあります。

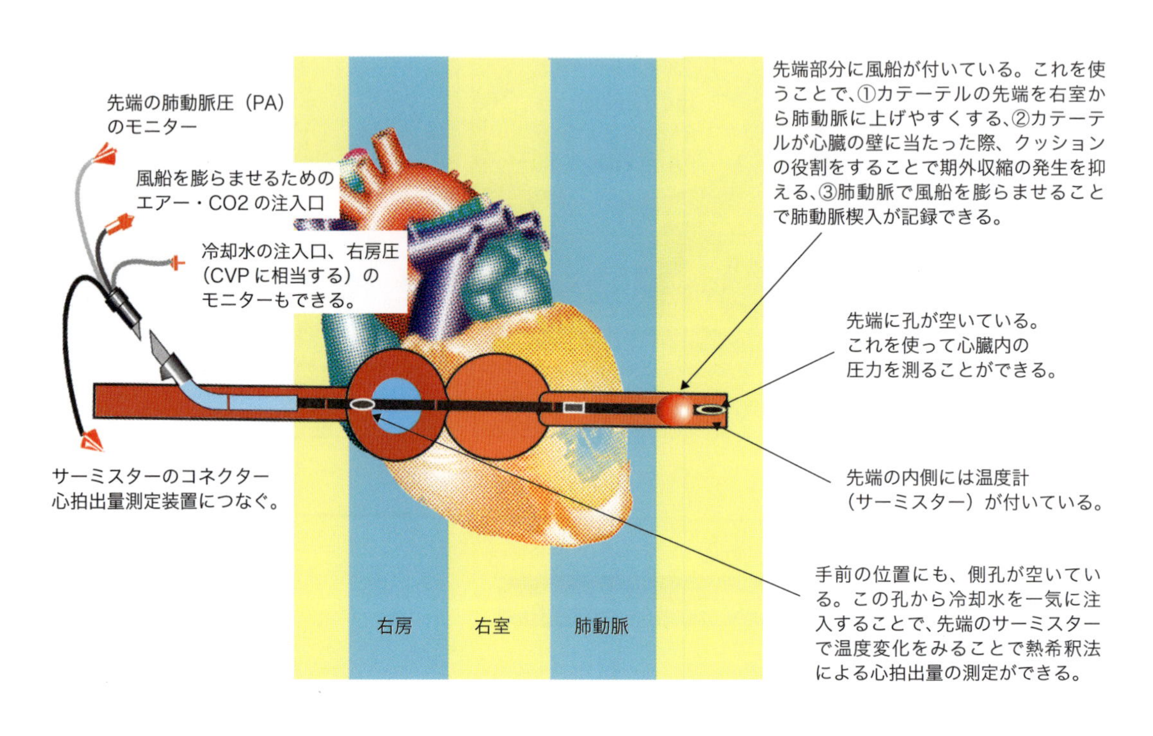

熱希釈法の原理

浴槽の湯（血液）が少ないところに一定量の氷（冷却水）を投入すると温度は大きく下がります。しかし、大量の湯（血液）が存在すると温度の低下はわずかで済みます。この関係から、冷却水を血液に注入し、温度の下がり具合から、元の血液の量を求める方法です。

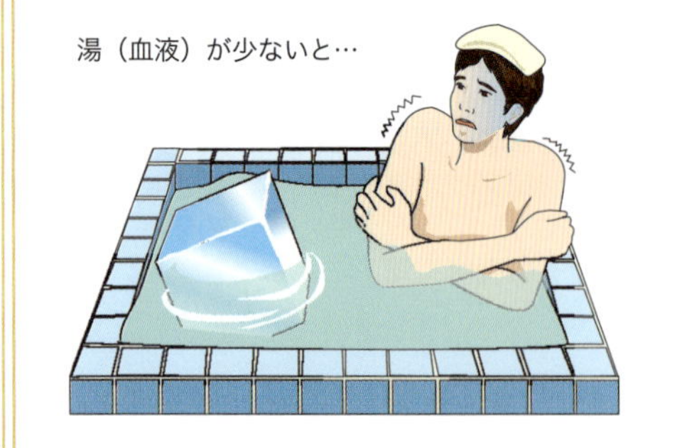

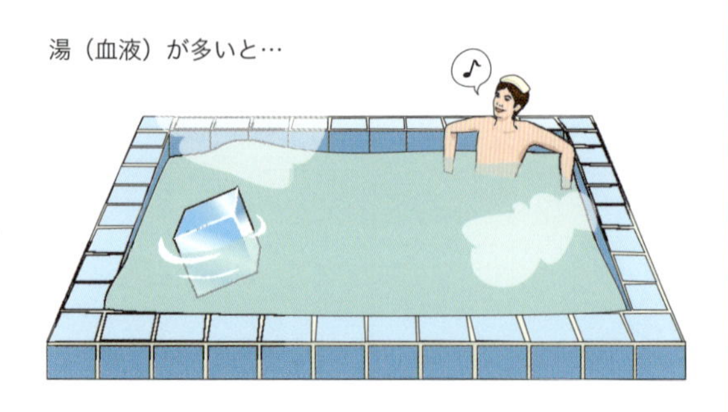

25 右心と左心の内圧関係

左室が、ポンプとしての正しい仕事を続けるために必要な要素の１つに左室の拡張末期容積があります。これは、左室が大動脈に送り出すために蓄えている血液の量で、適切な量、そこに存在する必要があります。この容積のレベルを知るために、圧力でみる方法があります。特に、左室が拡張し十分に血液を蓄えたところの圧力を左室拡張末期圧（left ventricular end diastolic pressure ：LVEDP）として、心臓の機能を評価する大切な指標です。

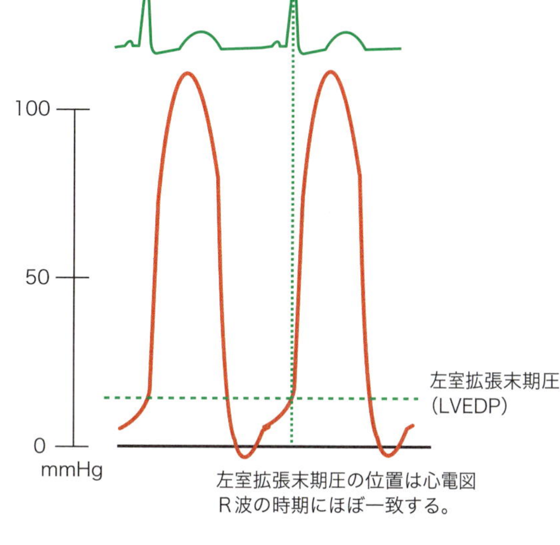

この値は、カテーテルを使って左室の圧力を直接測ることで求めることができますが、ベッドサイドにおいては直接、カテーテルを使用することは困難となります。その代わりとして用いられるものが肺動脈楔入圧というものです。この圧力は肺動脈の末梢側に挿入したカテーテルの先端で、風船を膨らませることで得られ、肺動脈側から肺静脈の圧力を覗き見することができるものです。この場合、肺静脈圧は左房圧とほぼ等しいレベルにあり、左房圧は左室の拡張末期圧を反映しているという相互の関係がその背景にあります。

また、肺動脈楔入圧は肺動脈の拡張期圧とも、ほぼ同じレベルであることが知られており、そのため、肺動脈圧をみることで、およその左室拡張末期圧、すなわち左室に蓄えられる血液のレベルを知ることができます。

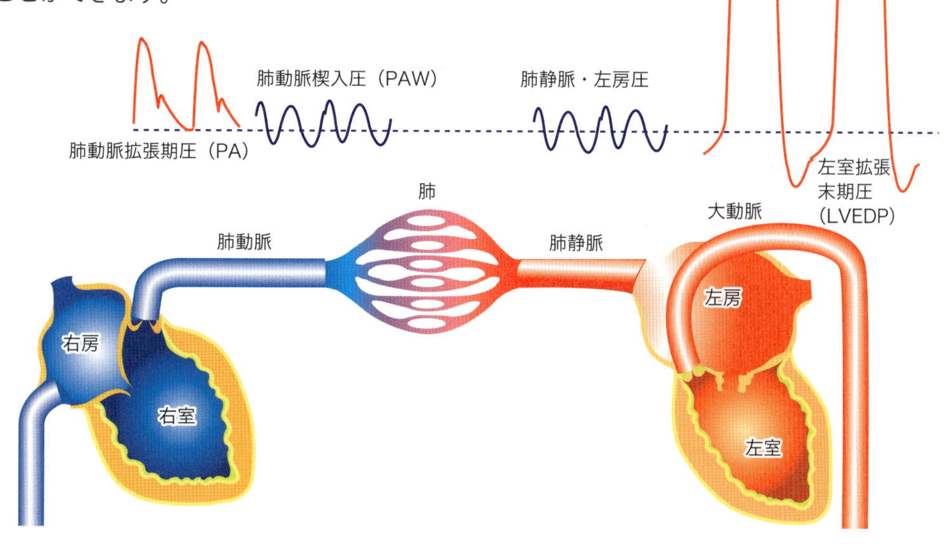

26 肺動脈圧(PAP)と肺動脈楔入圧(PCWP)の評価

スワン・ガンツ(Swan-Ganz)カテーテルの先端が肺動脈に位置している場合、先端孔で受けている圧力は、当然、肺動脈の圧となります。

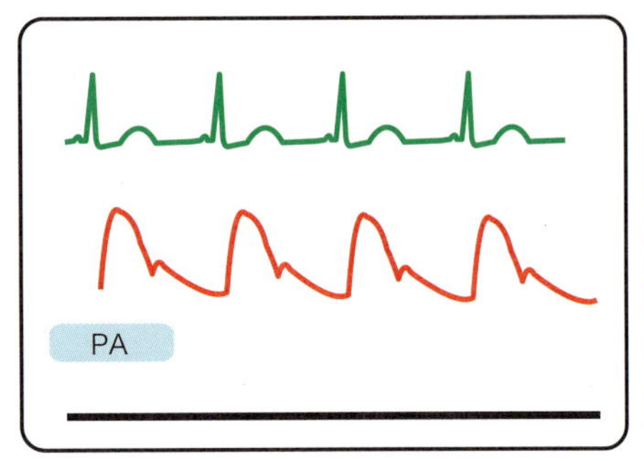

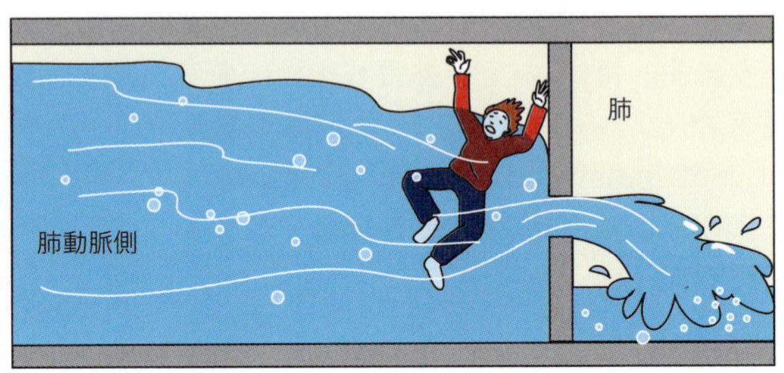

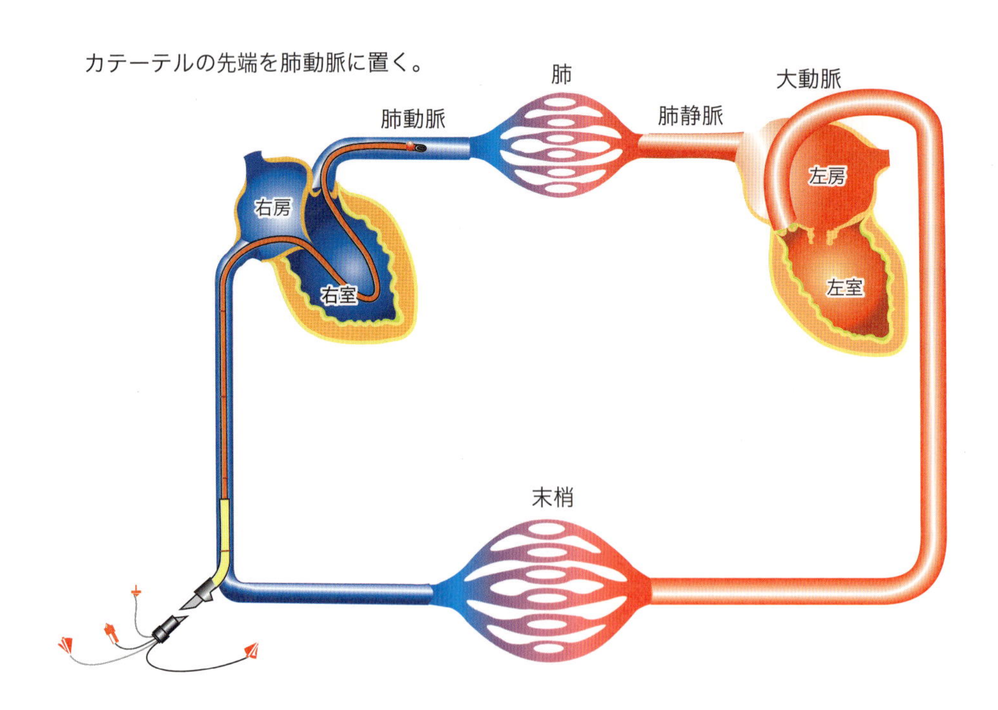

肺動脈内で風船を膨らませると、肺動脈の圧力をせき止めることになり、そのためにカテーテル先端で受ける圧力は、肺を介した向こう側の圧力（肺静脈の圧力）をみることになります（肺動脈楔入圧、ウェッジ圧）。ここでは、肺静脈の圧力レベルは左房の圧力とほぼ同じで、また、左房の圧力は左室の拡張末期圧と、ほぼ同レベルとなります。

このような関係から、肺動脈楔入圧を記録することで左室拡張末期圧の程度を知ることができ、左室に対する負担の程度が評価できます。

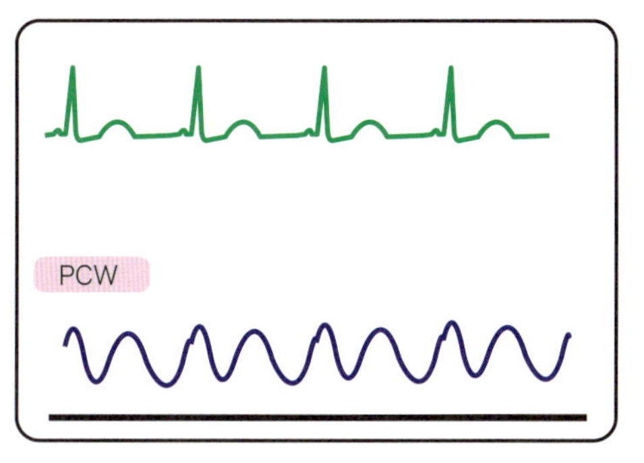

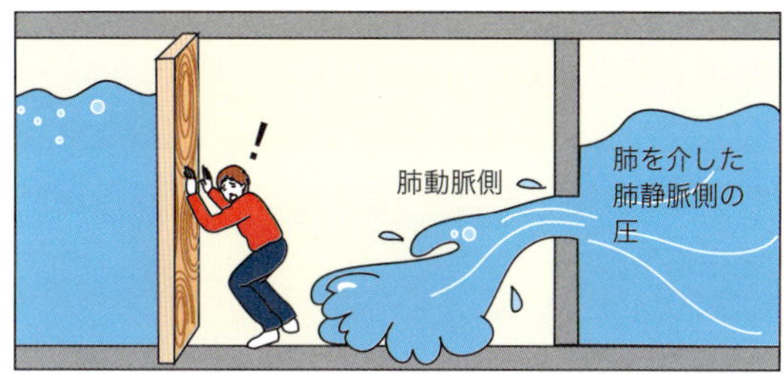

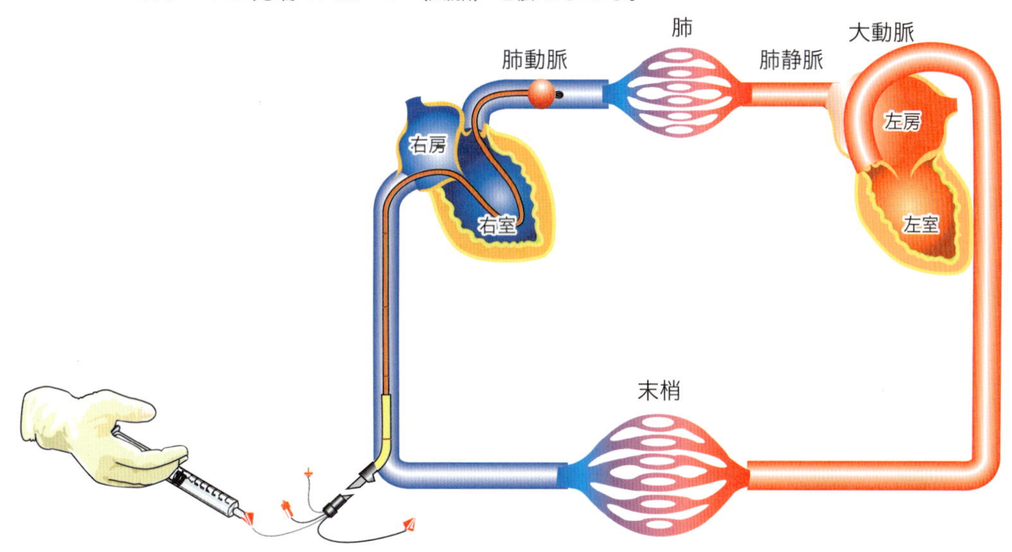

肺動脈楔入圧（PCWP）≒肺静脈圧≒左房圧≒左室拡張期圧
肺動脈楔入平均圧≒肺動脈拡張期圧

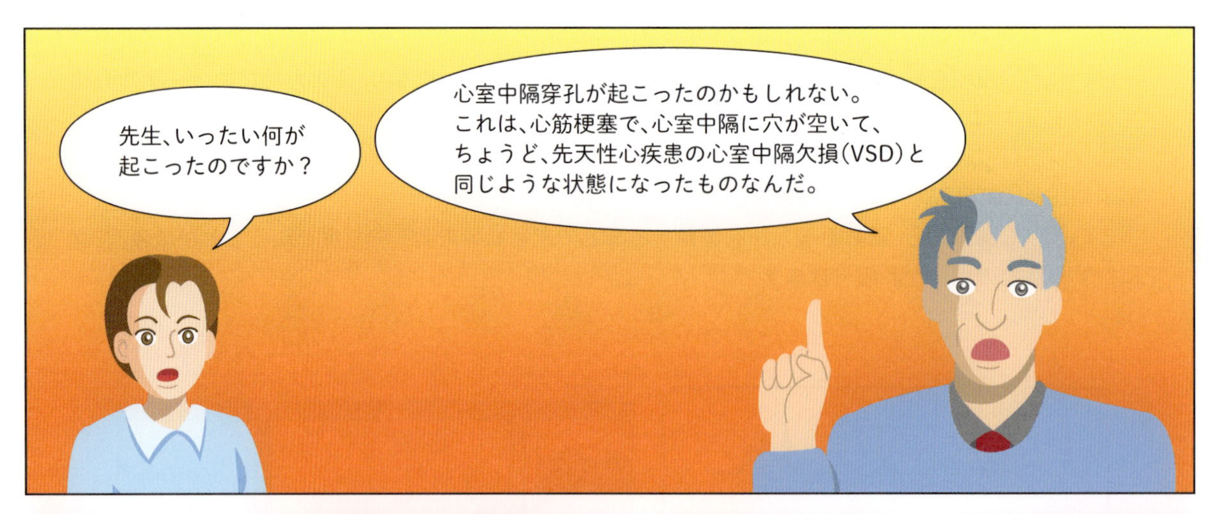

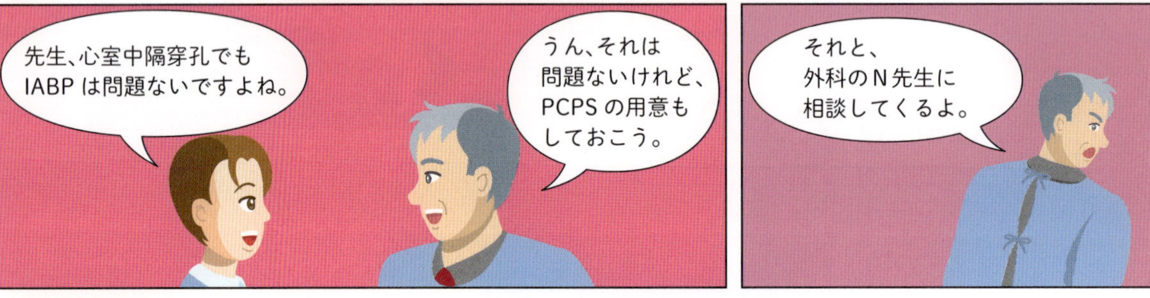

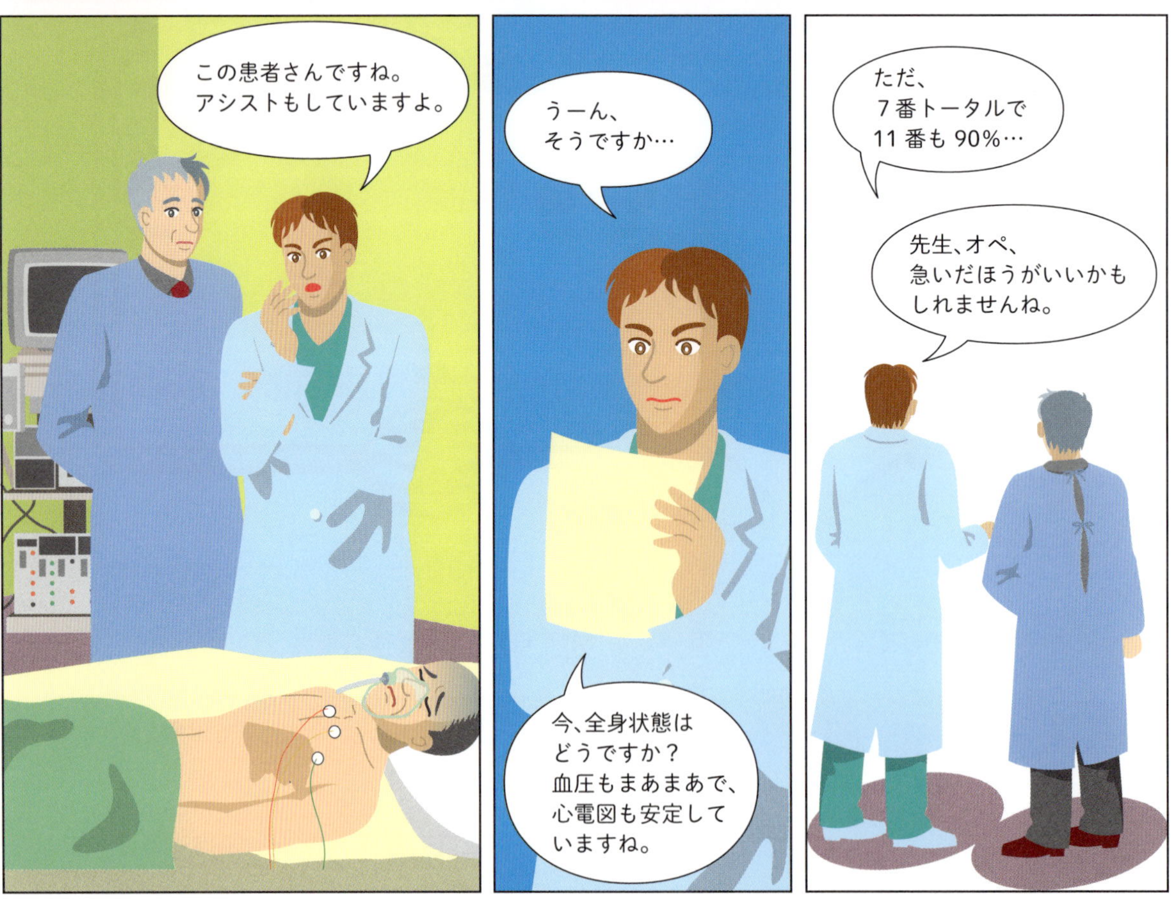

アシスト：assist 補助の意味。この場合は補助循環の意味として使われている。補助循環には IABP や PCPS といったものがあり、さらに人工心臓（LVAD）を用いる方法もある。

僧帽弁の構造と閉鎖不全の発生

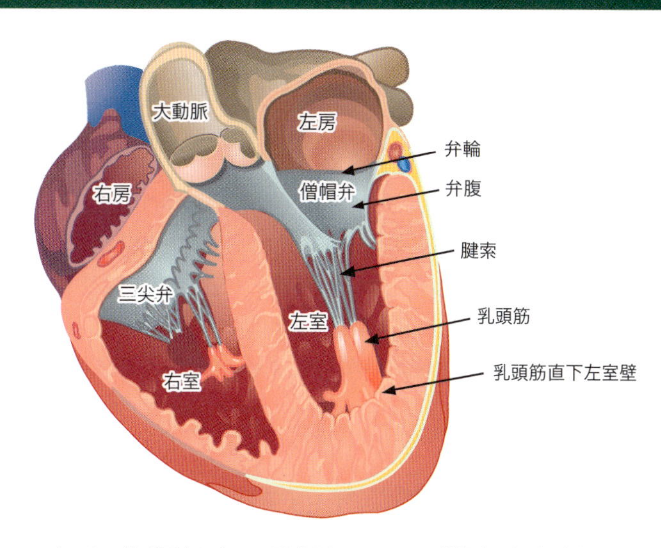

僧帽弁や三尖弁は複合弁で、いくつかの構成要素によって形成されています。僧帽弁の場合、弁輪と弁腹という基本構造に、腱索（けんさく）という、ちょうどヨットの帆を引っ張るロープのようなものがあり、さらにそれを支持している乳頭筋や左室壁などがあります。心筋梗塞が、僧帽弁構造物の左室壁や乳頭筋などに及んだ場合、僧帽弁としての機能に障害が生まれ、結果的に僧帽弁閉鎖不全が発生することがあり、そのとき収縮期の逆流性雑音が聴取できます。

心室中隔穿孔

重症の心筋梗塞では、心室壁に穿孔が起こることがあります。これが心室中隔に発生すると左室の血液が右室側に流れ、ちょうど心室中隔欠損症（VSD）と似た血行動態を示します。

すなわち、左室の動脈血の一部が右室から肺動脈に流れ、その結果、収縮期に雑音が発生します。また、左室拡張末期圧（LVEDP）の上昇があると、その時相でも左室側から右室側に血液が流れることから、拡張末期にも雑音が発生します。

心筋の裂孔が左室自由壁に起こると心破裂となり、これはきわめて重篤な状態で、死に至ることがあります。

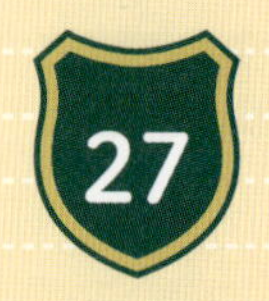

大動脈内バルーンパンピング（intra aortic balloon pumping IABP）

IABPは、心筋梗塞による急性心不全に対して、下行大動脈内に留置したバルーンが心室の拡張期に膨張することで、大動脈の拡張期圧を上昇させ、それによって、冠動脈を流れる血液量を増加させることを目的として行う補助循環装置です。また、拡張期にバルーンを拡張することで、末梢に流れる血流が減少し、左室が全身に送り出す際の抵抗（後負荷）が少なくなり、そのぶん、心臓の負担も軽減します。

ただし、大動脈弁閉鎖不全を有する場合、IABPを施行すると大動脈から左室への逆流を増強することになるため禁忌となります。

IABP施行前の基本的な循環

左室から大動脈に
血液が駆出される。

冠動脈により多くの
血液が灌流する。

収縮期

拡張期

拡張期の始まりは心電図のＴ波の
終了付近に、ほぼ一致する。

心電図

上行大動脈圧

左室圧

冠血流

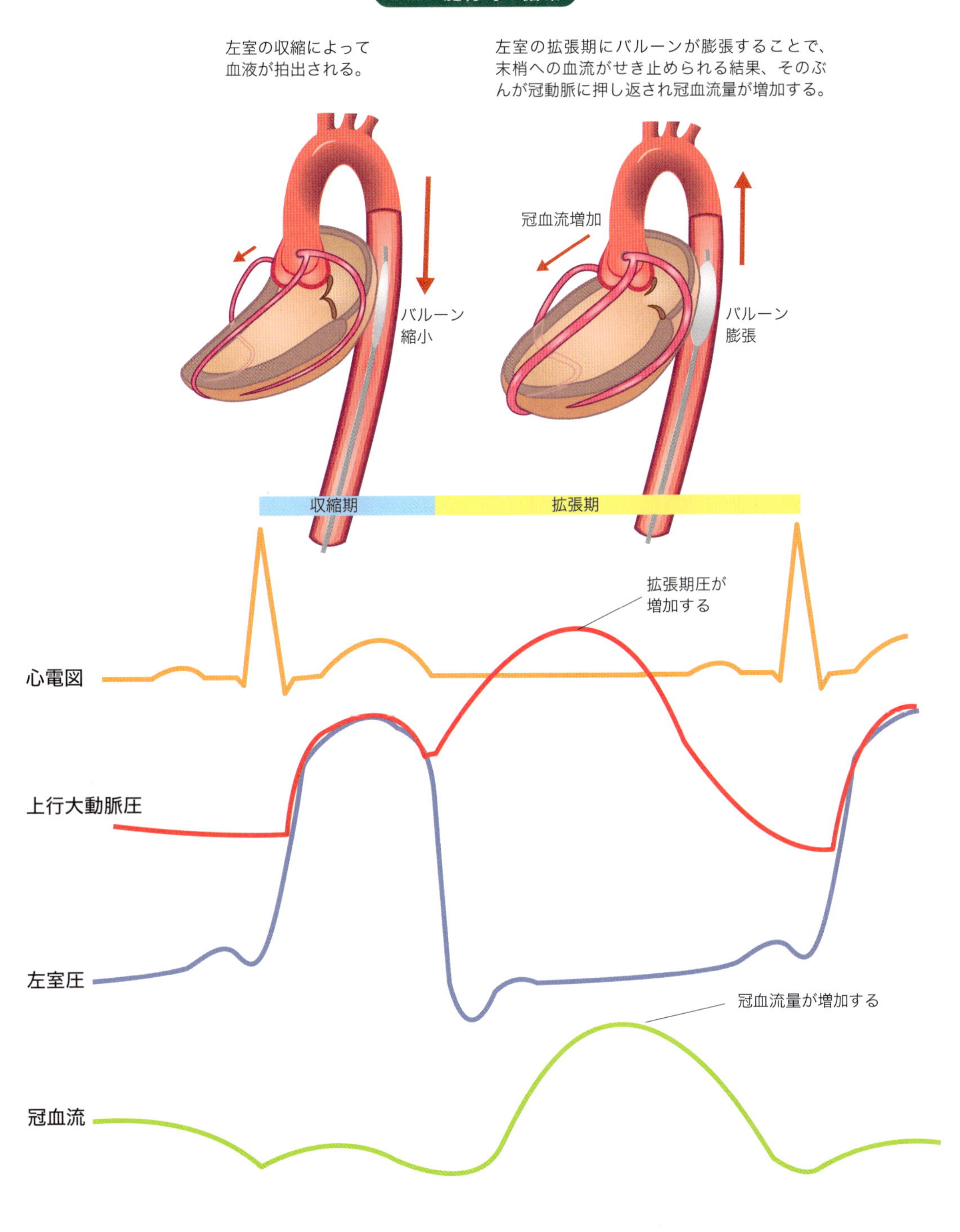
IABP 施行時の循環
左室の収縮によって
血液が拍出される。
左室の拡張期にバルーンが膨張することで、
末梢への血流がせき止められる結果、そのぶ
んが冠動脈に押し返され冠血流量が増加する。
冠血流増加
バルーン
縮小
バルーン
膨張
収縮期
拡張期
拡張期圧が
増加する
心電図
上行大動脈圧
左室圧
冠血流量が増加する
冠血流

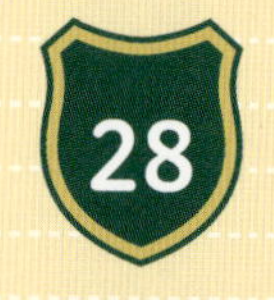

28 経皮的心肺補助（percutaneous cardio-pulmonary support PCPS）

PCPSは、心原性ショックに対して、全身への血液循環を補助するために施行される人工心肺装置の一種で、遠心ポンプと膜型の人工肺で構成されています。

PCPS 回路の基本構成

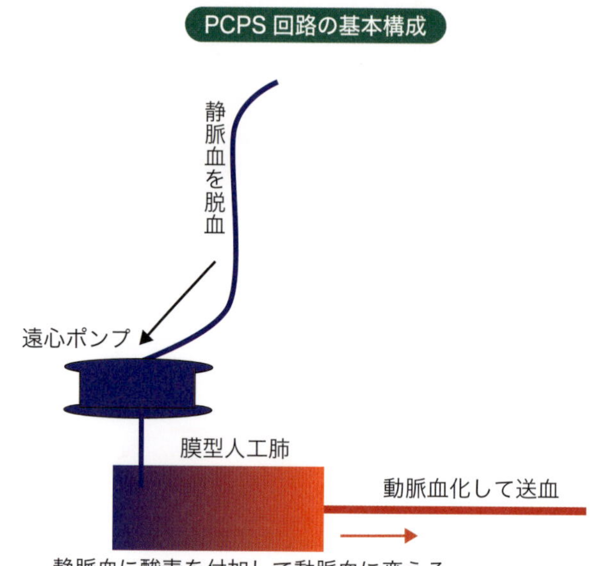

本装置を用いて、静脈血を右房から脱血し、人工肺で動脈血として下肢の動脈（大腿動脈）へ送血されます。その結果、静脈血を脱血することで、肺へ送血される血液量が少なくなり、肺血流量が減少します。これによって肺での換気やガス交換に障害がある場合、その負担が軽減します。

肺から送られた血液は動脈血となり、肺静脈から左房、左室へと向かいますが、この血液量も少なくなります。そのために左室へ充満する血液が減少し、左室への負担が軽減します（前負荷の低下）。IABPと併用しPCPSを施行することで、IABPでは冠血流量の増加と末梢血管抵抗の低下が、PCPSでは、肺の負担軽減と左室に蓄えられる血液量が少なくなり、心臓の負担を減らすことになります。

このように、肺および左室への充満する血液量を減少させ、肺や左室への負担を少なくし、かつ全身に送り出す動脈の血液量は変化させないことがPCPSの特徴です。

しかし、この方法は一種の体外循環であり、ヘパリンを使用することで血液凝固を防いでいることから、出血傾向や潰瘍を有する場合、施行が困難となります。通常は、1週間程度が施行時間の限界とされ、それ以上の長時間にわたる場合には、補助人工心臓が用いられます。

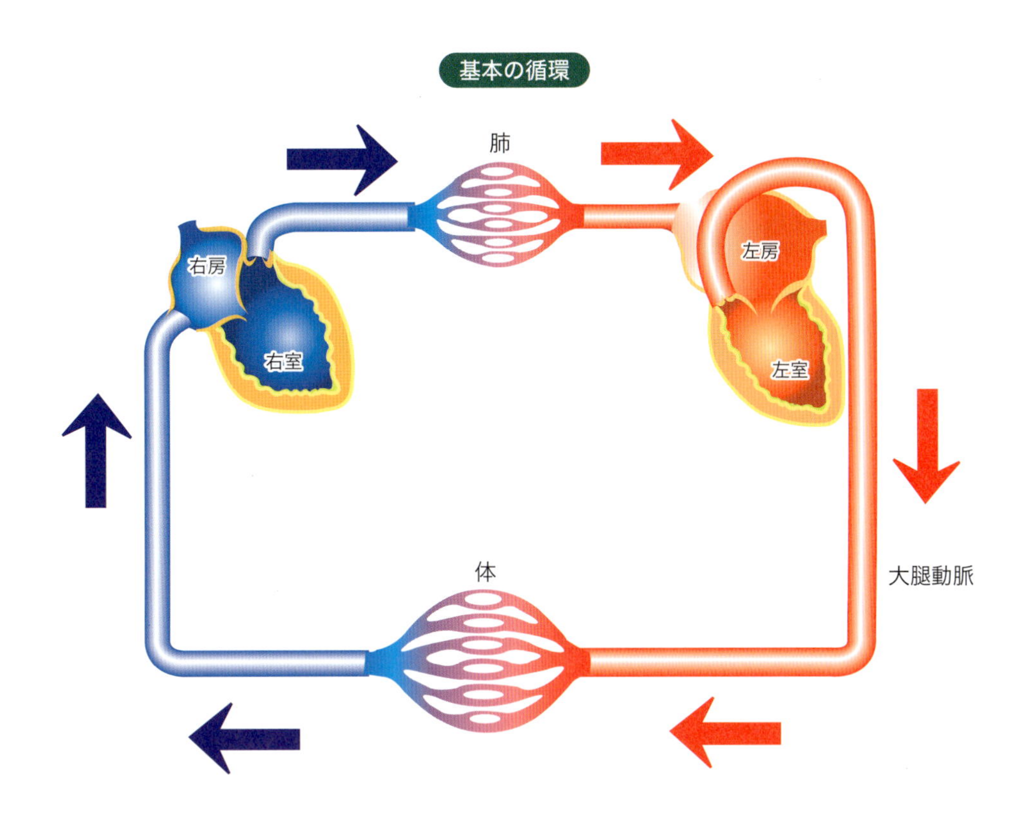
基本の循環
肺
右房
右室
左房
左室
大腿動脈
体

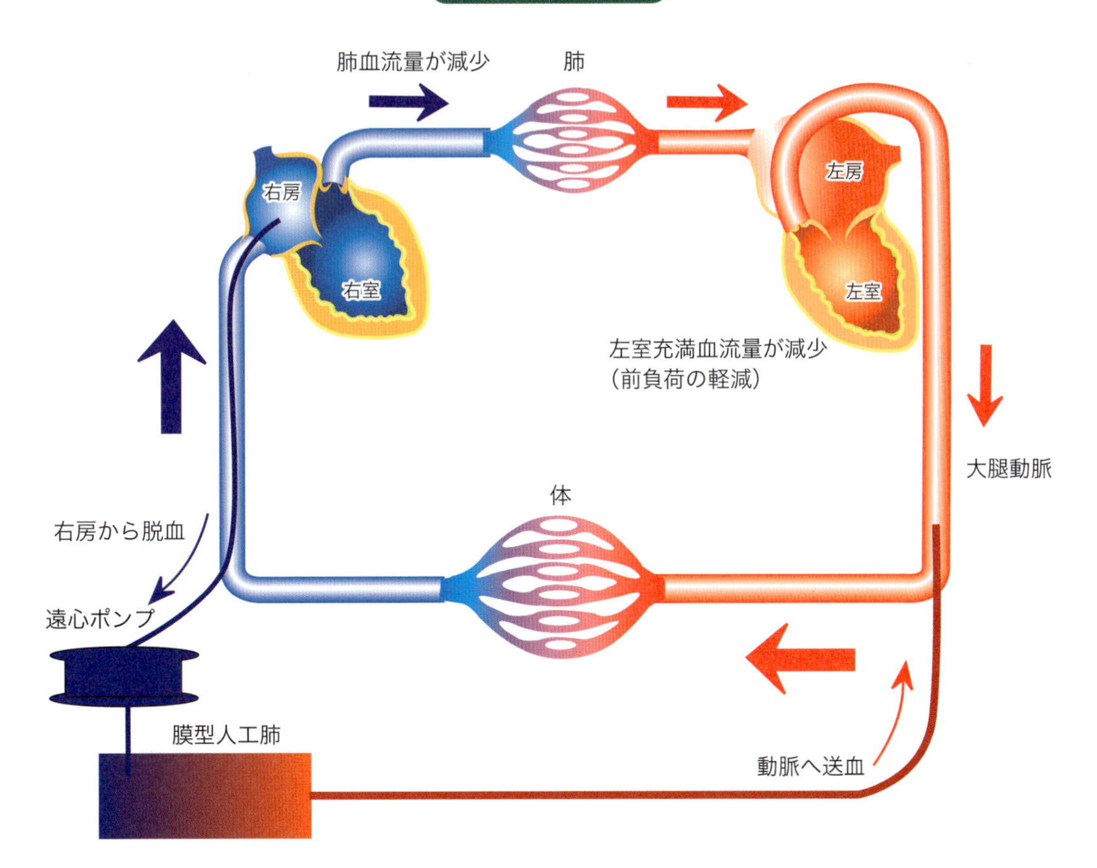
PCPS 施行時の循環
肺血流量が減少
肺
右房
右室
左房
左室
左室充満血流量が減少
（前負荷の軽減）
大腿動脈
体
右房から脱血
遠心ポンプ
膜型人工肺
動脈へ送血

資料①　心筋梗塞と思われる、そのときの対応と心構え

心筋梗塞と思われる場合、以下の項目について主治医と相談しながら対応を検討します。

★ **12誘導心電図記録をすぐに撮るとともに、呼吸の状態、血圧、脈拍数などにも注意する。**
12誘導心電図の撮り方を熟知し、虚血性変化のとらえ方をつかんでおく。

★ **左室の動態を評価し、局所壁運動状態から心筋梗塞の程度・範囲、心機能の程度などを把握する。**
心エコーによる心臓動態評価の意味を理解しておく。

★ **全身状態がさほど悪化していないと判断できた場合には、安静を保ち、気分をやわらげるように説明する。**
常にバイタルをチェックする習慣をもち、変化の有無を的確に判断できるようにトレーニングを行う。

★ **酸素を投与し、酸素飽和度が95%以上であるか確認する。**
パルスオキシメータの意味や呼吸管理の基本を理解しておく。

★ **必要に応じて硝酸薬などの処方薬を投与する。胸痛が治まらない場合、医師の指示によって疼痛緩和を図る（モルヒネ投与）。**
硝酸薬、アスピリン、βブロッカー、Ca拮抗薬などの薬の作用の基本を理解しておく。

★ **血栓溶解療法を行うかどうかの判断をする。**

★ **頻脈傾向にある場合にはβブロッカーの使用を開始する。逆に、徐脈である場合、ペースメーカの使用を検討する。**

★ **カテーテル治療の適応かどうかを判断し、適応ありの場合には緊急カテーテル治療を行う。**
カテーテル治療の適応に対する考え方について自施設の判断基準をつかんでおく。

★ **酵素や電解質、血液凝固系、その他必要な臨床検査を実施する。**

★ **心不全状態を確認した場合には、強心薬（カテコールアミン）の使用を検討する。**
心不全状態の把握の方法と、Swan-Ganzカテーテルの特徴を知っておく。

資料② 急性心筋梗塞と不整脈発生の関係

急性心筋梗塞を発症すると多くの例に不整脈がみられ、重症不整脈につながることもあります。

■洞性頻脈(sinus tachycardia)

梗塞初期に、胸痛や不安、緊張などによって交感神経の緊張が生じることで起こるもので、血圧上昇を伴う場合があります。心拍数が速まると心筋の酸素消費量が増加することで虚血を悪化させやすくなります。

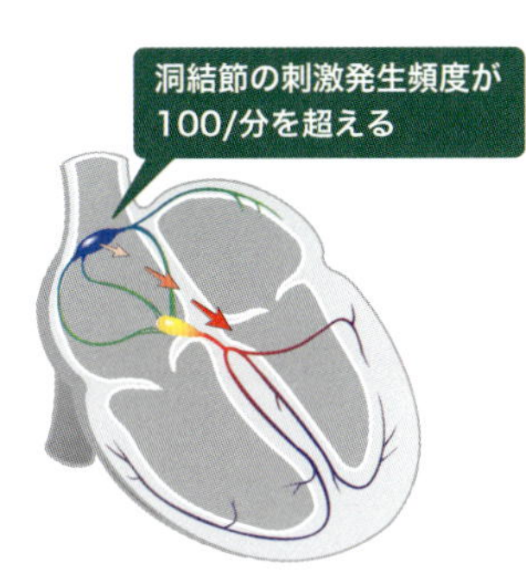

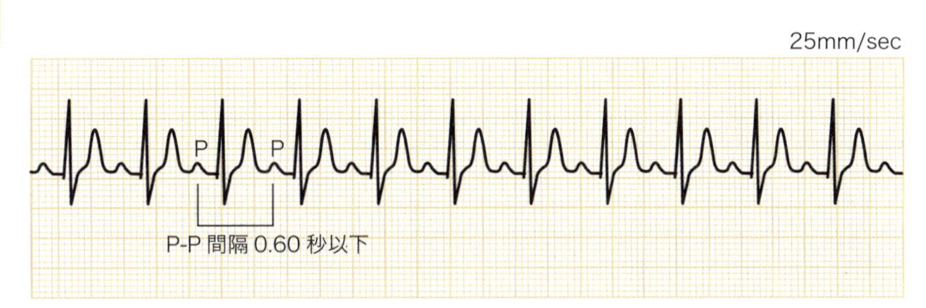

■洞性徐脈(sinus bradycardia)

心筋梗塞で、特に下壁梗塞においては副交感神経の緊張が生じることがあり、それによって洞性徐脈を起こし、血圧低下を招く場合があります。

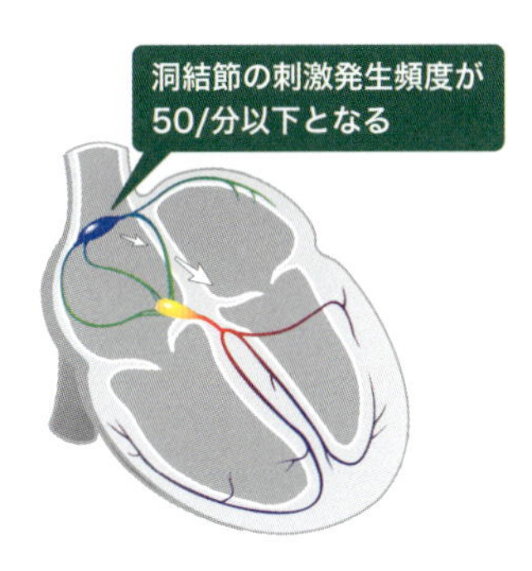

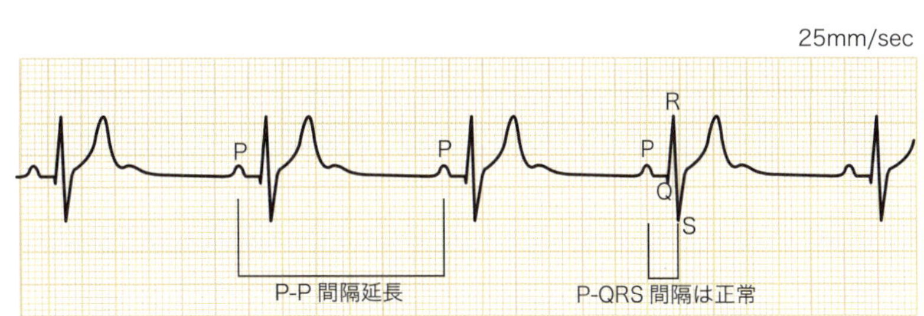

■ペースメーカの移動(wondering pacemaker)

洞結節の虚血や傷害があるときや、交感神経の緊張状態時などにみられます。心電図波形の特徴は、P波の形が変化することです。

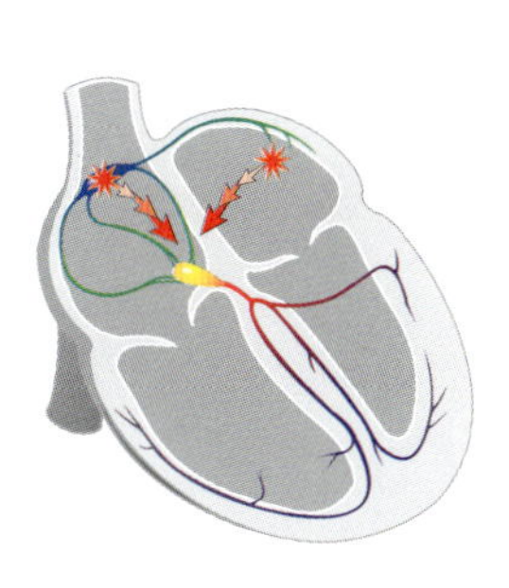

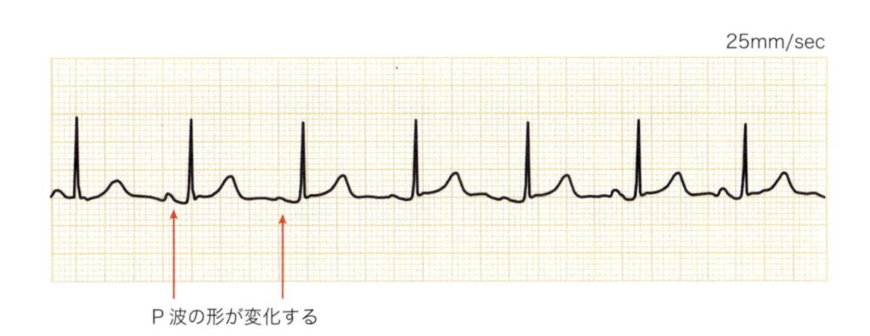

■房室接合部調律（AV junctional rhythm）

虚血によって洞結節への血液供給が減少し、それによって洞機能が低下し徐脈が起こると、代償的に房室結節周辺の自動能によって調律が起こり、房室接合部性調律となることがあります。P波が第Ⅱ誘導（通常のモニター誘導）で下向きとなります。また、房室接合部の、どの付近で調律が起こるかによって、P波とQRS波の関係に変化が生じます。

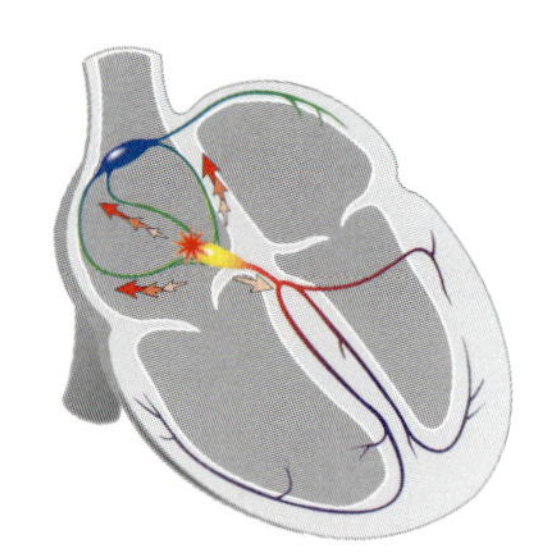

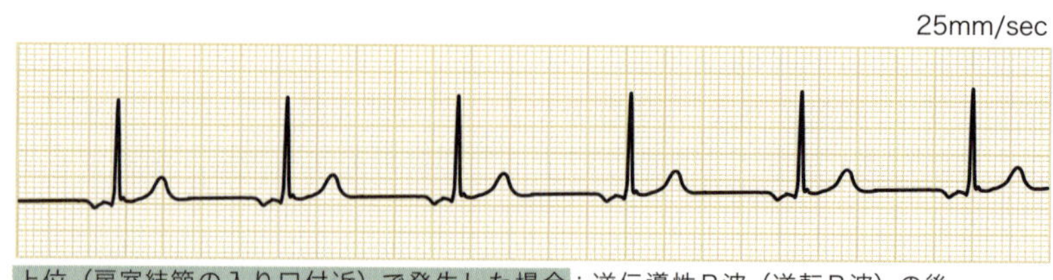

上位（房室結節の入り口付近）で発生した場合：逆伝導性Ｐ波（逆転Ｐ波）の後QRS 波出現。P-Q時間は正常。

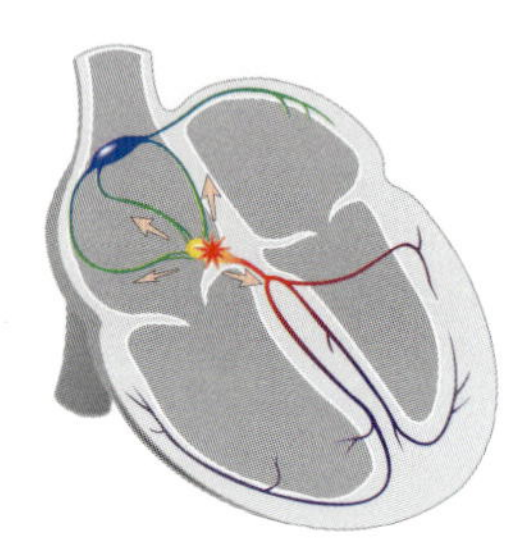

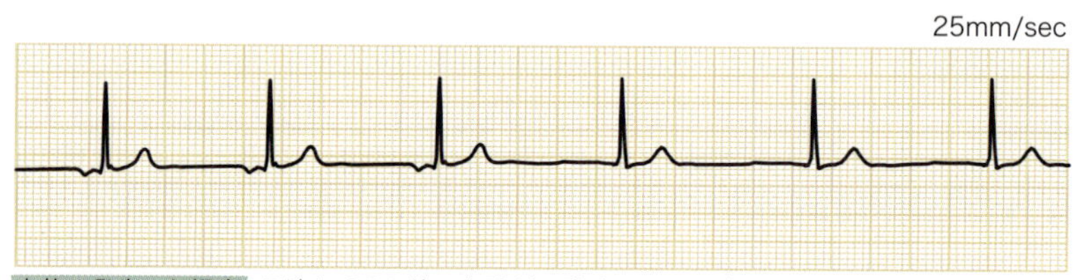

中位で発生した場合：Ｐ波と QRS 波の出現が一致するためＰ波は見えない。心房収縮と心室収縮が重なるため１回拍出量は約 20％程度低下する。

■心房性期外収縮（premature atrial contraction PAC）

心房筋の虚血や心室の機能低下により、心房に負荷が生じることで起こりやすくなります。心房性期外収縮が発生すると心房頻拍、心房粗動、心房細動に移行することがあります。

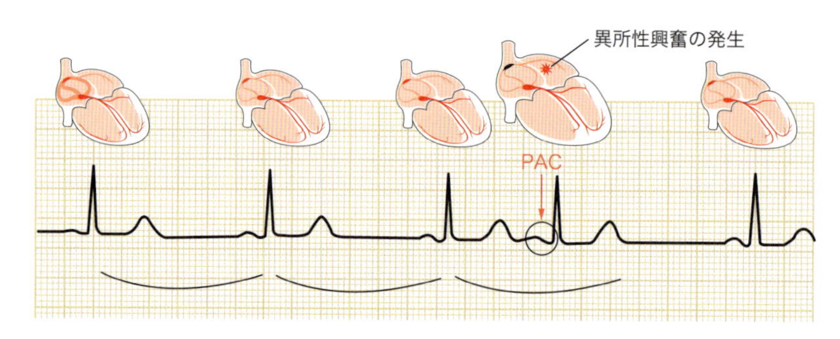

■発作性上室性頻拍（paroxysmal supraventricular tachycardia PSVT）

心房性期外収縮とともに、しばしば発生しやすい不整脈です。発作が起こると心拍出量が減少する傾向にあるため冠血流量も減少することになります。また心筋の酸素消費量も増大するため、心筋虚血が増強します。

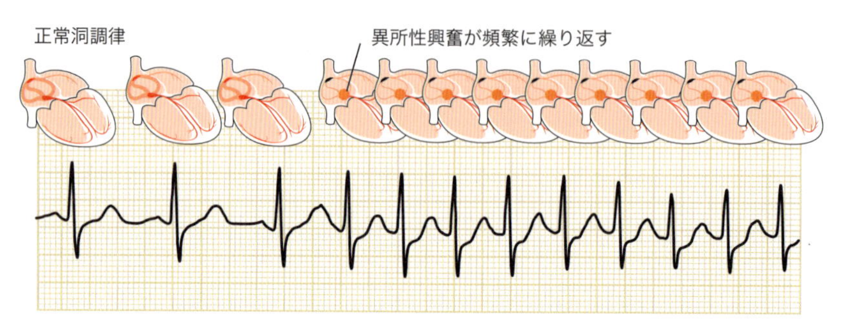

心房粗動(atrial flutter AFL)/心房細動(atrial fibrillation AF)

心房筋の虚血、左室の機能低下による心房負荷、左心不全などによって生じます。ときに頻拍性心房細動となることもあります。心房細動が起こると心房収縮が消失するため心室へ送り出す血液量が低下し、そのため、心拍出量が減少し、併せて冠血流量も減少することになります。その結果、虚血の悪化につながりやすくなります。

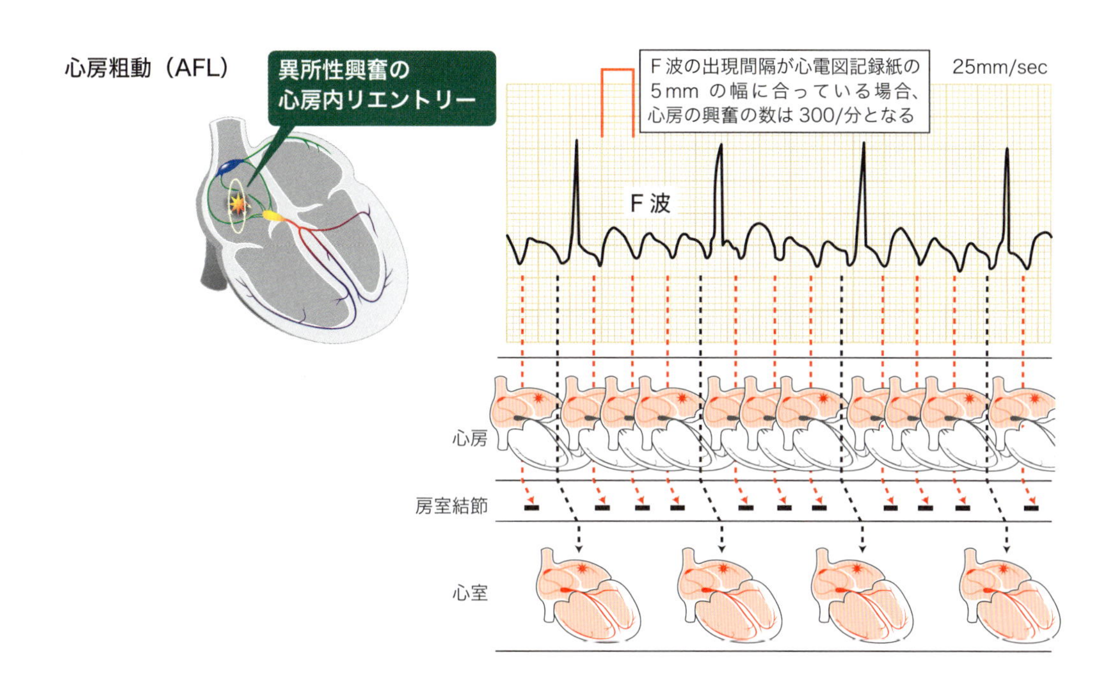

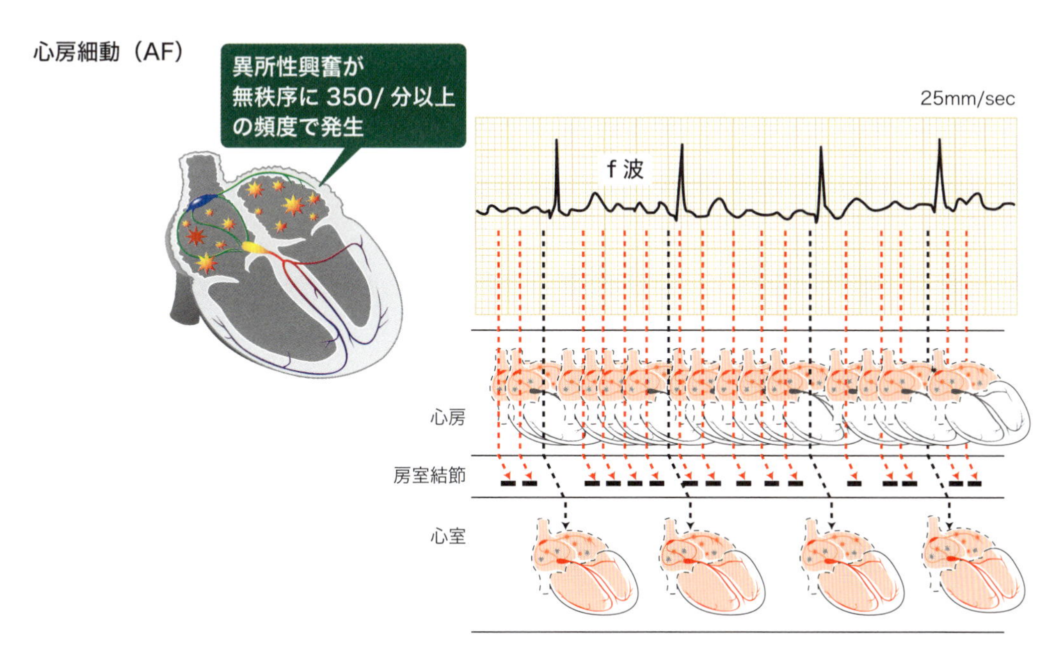

■心室性期外収縮（premature ventricular contraction PVC or VPC ）

急性心筋梗塞では高頻度でみられます。心不全、心原性ショックを合併した場合は、重症心室性不整脈を起こしやすく、心室細動、心室頻拍に移行することがあります。

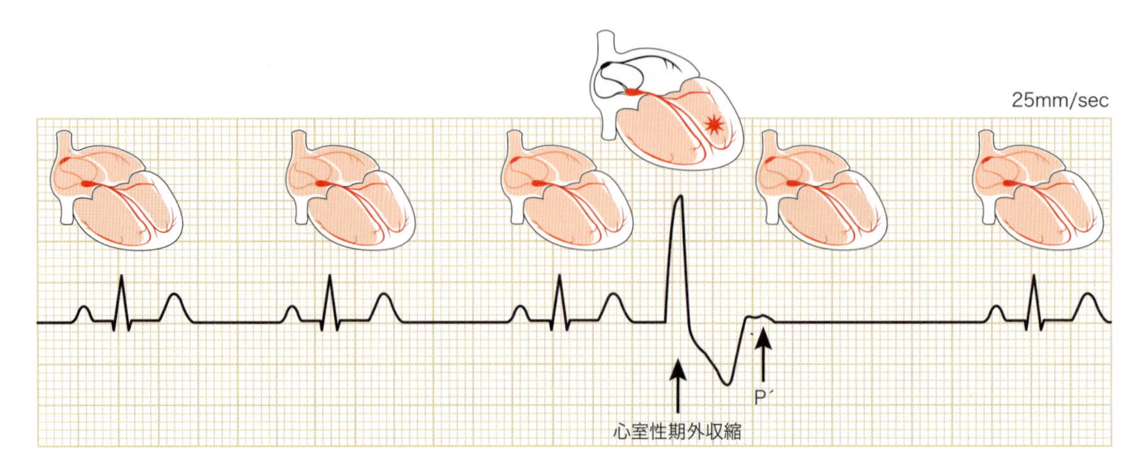

心室性期外収縮波形の特徴による早期興奮発生個所の判定

通常のモニター誘導はⅡ誘導で、これは心臓を左下方向から眺めている誘導です。一方、胸部誘導のV1は心臓を右前方向から眺めていることになります。両者の誘導を使って心室性期外収縮の発生部位を詳しくみることができます。

すなわち、心室性期外収縮が心室の上部（流出路）で発生した場合、Ⅱ誘導では、興奮は近づいてくる向きとして見えることから上向き波形を示します。これに対して、期外収縮が心室の下部（心尖部）で発生すると、Ⅱ誘導では、興奮は遠ざかる方向として見えるため、波形は下向きを示します。一方、胸部誘導のV1では、心室性期外収縮が左室側で発生した場合には、その興奮は左から右に向かうことで、近づいてくると見え、期外収縮波形はV1では上向きとなります。右室側で期外収縮が発生すると、興奮は右から左へと向かうことからV1では遠ざかる方向として見え、波形は下を向きます。これらの関係を使うことで、心室性期外収縮の発生部位を詳細につかむことが可能で、期外収縮の発生原因を知るための参考となります。

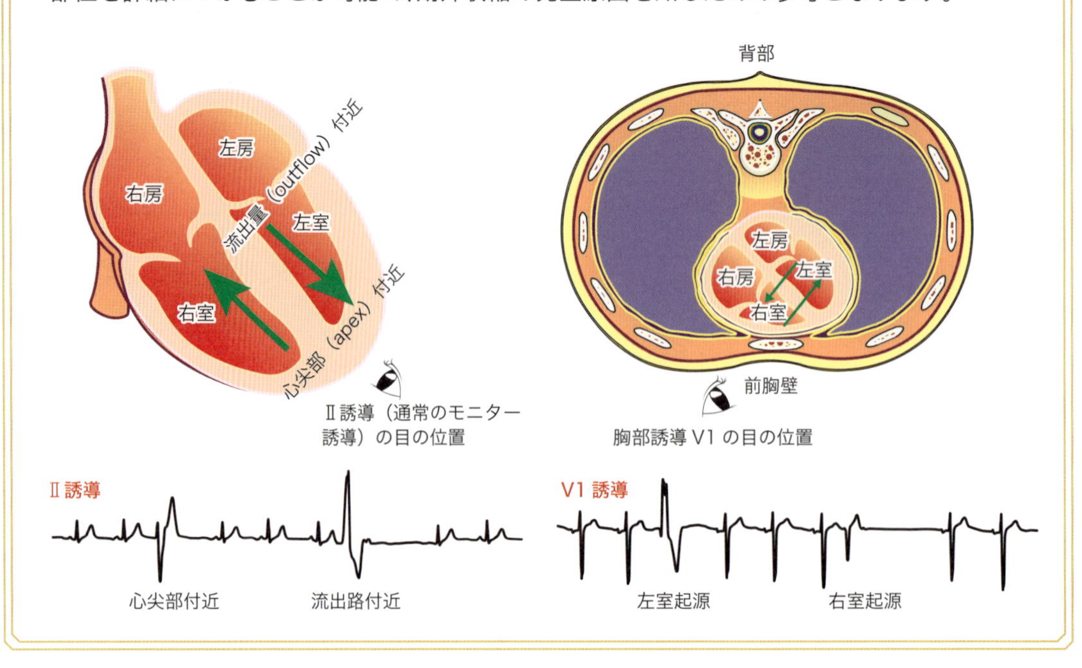

心筋梗塞に伴った心室性期外収縮は、その危険度についてはLown分類がしばしば用いられます。この場合、Lown 3 以上は危険なタイプと判断されます。

Lownによる心室性期外収縮の分類

grade		
grade 0	：	心室性期外収縮なし
1	：	散発性（1個/分または30個/時間以内）
2	：	頻発性（1個/分または30個/時間以上）
3	：	多形性（期外収縮波形の種類が複数あるもの）
4a	：	2連発
4b	：	3連発以上
5	：	短い連結期(R on T現象)

危険性大

Lown分類のgrade 3 以上が医師を呼ぶ基準になっています。

■多形性

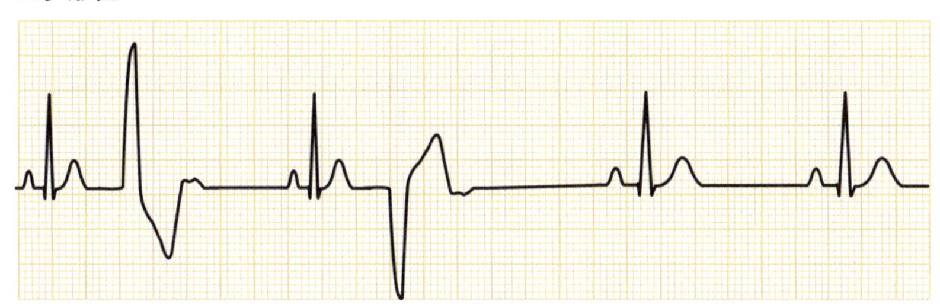

■2連発

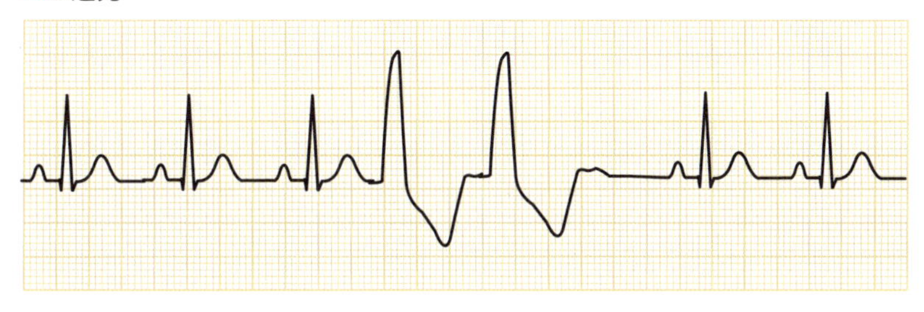

■3連発（VT）

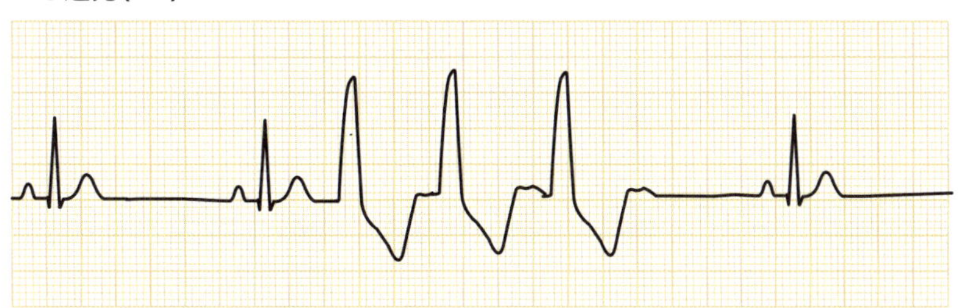

■短い連結期（R on T）

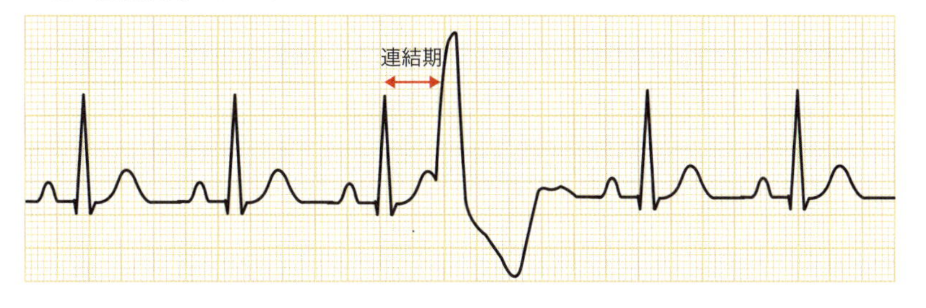

■心室頻拍（ventricular tachycardia VT）

心室性期外収縮が３連発以上連続すると心室頻拍となります。心拍出量が減少するため冠血流量が減少し、心筋の虚血が増強され、梗塞部位の拡大が起こります。急性心不全、心原性ショック、心室細動、心停止に移行しやすくなります。

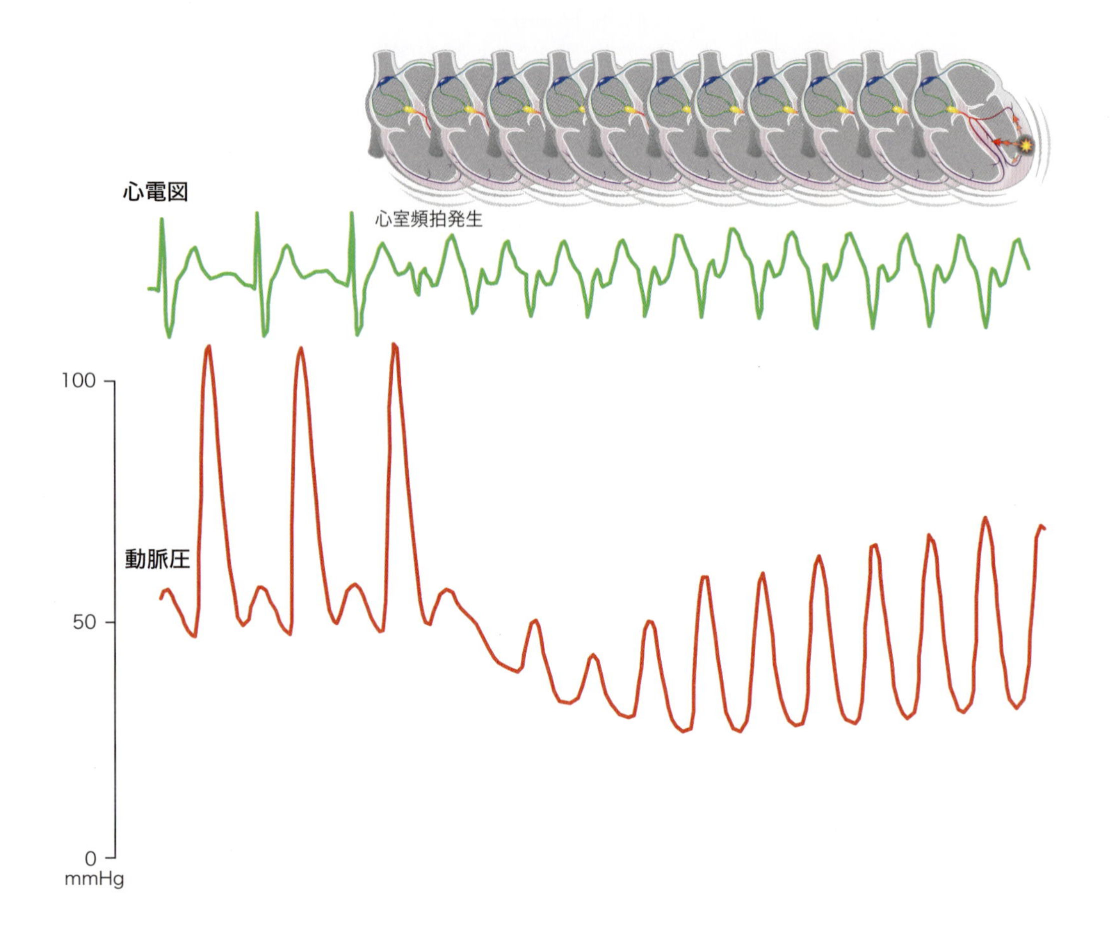

■心室細動（ventricular fibrillation VF）

心室細動に陥ると、心室の収縮が消失するため血液の拍出が途絶えます。意識は消失し数分以内に正常調律に戻らない場合、死に至る最も危険な不整脈です。心室頻拍、連続性または多源性心室性期外収縮、R on T 型心室性期外収縮などから心室細動に移行しやすくなります。

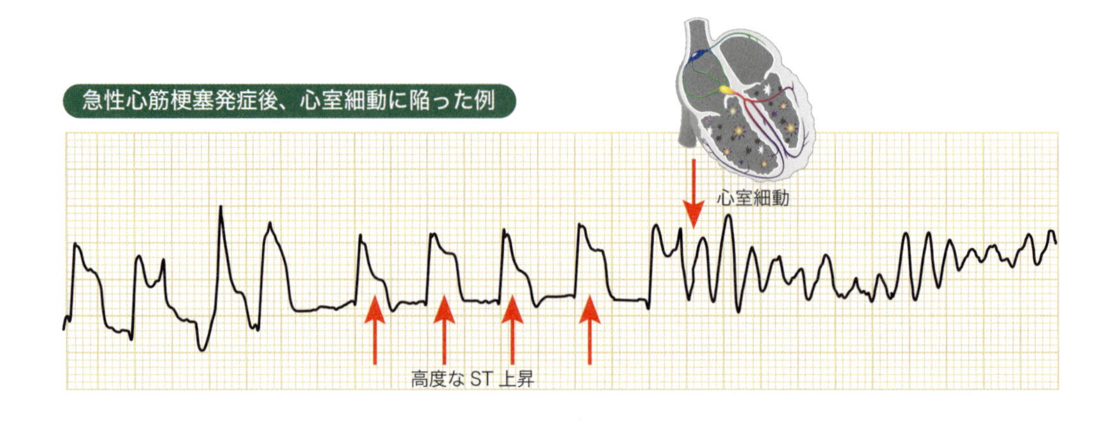

■房室ブロック（atrio-ventricular blok AV block ）

下壁梗塞や後壁梗塞において、しばしばみられ、前壁梗塞でも起こることがあります。右冠状動脈から分岐している房室結節枝の虚血が発生した場合に出現しやすいです。

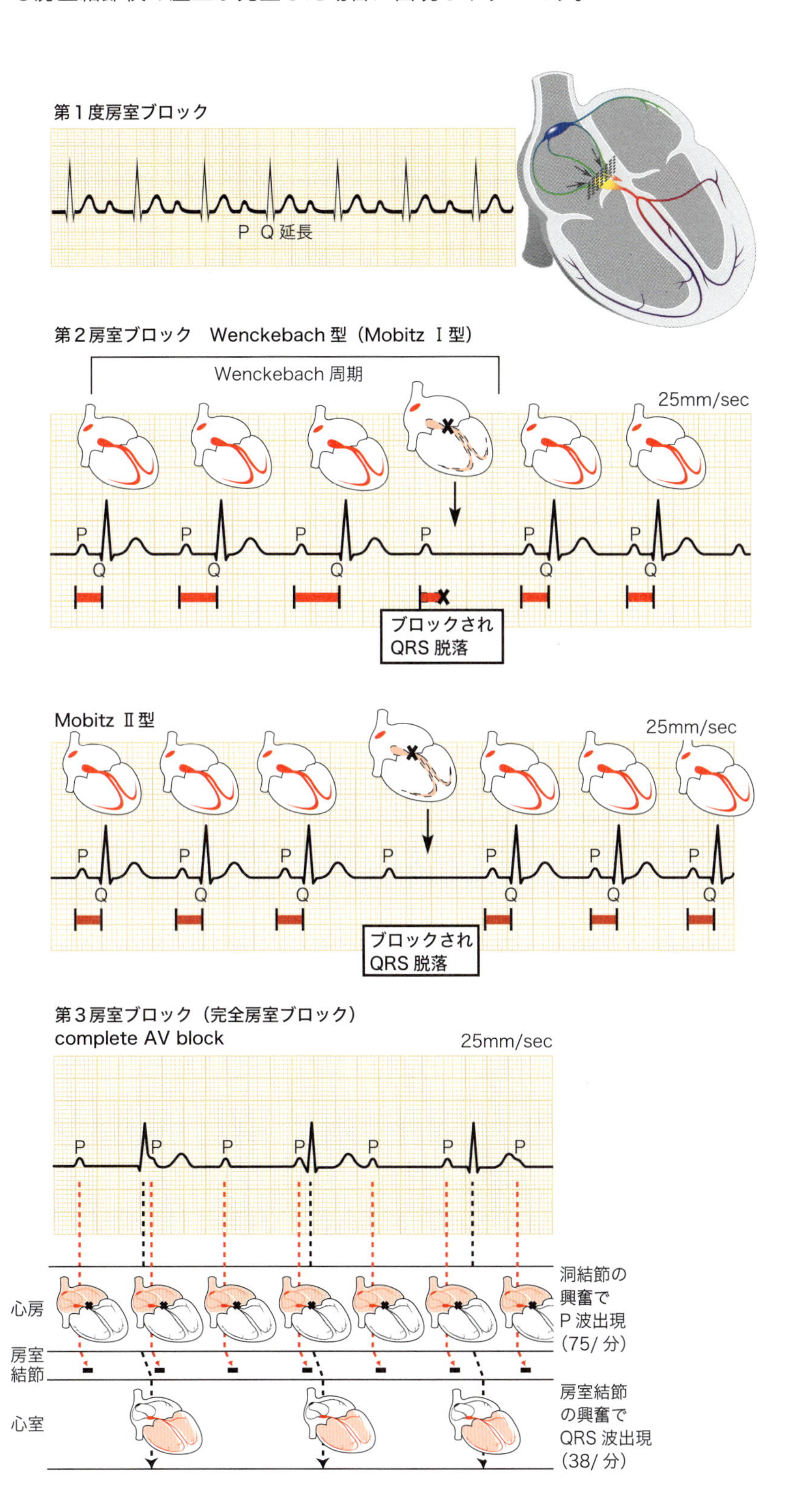

資料③ 本書に登場する心電図・循環器の略語

A

AC（atrial circumflex branch）房回旋枝
ACS（acute coronary syndrome）急性冠症候群
AF（atrial fibrillation）心房細動
AFL（atrial flutter）心房粗動
AM（acute marginal branch）鋭縁枝
AMI（acute myocardial infarction）急性心筋梗塞
AP（angina pectoris）狭心症
AV block（atrio-ventricular block）房室ブロック

C

CABG（coronary artery bypass grafting）冠動脈バイパス術

D

DC（direct current）直流除細動器

E

EAP（effort angina pectoris）労作性狭心症

I

IABP（intra aortic balloon pumping）大動脈内バルーンパンピング

L

LAD（left anterior descending coronary artery）左前下行枝
LCA（left coronary artery）左冠動脈
LCX（left circumflex）左回旋枝
LMT（left main trunk）左冠動脈主幹部
LVEDP（left ventricular end-diastolic pressure）左室拡張末期圧

O

OM（obtuse marginal branch）鈍縁枝

P

PA（pulmonary artery）肺動脈
PAC（premature atrial contraction）心房性期外収縮
PAP（pulmonary artery pressure）肺動脈圧
PCI（percutaneous coronary intervention）経皮的冠動脈拡張術
PCPS（percutaneous cardiopulmonary support）経皮的心肺補助
PCWP（pulmonary artery wedge pressure）肺動脈楔入圧
PD（posterior descending artery）後下行枝
PL（posterolateral branch）後側壁枝
PSVT（paroxysmal supraventricular tachycardia）発作性上室性頻拍
PVC（premature ventricular contraction）心室性期外収縮

R

RA（right atrium）右心房
RCA（right coronary artery）右冠動脈
RVB（right ventricular branch）右室枝

S

SAP（stable angina pectoris）安定狭心症
SMI（silent myocardial ischemia）無症候性心筋虚血
SN（sinus node branch）洞結節動脈

U

UAP（unstable angina pectoris）不安定狭心症

V

VF（ventricular fibrillation）心室細動
VPC（ventricular premature contraction）心室性期外収縮
VSD（ventricular septal defect）心室中隔欠損症
VT（ventricular tachycardia）心室頻拍

索引

和文

あ
アース……10, 23
アーチファクト……25
安静時狭心症……71
安定狭心症……71
い
異型狭心症……89
異常Q波……97
陰性化……64, 65
う
右軸偏位……27, 28
右室梗塞……19, 111
右室枝……46
右側胸部誘導……19
右房室間溝……46
運動……79
運動負荷試験……82
え
鋭縁枝……46
遠心ポンプ……122
円錐枝……46
か
過換気負荷試験……83
拡張期……52
活動電位……57
カテーテル治療……89
下壁梗塞……108
カルシウム(Ca)拮抗薬……92
冠血流量……52, 70
完全狭窄……72
関電極……11
冠動脈……44, 46, 47, 55
冠動脈狭窄……53
冠動脈造影……53
冠動脈洞……46
冠動脈の灌流領域……99
寒冷昇圧試験……82
冠攣縮性狭心症……72
き
気絶心筋……95
基線……66
急性冠症候群……71
急性心筋梗塞……71, 125
急性心不全……120
胸骨柄……25
狭心症……69, 71, 80, 89
狭心症治療……90
鏡像……38
胸痛……98
胸部誘導……18
局所壁運動……51
虚血……63, 69
け
経皮的冠動脈拡張術……94
経皮的心肺補助……122
血管拡張術……94
血栓……71
こ
高位側壁梗塞……106
高位側壁枝……46
後下行枝……46
交感神経……91
後室間溝……46
梗塞部位……99
後側壁枝……46
更年期……73
後負荷……120
後壁梗塞……28, 110
さ
再灌流療法……95
再狭窄……95
再分極……56
左脚後枝ブロック……28
左脚前枝ブロック……28
左軸偏位……27, 28
左室拡張期……51
左室拡張末期圧……115, 119
左室下壁……13
左室収縮期……51
左室側壁……13
左前下行枝……46
左房圧……115
左房室間溝……46
酸素消費……70
し
刺激伝導系……55
四肢誘導……9, 10
収縮期……52
収縮期外方運動……51
充電……56

傷害電流……66
硝酸薬……72, 93
自律神経……91
心エコー検査……51
心機能評価……114
心筋活動電位……62
心筋虚血……29
心筋虚血の誘発試験……82
心筋梗塞……51, 69, 71, 98, 124
心筋細胞……57, 59
心筋酸素消費……70
神経伝達物質……91
人工心肺装置……122
心室細動……98, 130
心室充電……56
心室性期外収縮……128
心室中隔欠損症……119
心室中隔穿孔……119
心室中隔部……46
心室頻拍……98, 130
心室放電……56
心室瘤……111
心尖部……46
心臓カテーテル治療……94
心臓周期……52
心臓の神経支配……91
心内膜下梗塞……111
心破裂……119
心房細動……127
心房充電……56
心房性期外収縮……126
心房粗動……127
心房放電……56
す
ステント術……95
スワン・ガンツカテーテル……114, 116
せ
静止電位……66
前下行枝……45
前室間溝……46
先天性心奇形……19
前壁梗塞……28
前壁側壁梗塞……102
前壁中隔梗塞……100
そ
双極肢誘導……10, 23
増高単極誘導……11
僧房弁……119
側副血行路……46
側壁梗塞……28, 104
た
体位……36
体位変換……40
対角枝……46
大動脈内バルーンパンピング……120
大動脈弁……46
大動脈弁閉鎖不全……120
脱分極……56
単極肢誘導……11
単極誘導……11, 13
ち
中隔枝……46
て
電気軸……26
電気的な興奮……58
電極……10, 23
伝導路障害……29
と
洞結節……46
洞結節動脈……46
洞性徐脈……125
洞性頻脈……125
冬眠心筋……95
トレッドミル運動負荷試験……82
鈍縁枝……46
の
脳疾患患者……72
ノルアドレナリン……91
は
肺静脈圧……115
肺動脈圧……114, 116
肺動脈楔入圧……114, 115, 116
バルサルバ洞……46
バルーンカテーテル……94
ひ
左回旋枝……45, 46
左冠動脈……46
左冠動脈円錐枝……46
左冠動脈主幹部……46
左冠動脈前下行枝……46
標準肢誘導……10
標準モニター誘導……23

ふ

不安定狭心症 …… 71
不関電極 …… 11
副交感神経 …… 91
プラーク …… 71

へ

閉鎖不全 …… 119
ペーシング負荷試験 …… 83
ペースメーカ …… 125

ほ

房室結節動脈 …… 46
房室接合部調律 …… 126
房室ブロック …… 131
放電 …… 56
補助循環装置 …… 120
発作性上室性頻拍 …… 126
ホルター心電図 …… 25, 42

ま

膜型人工肺 …… 122
マグネシウム (Mg) …… 92
マスター２階段試験 …… 82

み

右冠動脈 …… 46
ミラー・イメージ …… 38

む

無収縮 …… 51
無症候性心筋虚血 …… 73

め

迷走神経 …… 91

も

モニター誘導 …… 24

や

薬剤負荷試験 …… 83

ゆ

誘導法 …… 9

り

リハビリテーション …… 79

ろ

労作性狭心症 …… 71

欧文・数字

akinesis …… 51
aneurysm …… 51
anterolateral infarction …… 102
anteroseptal infarction …… 100
asynergy …… 51
augmented …… 11
AV junctional rhythm …… 126
β遮断薬 …… 91
βブロッカー …… 91
CC5誘導 …… 25
CM5誘導 …… 25
Cohn分類 …… 73
conus branch …… 46
diagonal branch …… 46
diastolic …… 112
distal …… 113
dyskinesis …… 51
hibernating myocardium …… 95
high lateral branch …… 46
high lateral infarction …… 106
hypokinesis …… 51
inferior infarction …… 108
lateral infarction …… 104
left conus artery …… 46
MCL1誘導 …… 24
MCL5誘導 …… 24
NASA誘導 …… 25
normokinesis …… 51
obtuse marginal branch …… 46
proximal …… 113
resting angina …… 71
septal branch …… 46
sinus bradycardia …… 125
sinus tachycardia …… 125
ST計測 …… 81
ST変化 …… 54
stunned myocardium …… 95
Swann-Ganz catheter …… 114
systolic murmur …… 112
TIMI分類 …… 95
T波 …… 64, 65
wondering pacemaker …… 125
Ⅱ誘導 …… 24
３点誘導法 …… 23
５点誘導法 …… 23
12誘導心電図 …… 10, 18

本書は、『ハート先生の心電図教室 Part 2 心筋虚血編』
（市田 聡著，心臓病看護教育研究会，2005 年発行）を改訂・改題したものです。

ハート先生の心電図レクチャー 応用編

2024年10月30日　第 1 版第 1 刷発行

著　者　市田　聡
発行者　有賀　洋文
発行所　株式会社 照林社
〒112－0002
東京都文京区小石川2丁目3－23
電話　03－3815－4921（編集）
03－5689－7377（営業）
https://www.shorinsha.co.jp/
印刷所　共同印刷株式会社

検印省略（定価はカバーに表示してあります）
ISBN978-4-7965-2636-4